Elogios a *Energia Cerebral*

"*Energia cerebral* representa um avanço dramático no entendimento dos transtornos mentais por parte de um dos maiores psiquiatras de Harvard, que fornece um roteiro revolucionário para pessoas que sofrem de depressão, ansiedade, transtorno bipolar — na verdade, quase todos os transtornos mentais. As descobertas da neurociência nos obrigaram a reimaginar a saúde mental e a estender a esperança em um campo que, para muitos, ainda não forneceu um alívio significativo para o sofrimento. Se você está passando por algum desafio relacionado com a saúde mental (quem nunca?!), então este livro pode mudar sua vida."

—Mark Hyman, MD, assessor sênior na Cleveland Clinic Center for Functional Medicine e autor de quatorze best-sellers do *New York Times*

"*Energia cerebral* oferece um há muito aguardado mecanismo unificador subjacente ao vasto espectro dos transtornos mentais. E este novo paradigma inquestionavelmente introduzirá poderosas intervenções terapêuticas para problemas psiquiátricos generalizados para os quais as abordagens farmacêuticas padrões se mostraram minimamente eficazes. O trabalho de Christopher Palmer empodera os pacientes e seus provedores de serviços de saúde."

—David Perlmutter, autor de *A dieta da mente*, best-seller nº 1 do *New York Times*

"O Dr. Palmer aborda as origens dos transtornos mentais de forma provocativa e perspicaz, o que afetará profundamente a forma como tratamos as doenças… e nossa dieta."

—Jason Fung, nefrologista e autor de três livros best-sellers sobre saúde

"A psiquiatria nunca mais será a mesma. A profissão médica precisa aplicar a bioquímica básica para curar transtornos mentais — e, já que estamos falando nisso, as doenças metabólicas. Christopher Palmer apresenta uma hipótese, a baseia em dados e, na minha humilde opinião, acerta no tratamento: alimentar o cérebro com aquilo de que ele precisa."

—Robert H. Lustig, professor emérito de pediatria na UCSF e autor de *Metabolical* [Metabólico, em tradução livre]

"Durante mais de duas décadas, o Dr. Palmer vem orientando líderes mundiais em psiquiatria a educar clínicos sobre as inovações emergentes no campo. Ele desafiou o status quo com essa corajosa e nova ideia em *Energia cerebral,* que nos instrui a procurar soluções simples para os problemas da humanidade, em vez de soluções químicas que só conseguem alterar nossa biologia, e não nossa experiência de vida. *Energia cerebral* é um livro que todos os psiquiatras profissionais deveriam ler como uma crítica útil aos maiores deficits do nosso campo. É um livro que todos deveriam ler para entender o quanto podem fazer (e deixar de fazer) em prol da sua saúde mental. A saúde básica é autoevidente, mas é necessário coragem para se comprometer a cuidar bem do seu corpo e, por extensão, do seu cérebro."

—Lois W. Choi-Kain, diretora do Gunderson Personality Disorders Institute e professora adjunta de psiquiatria na Harvard Medical School

"Depois de um episódio bipolar aos 19 anos, nosso filho passou por mais de 40 profissionais de saúde mental e recebeu receitas para 29 remédios diferentes. Mas foi só quando começamos uma terapia metabólica cetogênica, sob a orientação do Dr. Chris Palmer, é que ele recuperou o controle sobre sua mente e sobre sua vida. A abordagem metabólica do Dr. Palmer tem o potencial de mudar radicalmente a epidemia de saúde mental do mundo. *Energia cerebral* é uma leitura obrigatória."

—David Baszucki, fundador e CEO do Roblox e cofundador do Baszucki Group, e Jan Ellison Baszucki, autora de *A Small Indiscretion* [Uma pequena indiscrição, em tradução livre] e cofundadora do Baszucki Group

"Se alguma vez você não se deu por satisfeito com as explicações um tanto difíceis de defender dos transtornos mentais, este livro revolucionário é para você. Palmer, um psiquiatra atuante, não limitado pela sabedoria transmitida pelo campo, audaciosamente supera a maioria. Ele apresenta argumentos convincentes para esquecermos o que nos ensinaram sobre as causas, diagnósticos e tratamentos das disfunções psiquiátricas. Em vez disso, ele coloca a pequena mitocôndria, que antes não passava de uma bactéria, sob o holofote e nos leva a uma emocionante jornada intelectual para revelar o novo começo da psiquiatria."

—Zoltán Sarnyai, professor e chefe no Laboratory of Psychiatric Neuroscience da Universidade James Cook, Austrália

"O Dr. Christopher Palmer escreveu um material preparatório de leitura obrigatória para qualquer pessoa que deseja entender e tratar transtornos mentais. Este livro o ajudará a entender por que o metabolismo e as mitocôndrias são fundamentais para manter a saúde do seu cérebro… uma chamada à ação para transformar o tratamento da saúde mental. Leia este livro — e aprenda com um dos melhores."

—Ana C. Andreazza, Ph.D., professora de farmacologia e psiquiatria na Universidade de Toronto e fundadora e diretora científica na Mitochondrial Innovation Initiative

"O Dr. Palmer resume de forma fascinante uma extensa literatura e apresenta uma tese presciente do papel patoetiológico e potencialmente terapêutico das condições neuropsiquiátricas. A tese e a estrutura apresentadas pelo Dr. Palmer oferecem a muitos oportunidades terapêuticas e de prevenção na psiquiatria e nos aproxima mais das possibilidades de modificar as doenças."

—Roger S. McIntyre, professor de psiquiatria e farmacologia
na Universidade de Toronto, Canadá

Energia cerebral, do Dr. Chris Palmer, é *a* tão necessária nova perspectiva sobre saúde mental que poderia revolucionar a forma como pensamos, pesquisamos e tratamos problemas de saúde mental. Com certeza, é um best-seller, um livro que você não desejará largar e que poderá mudar sua vida e a de um ente querido. A nuance, clareza e sensibilidade com as quais o Dr. Palmer aborda questões complexas de transtornos mentais são, no mínimo, incríveis. Ele usa suas habilidades como um psiquiatra clínico treinado em Harvard para conduzir sua escrita, antecipando a próxima pergunta do leitor e transformando-a em uma narrativa que é a mistura perfeita entre uma aula de ciências e um conto. Repleto de analogias brilhantes, estatísticas impressionantes, detalhes científicos fascinantes e histórias comoventes de pacientes, este livro é absolutamente uma leitura obrigatória. E, falando tanto como um cientista de Ph.D. quanto como um aluno de Harvard na área médica, desejo que este livro se torne uma leitura obrigatória para a próxima geração de médicos. Se fosse, acho que veríamos as taxas de doenças metabólicas, incluindo problemas de saúde mental, começarem a diminuir dentro de uma geração. Este livro mudará muitas vidas."

—Nicholas Norwitz, Ph.D. em neurometabolismo (Universidade de Oxford)
e aluno de Harvard na área médica

"Há muitas coisas que não sabemos sobre a relação entre metabolismo, saúde e doenças. Felizmente, o Dr. Christopher Palmer vai direto ao ponto e aborda os transtornos mentais concentrando-se nos princípios básicos: o metabolismo é a base de um cérebro saudável, e um cérebro saudável é a base de um futuro melhor. *Energia cerebral* é um livro que deve ser lido e incorporado em nossa política o mais rápido possível: a crise dos transtornos mentais está aumentando cada vez mais, em especial entre crianças. Isso não é ciência de foguetes; é neurociência."

—Susan A. Masino, Ph.D., professora de ciências aplicadas
e neurocientista no Trinity College

"Parabéns ao Dr. Chris Palmer por escrever um livro reflexivo e fabuloso sobre os avanços revolucionários que estão acontecendo na psiquiatria, uma disciplina da medicina que já sofreu bastante e que tem um grande estigma. É uma leitura obrigatória para todos, visto que, indubitavelmente e sem exceção, todos nós temos um membro da família ou amigo querido que luta contra um problema psiquiátrico desafiador. Finalmente, há motivos para otimismo e uma luz no fim desse túnel escuro."

—Sanjiv Chopra, professor de medicina
na Harvard Medical School e autor de best-sellers

"Do ponto de vista da prática clínica, fica claro para mim que o que comemos e bebemos afeta nossa função cerebral e nossa saúde mental, mas nunca entendi o porquê. O Dr. Palmer liga os pontos de uma forma brilhante para explicar por que isso acontece. Um trabalho inovador!"

—Eric C. Westman, diretor da Duke Keto Medicine Clinic

"*Energia cerebral*, do Dr. Palmer, parecia ter pegado minha mão e me guiado através da jornada médica mais complexa que existe — chegando às conclusões mais fascinantes, porém incrivelmente lógicas. Embora não seja cientista, eu consegui acompanhar e fiquei vidrado em cada etapa da jornada. Sua rara habilidade de explicar conceitos científicos e médicos sofisticados em termos leigos o torna acessível ao público em geral. Seus argumentos são cuidadosa e minuciosamente elaborados. Os pontos estão sempre ligados. Seu uso frequente de histórias e exemplos também ajuda. Visualizar o metabolismo por compará-lo com o trânsito é brilhante. Mover o *Titanic* do entendimento da saúde mental da base genética para metabólica não será fácil, mas *Energia cerebral* parece ser uma grande contribuição nessa direção."

—Jim Abrahams, diretor da The Charlie Foundation for Ketogenic Therapies

"Desde as teorias básicas da psicodinâmica (Sigmund Freud) e do behaviorismo (John Watson), nenhuma nova proposta ousada e potencialmente transformadora havia surgido para explicar a crescente epidemia dos transtornos mentais no mundo e entre as faixas etárias. A teoria revolucionária do Dr. Chris Palmer é a de que as anormalidades no metabolismo da energia cerebral provavelmente são a causa dos problemas psiquiátricos, e que abordagens dietéticas e metabólicas podem ser usadas para beneficiar os pacientes e até a população em geral. *Energia cerebral* é uma leitura obrigatória para todos aqueles interessados na saúde cerebral e mental."

—Jong M. Rho, professor de neurociência e pediatria
na Universidade da Califórnia, San Diego

Energia Cerebral

Uma revolução no entendimento dos fatores que desencadeiam as doenças e nas perspectivas de tratamento e manutenção da saúde mental

Dr. Christopher M. Palmer

Rio de Janeiro, 2023

Energia Cerebral

Copyright © 2023 Alaúde Editora Ltda, empresa do Grupo Editorial Alta Books (Starlin Alta Editora e Consultoria LTDA)

Copyright © 2022 Christopher Palmer.

ISBN: 978-85-7881-689-6.

Translated from original Brain Energy. Copyright © 2023 Christopher Palmer. ISBN 9781637741580. This translation is published and sold by BenBella Books, Inc., the owner of all rights to publish and sell the same. PORTUGUESE language edition published by Alaúde, Copyright © 2023 by STARLIN ALTA EDITORA E CONSULTORIA LTDA

As informações apresentadas neste livro são a opinião do autor e não constituem qualquer conselho médico ou de saúde. O conteúdo deste livro é para fins informativos apenas e não se destina a diagnosticar, tratar, curar ou prevenir qualquer condição ou doença. Nem a editora nem o autor podem garantir a completa precisão, eficácia ou adequação de qualquer recomendação específica em todo respeito. Por favor, procure o conselho do seu médico para suas preocupações pessoais de saúde antes de seguir os conselhos de saúde deste livro.

Impresso no Brasil — 1ª Edição, 2023 — Edição revisada conforme o Acordo Ortográfico da Língua Portuguesa de 2009.

Dados Internacionais de Catalogação na Publicação (CIP) de acordo com ISBD

P173e Palmer MD, Christopher M.
   Energia Cerebral: Uma revolução no entendimento dos fatores que desencadeiam as doenças e nas perspectivas de tratamento e manutenção da saúde mental / Christopher M. Palmer MD. - Rio de Janeiro : Alaúde, 2023.
   336 p. : il. ; 15,7cm x 23cm.

   Tradução de: Brain Energy: A Revolutionary Breakthrough in Understanding Mental Health—and Improving Treatment for Anxiety, Depression, OCD, PTSD, and More
   Inclui índice.
   ISBN: 978-85-7881-689-6

   1. Saúde mental. 2. Ansiedade. 3. Depressão. 4. Transtornos. I. Título.

2023-659
   CDD 616.89
   CDU 613.86

Elaborado por Vagner Rodolfo da Silva - CRB-8/9410

Índice para catálogo sistemático:
1. Saúde mental 616.89
2. Saúde mental 613.86

Todos os direitos estão reservados e protegidos por Lei. Nenhuma parte deste livro, sem autorização prévia por escrito da editora, poderá ser reproduzida ou transmitida. A violação dos Direitos Autorais é crime estabelecido na Lei nº 9.610/98 e com punição de acordo com o artigo 184 do Código Penal.

O conteúdo desta obra fora formulado exclusivamente pelo(s) autor(es).

Marcas Registradas: Todos os termos mencionados e reconhecidos como Marca Registrada e/ou Comercial são de responsabilidade de seus proprietários. A editora informa não estar associada a nenhum produto e/ou fornecedor apresentado no livro.

Material de apoio e erratas: Se parte integrante da obra e/ou por real necessidade, no site da editora o leitor encontrará os materiais de apoio (download), errata e/ou quaisquer outros conteúdos aplicáveis à obra. Acesse o site www.altabooks.com.br e procure pelo título do livro desejado para ter acesso ao conteúdo.

Suporte Técnico: A obra é comercializada na forma em que está, sem direito a suporte técnico ou orientação pessoal/exclusiva ao leitor.

A editora não se responsabiliza pela manutenção, atualização e idioma dos sites, programas, materiais complementares ou similares referidos pelos autores nesta obra.

Produção Editorial: Grupo Editorial Alta Books
Diretor Editorial: Anderson Vieira
Vendas Governamentais: Cristiane Mutüs
Gerência Comercial: Claudio Lima
Gerência Marketing: Andréa Guatiello

Assistente Editorial: Mariana Portugal
Tradução: Renan Amorim
Copidesque: Rafael de Oliveira
Revisão: Alessandro Thomé e Vinicius Barreto
Diagramação: Cesar Godoy
Revisão Técnica: Daniela Sopezki, Doutora em Saúde Coletiva

Rua Viúva Cláudio, 291 — Bairro Industrial do Jacaré
CEP: 20.970-031 — Rio de Janeiro (RJ)
Tels.: (21) 3278-8069 / 3278-8419
www.altabooks.com.br — altabooks@altabooks.com.br
Ouvidoria: ouvidoria@altabooks.com.br

Editora afiliada à:

Para minha mãe

*Meus esforços fúteis para tentar salvá-la dos danos da doença mental acenderam um fogo que queima dentro de mim até hoje.
Sinto muito por não ter descoberto isso em tempo para ajudá-la.
Descanse em paz.*

Este livro foi escrito apenas para fins informativos. Ele não deve ser usado em substituição de orientação médica profissional. O autor e a editora especificamente não assumem nenhuma responsabilidade, direta ou indireta, do uso das informações contidas neste livro. Um profissional da saúde deverá ser consultado no que se refere à sua situação médica particular.

Sumário

Introdução XI

PARTE I: Ligando os Pontos

Capítulo 1   O que Estamos Fazendo Não É Trabalho
A Saúde Mental Atual 3
Capítulo 2   O que Causa os Transtornos Mentais e Por que Isso Importa?   18
Capítulo 3   Procurando uma Via Comum 40
Capítulo 4   Estaria *Tudo* Conectado? 55

PARTE II: Energia Cerebral

Capítulo 5   Os Transtornos Mentais São Distúrbios Metabólicos 69
Capítulo 6   Condições e Transtornos Mentais 82
Capítulo 7   As Magníficas Mitocôndrias 106
Capítulo 8   Um Desequilíbrio de Energia Cerebral 125

PARTE III: Causas e Soluções

Capítulo 9   O que Está Causando o Problema e o que Podemos Fazer?   157
Capítulo 10   Causa Contribuinte: Genética e Epigenética 164

Capítulo 11	Causa Contribuinte: Desequilíbrios Químicos, Neurotransmissores e Remédios	175
Capítulo 12	Causa Contribuinte: Hormônios e Reguladores Metabólicos	188
Capítulo 13	Causa Contribuinte: Inflamação	200
Capítulo 14	Causa Contribuinte: Sono, Luz e Ritmos Circadianos	208
Capítulo 15	Causa Contribuinte: Alimento, Jejum e Seu Intestino	219
Capítulo 16	Causa Contribuinte: Drogas e Álcool	241
Capítulo 17	Causa Contribuinte: Atividade Física	248
Capítulo 18	Causa Contribuinte: Amor, Adversidades e Objetivo de Vida	255
Capítulo 19	Por que os Tratamentos Atuais Funcionam?	271
Capítulo 20	Juntando Tudo: Desenvolvendo Seu Plano de Tratamento Metabólico	274
Capítulo 21	Um Novo Dia para a Saúde Mental e Metabólica	283

Agradecimentos	287
Notas	289
Índice	313
Sobre o Autor	319

Introdução

Durante mais de 25 anos como psiquiatra e pesquisador neurocientífico, meus pacientes e seus familiares já me perguntaram incontáveis vezes: "*O que causa o transtorno mental?*" Quando comecei minha carreira, eu dava respostas longas que me faziam parecer educado e competente. Falava sobre neurotransmissores, hormônios, genética e estresse. Descrevia os tratamentos que usaríamos e lhes dava a esperança de que isso melhoraria as coisas. Porém, depois de alguns anos fazendo isso, comecei a me sentir uma fraude. Afinal, os pacientes não estavam melhorando muito. Às vezes os tratamentos funcionavam por alguns meses, ou durante um ano ou dois, mas, em geral, os sintomas voltavam. Em certo ponto, comecei a contar às pessoas a verdade nua e crua: "*Ninguém sabe o que causa os transtornos mentais.*" Embora entendêssemos os muitos fatores de risco, ninguém sabia como eles se encaixavam. Ainda estava tentando lhes dar esperança ao lhes garantir que tínhamos diversos tratamentos à nossa disposição e que usaríamos um após o outro até encontrar um que funcionasse. Infelizmente, no caso de muitos de meus pacientes, isso nunca aconteceu.

Tudo isso mudou para mim em 2016, quando ajudei um paciente a perder peso. Tom era um homem de 33 anos com transtorno esquizoafetivo, uma mistura da esquizofrenia com o transtorno bipolar. Ele havia sofrido com alucinações, delírios e angústia mental todos os dias de sua vida durante os últimos treze anos. Era atormentado por sua doença. Havia experimentado dezessete remédios diferentes, mas nenhum funcionou. Esses remédios o sedavam, o que reduzia sua ansiedade e agitação, mas não eliminavam suas alucinações ou delírios. Além disso, eles fizeram com que ele ganhasse mais de 45 quilos. Ele já era atormentado pela baixa autoestima havia tempos, e estar tão acima do peso só piorou isso. Tom se tornou praticamente um eremita, e nossas sessões semanais eram uma das poucas ocasiões em que ele saía para o mundo exterior. Em parte, foi por isso que concordei em ajudá-lo a perder peso: eu era o médico que ele mais via, e ele não estava disposto a ser encaminhado para um especialista que não conhecia. Em resumo, era muito difícil para ele tomar uma atitude para melhorar sua saúde de alguma forma. Talvez perder peso pudesse ajudá-lo a recobrar um senso de controle sobre sua vida. Depois de experimentarmos diversas abordagens sem sucesso, decidimos experimentar a dieta cetogênica — uma dieta com poucos carboidratos, um pouco de proteína e bastante gordura.

Após algumas semanas, Tom não só havia perdido peso, como também apresentava alterações notáveis e dramáticas em seus sintomas psiquiátricos. Ele estava menos deprimido e sedado. Começou a fazer mais contato visual, e, quando o fazia, eu via uma presença e um brilho que nunca havia visto antes. E o mais incrível aconteceu depois de dois meses, quando ele me disse que suas alucinações de longa data estavam diminuindo e que estava repensando suas muitas teorias paranoicas da conspiração. Ele começou a perceber que elas não eram verdade e provavelmente nunca haviam sido. Tom acabou perdendo 68 quilos, saiu da casa de seu pai e concluiu um curso. Ele conseguiu até fazer um stand-up na frente de um público ao vivo, algo que teria sido impossível para ele antes da dieta.

Fiquei embasbacado. Jamais havia visto algo assim em toda a minha carreira. Mesmo que perder peso possa ajudar a diminuir a ansiedade ou depressão em algumas pessoas, esse homem tinha um transtorno psicótico que havia resistido a mais de uma década de tratamentos. Nada no meu conhecimento ou na minha experiência sugeria que a dieta cetogênica poderia tratar seus sintomas. Parecia haver um motivo para isso.

Comecei a pesquisar a literatura médica e descobri que a dieta cetogênica é um tratamento de longa data, baseado em evidências, para a epilepsia. Ela pode impedir convulsões até quando os remédios não conseguem fazer isso. Logo fiz uma importante conexão — usamos tratamentos para epilepsia na psiquiatria o tempo todo. Eles incluem remédios como Depakote, Neurontin, Lamictal, Topamax, Valium, Rivotril e Xanax. Se essa dieta também impede convulsões, talvez seja isso o que está ajudando o Tom. Com base nessa informação adicional, comecei a usar a dieta cetogênica como tratamento com outros pacientes e, quando isso continuou a dar certo, logo me vi colaborando com pesquisadores do mundo todo para estudá-la mais a fundo, falando mundialmente sobre esse tópico e publicando artigos em periódicos acadêmicos para demonstrar sua eficácia.

Comecei uma jornada para entender como e por que essa dieta funcionava com meus pacientes. Além de seu uso para a epilepsia, a dieta cetogênica também serve para tratar obesidade e diabetes e compõe o tratamento para a doença de Alzheimer. De início, foi tudo muito confuso e um tanto esmagador. Por que um único tratamento funcionava para todos esses transtornos, mesmo que só no caso de algumas pessoas? No fim das contas, foi essa a pergunta que abriu as portas para algo muito maior do que a pesquisa que eu havia iniciado. Ela me obrigou a descobrir as conexões entre esses diferentes transtornos e integrar esse entendimento com tudo que eu já sabia como neurocientista e psiquiatra. Quando por fim juntei as peças, percebi que havia encontrado algo que estava além de meus sonhos mais doidos. Havia desenvolvido uma teoria unificadora para a causa dos transtornos mentais. Eu a chamo de teoria da energia cerebral.

Este não é um livro sobre dieta cetogênica — ou alguma outra dieta. Também não aborda só transtornos mentais graves; os insights científicos neste livro se aplicam à depressão leve e à ansiedade. Na verdade, ele pode mudar a forma como você encara todas as emoções e experiências humanas. Não estou oferecendo uma cura simples para todos os transtornos mentais ou defendendo um único tratamento. A eficácia inesperada desse tratamento específico foi apenas a primeira pista que me levou a um novo caminho de entendimento dos transtornos mentais. Este livro compartilhará esse entendimento com você, levando-o em uma jornada que espero que transforme a forma como encara os transtornos mentais e a saúde mental.

Segue-se uma rápida visão geral do que o espera:

- Começarei fazendo uma revisão de onde nos encontramos no campo da saúde mental: os problemas e perguntas que nos atormentam e por que elas são importantes.

- Você aprenderá algo que parece chocante — os transtornos mentais não são entidades isoladas. Isso inclui diagnósticos como depressão, ansiedade, TEPT, TOC, TDAH, alcoolismo, vício em opioides, transtornos alimentares, autismo, transtorno bipolar e esquizofrenia. Muitos sintomas de transtornos diferentes se sobrepõem, e muitas pessoas são diagnosticadas com mais de um deles. E mesmo entre transtornos com sintomas bem diferentes, seus fatores biológicos, fisiológicos e sociais subjacentes se sobrepõem de forma significativa.
- Explorarei as surpreendentes conexões entre os transtornos mentais e alguns transtornos físicos, como obesidade, diabetes, ataques cardíacos, derrame, transtornos dolorosos, doença de Alzheimer e epilepsia. Para realmente entender o que causa os transtornos mentais, essas conexões também precisam ser entendidas.
- Tudo isso se junta para revelar que *os transtornos mentais são transtornos metabólicos do cérebro.*
- Para entender o que isso significa, você precisará entender o que é o metabolismo. Ele é muito mais complexo do que as pessoas imaginam, mas farei o meu melhor para facilitar o conceito o máximo possível. A chave são minúsculas coisinhas chamadas mitocôndrias. O metabolismo e as mitocôndrias podem explicar todos os sintomas dos transtornos mentais.
- Abordarei as diferenças entre a condição mental normal e os transtornos mentais. Por exemplo, todos nós sentimos ansiedade, depressão e medo em momentos diferentes de nossa vida. Essas experiências não são transtornos — são uma parte normal da vida do ser humano. Entretanto, quando surgem no momento errado ou de forma exagerada, elas podem sair da categoria de *condição mental* e passar a ser consideradas *transtornos mentais.* Você verá que todas as condições mentais, inclusive as normais, têm a ver com o metabolismo. Por exemplo, o "estresse" é uma condição mental que afeta o metabolismo — ele exerce um efeito metabólico. Se se estender por períodos prolongados ou for extremo, o estresse pode resultar em transtornos mentais. E o mesmo vale para qualquer outra coisa que afete seu metabolismo.

- Compartilharei com você cinco mecanismos amplos de ação que podem explicar as observações clínicas e neurocientíficas que vemos nos transtornos mentais.
- Mostrarei que todos os fatores conhecidos que contribuem para o desenvolvimento de transtornos mentais, incluindo coisas como genética, inflamação, neurotransmissores, hormônios, sono, álcool e drogas, amor, decepções, significado e objetivo de vida, trauma e solidão podem ser ligados diretamente a efeitos sobre o metabolismo e as mitocôndrias. Demonstrarei como esses fatores contribuintes afetam o metabolismo, que afeta o funcionamento das células, que pode resultar em sintomas de transtornos mentais.
- Você aprenderá que todos os tratamentos atuais para a saúde mental, incluindo os psicológicos e sociais, provavelmente funcionam porque afetam o metabolismo.
- Esse novo entendimento dos transtornos mentais resulta em novos tratamentos que aumentam nossa esperança de cura em longo prazo, em vez de apenas diminuir os sintomas. Às vezes eles serão mais difíceis do que apenas engolir um comprimido, mas valem muito o esforço. Ao passo que mais pesquisas resultam em novos tratamentos, a notícia empolgante é a de que muitas opções terapêuticas já estão disponíveis.

Para deixar bem claro, não sou o primeiro a sugerir que o metabolismo e as mitocôndrias estão relacionados com os transtornos mentais. Na verdade, estou me baseando em décadas de pesquisa. Sem esses outros pesquisadores e seu trabalho inovador, este livro não existiria. Compartilharei muitos dos seus estudos revolucionários nas páginas seguintes. No entanto, pela primeira vez, este livro junta as peças do quebra-cabeças para revelar uma teoria coerente. Essa teoria integra a pesquisa biológica, psicológica e social e oferece uma estrutura unificadora para explicar e tratar os transtornos mentais.

Energia cerebral não apenas fornece respostas que nos escapavam há muito tempo, como também oferece novas soluções. Espero que ele ajude a acabar com o sofrimento e mude a vida de milhões de pessoas do mundo todo. Se você ou alguém que ama sofre com uma doença mental, ele também poderá mudar a sua vida.

PARTE I

Ligando os Pontos

Capítulo 1

O que Estamos Fazendo Não É Trabalho

A SAÚDE MENTAL ATUAL

A Organização Mundial da Saúde calculou que, em 2017, quase 800 milhões de pessoas do nosso planeta tinham problemas de transtornos mentais. Isso representa um pouco mais de 10% da população mundial ou uma em cada dez pessoas. Quando transtornos por uso de substâncias são incluídos nesse cálculo, o número sobe para 970 milhões de pessoas, ou 13% da população mundial. Os transtornos de ansiedade foram os mais comuns, afetando cerca de 3,8% das pessoas do mundo, seguidos da depressão, que afetou cerca de 3,4%.[1] As taxas desses transtornos são maiores nos Estados Unidos, com aproximadamente 20%, ou uma em cada cinco pessoas diagnosticadas com um transtorno mental ou por uso de substâncias.

Esses números nos dão uma ideia da prevalência dos transtornos mentais durante um ano específico. Mas as taxas de prevalência vitalícia são muito maiores. Nos Estados Unidos, os dados sugerem que cerca de 50% da população satisfará os critérios para um transtorno mental em certo ponto de sua vida.[2] Sim — *metade da população*.

Calcular as taxas de transtornos mentais é difícil. As pessoas costumam negar seus problemas de saúde mental a outros ou até para si mesmas. Ter um transtorno mental é estigmatizador em praticamente qualquer parte do mundo. Embora algumas sociedades tenham dado passos importantes para reconhecer transtornos depressivos, ansiedade e similares como doenças "reais", esse progresso é relativamente recente e está longe de ser universal. Ainda há pessoas que veem aqueles que sofrem com esses transtornos simplesmente como "bebês chorões" ou "preguiçosos". Por outro lado, embora as pessoas com transtornos psicóticos sejam encaradas como doentes "reais", elas enfrentam um tipo diferente de estigma. Muitos têm medo delas ou as rotulam simplesmente como "loucas". Temos também aquelas pessoas com transtornos por uso de substâncias — além de serem vistas como egoístas ou moralmente fracas, em alguns países, como aqueles no Oriente Médio, elas são classificadas como criminosas e podem ser presas simplesmente por ingerirem álcool. Os efeitos desse estigma podem variar da vergonha à discriminação aberta, mas os estigmas de qualquer tipo podem motivar as pessoas a minimizarem ou mentirem sobre seus sintomas. Em resultado disso, as estatísticas da prevalência muito provavelmente não passam de uma aproximação inferior da verdadeira presença desses transtornos.

Por mais que essas estatísticas sejam pessimistas, o problema parece estar piorando.

Uma Epidemia Crescente

Temos os melhores dados para isso nos Estados Unidos, onde os pesquisadores já vêm registrando as estatísticas de saúde mental há décadas. As taxas de transtornos mentais estão aumentando. Segundo os CDCs (Centros de Controle e Prevenção de Doenças), os adultos norte-americanos acima de 18 anos tiveram taxas mais altas de transtornos mentais em 2017 do que em todos os anos entre 2008 e 2015, com a exceção de três anos. Vale observar que o grupo mais jovem (entre 18 e 25 anos) teve o maior crescimento — aumentando 40% entre 2008 e 2017.

A taxa de TDAH (transtorno do deficit de atenção com hiperatividade) está crescendo entre crianças e adolescentes, aumentando 41% em crianças de 4 a 17 anos entre 2003 e 2012. Esse diagnóstico específico e essa tendência crescente relatada resultam em considerável controvérsia. Alguns sugerem que estamos simplesmente melhorando em reconhecer esse transtorno e em oferecer tratamento às crianças que precisam dele para prosperarem. Outros sugerem que estamos medicando um comportamento normal — que a sociedade e as escolas esperam demais das crianças e que nossas expectativas são irrealistas em relação ao que elas são capazes de fazer em determinada idade. Ainda, outros dizem que a capacidade de atenção da população norte-americana diminuiu, muito provavelmente por causa do crescente tempo gasto na frente de telas, e que isso está sendo confundido com TDAH. A taxa desse transtorno está realmente aumentando ou esses outros fatores são os responsáveis pelo que vemos nesses dados? Consideraremos questões como essas mais para frente. Mas o TDAH não é o único diagnóstico crescente.

A depressão em crianças, adolescentes e jovens adultos também está aumentando. De 2006 a 2017, as taxas de depressão nos EUA aumentaram 68% em crianças entre 12 e 17 anos. Em pessoas com idade entre 18 e 25 anos, houve um aumento de 49%. No caso de adultos acima de 25 anos, a taxa de depressão supostamente permaneceu estável.

Entretanto, grande parte dessas informações foi obtida por meio de pesquisas, e tanto as perguntas que fazemos como a forma como elas são feitas importa. Embora as pesquisas sugiram que as taxas de depressão em adultos não estão crescendo, muitos relatórios sugerem que o *burnout* está aumentando. O burnout não é um diagnóstico psiquiátrico oficial do DSM-5 (o *Manual Diagnóstico e Estatístico de Transtornos Mentais*, 5ª Edição), mas a Organização Mundial da Saúde recentemente o incluiu na sua lista de transtornos mentais — a CDI-11 (Classificação Internacional de Doenças, 11ª Revisão). Os critérios são similares aos da depressão, mas se concentram primariamente no estresse causado no trabalho e no ambiente de trabalho. Tem havido muito debate sobre se o burnout não se trata simplesmente de uma forma de depressão vinculada ao trabalho, e por bons motivos: em um estudo analisando o burnout de médicos, descobriu-se que pessoas com burnout leve tinham 3 vezes mais chances de satisfazer os critérios para depressão maior. Pessoas com burnout grave tinham 46 mais chances,[3] sugerindo pouca ou nenhuma diferença entre esses diagnósticos. Assim como a depressão, o burnout também está associado a taxas maiores de suicídios. Como o burnout ainda não é um diagnóstico oficial do DSM-5, as agências dos EUA não rastreiam sua prevalência. Porém, uma pesquisa de 2018 da Gallup descobriu que 23% dos funcionários sofriam de burnout quase sempre ou sempre devido ao trabalho, ao passo que 44% sofria desse mal às vezes.[4] Essas taxas são muito mais altas do que as da depressão.

As taxas de suicídio estão aumentando entre a maioria das faixas etárias. Em 2016, cerca de 45 mil pessoas se suicidaram só nos Estados Unidos. Em geral, para cada pessoa que se suicida, cerca de outras trinta tentam se matar — o que eleva a taxa de suicídio a mais de 1 milhão de pessoas por ano. De 1999 a 2016, as taxas de suicídio aumentaram na maioria dos estados norte-americanos, com 25 estados vendo um aumento de 30% ou mais. Outra estatística, as *mortes por desespero*, registra mortes combinadas nos Estados Unidos devido ao álcool, drogas e suicídio. Os números dessa estatística mais do que dobraram entre 1999 e 2017.

Os transtornos de ansiedade são os transtornos mentais mais comuns, mas os critérios para diagnosticá-los ainda estão em desenvolvimento. Isso faz com que seja difícil avaliar mudanças com o passar do tempo. Alguns dizem que as taxas não mudaram em anos recentes.[5] Porém, uma pesquisa doméstica anual com aproximadamente 40 mil adultos norte-americanos sugere que a ansiedade está aumentando. Perguntou-se aos participantes da pesquisa: "*Com que frequência você se sentiu nervoso nos últimos trinta dias?*" As respostas variavam de "o tempo todo" a "nunca". De 2008 a 2018, as taxas de ansiedade aumentaram em 30%. No grupo mais jovem, entre 18 e 25 anos, houve um aumento de 84%.[6]

Às vezes os diagnósticos mais "comuns", como depressão e ansiedade, são vistos à parte de transtornos mentais como a esquizofrenia — o termo "transtorno mental grave" costuma ser usado por profissionais de saúde mental para falar sobre transtornos que envolvem limitações e deficiências significativas, como aqueles com sintomas psicóticos. Embora essa categoria envolva algumas formas de depressão e ansiedade, ela costuma se referir a diagnósticos como esquizofrenia, transtorno bipolar, autismo e similares. E quanto a esses transtornos? O que está acontecendo com eles? Estão aumentando também. Entre 2008 e 2017, houve um aumento de 21% de transtornos mentais graves em pessoas com mais de 18 anos nos Estados Unidos. No caso do grupo de pessoas mais jovens, entre 18 e 25 anos, a taxa de transtornos mentais graves *dobrou* durante o mesmo período — menos de uma década.[7]

O diagnóstico do autismo está aumentando em ritmos alarmantes.[8] Em 2000, 1 de 150 crianças nos EUA era autista; em 2014, esse número passou para 1 de 59.

As estatísticas do transtorno bipolar também são preocupantes. Desde meados da década de 1970 até 2000, a prevalência do transtorno bipolar estava entre 0,4% a 1,6%. No início dos anos 2000, ela aumentou para 4% a 7%.[9] Em crianças e adolescentes, esse diagnóstico era quase inexistente antes de 1994, mas está se tornando cada vez mais comum agora.

Essas estatísticas são difíceis de entender. Diagnósticos como autismo e transtorno bipolar não deveriam crescer exponencialmente ao longo de um período tão curto. Embora a ansiedade e a depressão possam ser situacionais, esses outros transtornos costumam ser vistos como firmemente "biológicos", e muitos pesquisadores acreditam que eles sejam determinados amplamente pela genética. É claro que a espécie humana não passou por uma epidemia de mutações genéticas.

Os pesquisadores, clínicos e a sociedade em geral estão lutando para interpretar esse grande aumento de ocorrências de transtornos mentais. Embora não haja um consenso, muitos têm teorias — e, em termos gerais, essas teorias podem ser divididas em duas categorias.

A primeira categoria se baseia na crença de que as estatísticas estão erradas ou não significam o que achamos que significam. Muitos acham que é impossível que as taxas de transtornos mentais possam ter aumentado tão rapidamente; eles acreditam que essas estatísticas são o resultado de médicos e/ou pacientes enxergarem "transtornos" que não existem. Veja as três principais teorias dessa categoria:

1. São as empresas farmacêuticas! Elas estão tentando vender remédios para o máximo de pessoas possível e, para vendê-las, precisam convencer os médicos e o público de que precisam desses remédios. Elas gastam bilhões de dólares todo ano em marketing, enviando amostras para os médicos para manter o nome do produto delas na mente deles. Elas mostram propagandas de televisão que perguntam se o espectador tem algum dos vários sintomas vagos, como "redução da alegria". Se sim, o espectador é instruído a "consultar seu médico para ver se o 'remédio X' é o certo para ele". Esse tipo de propaganda se alimenta da tendência das pessoas de serem hipocondríacas. Então essas pessoas preocupadas consultam seus médicos e voltam com um novo diagnóstico e, claro, com os remédios para tratá-lo.

2. É preguiça! As pessoas de hoje em dia não querem se esforçar. Elas não querem passar por nenhum desconforto ou sequer imaginar que precisam fazer isso. Cada vez mais, elas categorizam emoções ou experiências humanas comuns como "sintomas".

Consultam terapeutas para aliviar esses "sintomas". Às vezes vão ao médico para reclamar deles. As pessoas querem soluções rápidas e simples; os médicos estão sobrecarregados e são ocupados, e a coisa mais fácil para eles é escrever uma receita.

3. É essa nova geração de crianças! Visto que as taxas estão aumentando mais entre crianças e jovens adultos, fica claro que a culpa é deles — ou dos pais deles. Os pais mimaram essa geração mais jovem — satisfazendo todos os desejos dela. Essas crianças e esses jovens adultos nunca foram disciplinados e não têm muita força de vontade ou perseverança. Ficam frustrados ou se sentem sobrecarregados com facilidade. Quando seus pais não estão mais presentes para consertar as coisas ou quando alguém lhes diz "não", eles entram em crise. E isso faz com que sejam diagnosticados com algum transtorno mental. Ou, por serem incapazes de lidar com a vida no mundo real, colocam a culpa em algum "transtorno mental".

Por mais atraentes que essas teorias possam parecer, elas provavelmente não são as respostas. Se não temos um problema de saúde mental, mas temos um filho ou contato diário com pacientes que têm, é fácil concluir que essas pessoas não passam de bebês chorões, e que os médicos, pacientes e pais estão apenas procurando por soluções rápidas. É fácil ignorar um problema quando ele não é nossa realidade. No entanto, quando somos confrontados com as pessoas reais por trás dessas estatísticas e testemunhamos seu sofrimento, essas suposições se tornam impossíveis de sustentar. Quando alguém que sabemos ser um "bom pai" tem um filho de 7 anos que tem acessos de raiva, que não está dormindo ou que está ameaçando matar a si mesmo ou a outros, o problema começa a parecer real. Esses comportamentos não são normais. Quando uma mulher tem ataques de pânico tão fortes a ponto de parar de sair de casa, isso não é normal. Quando uma pessoa se sente tão deprimida que às vezes não consegue sair da cama de manhã, isso não é normal.

Assim, a segunda categoria de teorias sobre o aumento das taxas de transtornos mentais aceita as estatísticas como reais. Essas pessoas acreditam que tais transtornos estão realmente aumentando. Várias perspectivas e possíveis explicações são oferecidas pelas pessoas:

1. Isso é bom! Essas estatísticas são positivas — elas refletem uma compreensão maior dos transtornos mentais e mais entendimento de como identificá-los. Existem muitos programas nas escolas e ambientes de trabalho para reconhecer sintomas de transtornos mentais e por uso de substâncias. Existem campanhas de serviços públicos que se concentram na prevenção do suicídio. Celebridades estão falando sobre seus próprios problemas de saúde mental, e há mais cobertura da saúde mental na mídia explicitamente voltada a aumentar a consciência *e* reduzir o estigma. As pessoas estão obtendo mais a ajuda da qual precisam, sendo diagnosticadas e tratadas.
2. É a sociedade! Nós nos tornamos cada vez mais dependentes da tecnologia e das telas. À medida que nos sentamos e encaramos nossos telefones, computadores ou televisões, tornamo-nos mais sedentários e isolados. Interagimos menos uns com os outros na "vida real", conectando-nos por meio das mídias sociais, em vez de passar tempo juntos ou conversando pelo telefone. As pessoas só postam as partes da vida delas que "parecem boas", de modo que as redes sociais alimentam expectativas irrealistas e vergonha, e não uma conexão real. O ritmo da vida é mais rápido também. Todo mundo está ocupado e sobrecarregado — até as crianças. As famílias já não se reúnem para jantar, tal como faziam "antigamente". Não é de se surpreender que as pessoas se sintam esgotadas. Não é de se surpreender que as pessoas estejam desenvolvendo transtornos mentais.
3. São toxinas, produtos químicos e comida de mentirinha! Não é apenas o comportamento da sociedade que mudou, mas também o mundo físico em que vivemos. Estamos nos expondo a toxinas todos os dias. Os alimentos que ingerimos estão cheios de ingredientes artificiais. Novos produtos químicos estão por toda parte — nos gramados, nas nossas fontes de água e nos produtos de higiene pessoal que usamos pela manhã e à noite. Criamos e nos cercamos de produtos que nunca encontraríamos na natureza, cujos efeitos — em especial em combinação com tantos outros produtos — não entendemos totalmente. Isso está resultando em todo tipo de doenças, incluindo câncer, obesidade e transtornos mentais, mesmo que ainda não saibamos exatamente como.

Existem muito mais teorias dessa "segunda categoria" para o aumento dos problemas de saúde mental, mas essas são as que costumam ser mais abordadas. Nenhuma dessas três são improváveis. Elas podem exercer um papel em pelo menos algumas pessoas ou em algumas ocasiões. Como veremos mais à frente neste livro, algumas delas são uma certeza.

Mas quanto à primeira da segunda lista — racionalizar as estatísticas simplesmente como o resultado de um reconhecimento e diagnóstico melhorados —, a evidência mostra que não é apenas o reconhecimento que está aumentando. As pesquisas que comparam dados ano após ano incluem amostras da população inteira, independentemente de as pessoas serem diagnosticadas ou não. Esses transtornos estão realmente aumentando.

Talvez o ponto mais importante a se destacar seja que as taxas de diferentes transtornos mentais — autismo, transtorno bipolar, depressão e TDAH, para citar apenas alguns — estão aumentando *todas* ao mesmo tempo. Por que isso acontece? Pensamos no transtorno bipolar, TDAH e depressão como transtornos bem diferentes, com causas diferentes. Se esses transtornos são genéticos, o que aconteceu com nossos genes? Uma toxina está causando muitas mutações? Se o culpado é o estresse de nossa sociedade moderna agitada, por que os números de *todos* os transtornos estão aumentando? O aumento do estresse não resultaria simplesmente em mais depressão e ansiedade? Com certeza, o estresse não causa autismo ou transtorno bipolar. Ou causa? Essas estatísticas geram mais perguntas do que respostas.

A pandemia da Covid-19 só piorou as coisas. Em junho de 2020, calculou-se que 40% de todos os adultos norte-americanos afirmaram estar lidando com problemas de saúde mental ou por uso de substâncias. Onze por cento dos adultos entrevistados disseram que consideraram o suicídio nos últimos trinta dias.[10]

O Preço que Pagamos

Os transtornos mentais custam caro para a sociedade. O fardo financeiro mundial foi de US$2,5 trilhões em 2010, e espera-se que esse valor chegue a US$6 trilhões até 2030.[11] Ele inclui os custos com serviços diretos de cuidados de saúde mental (internação, consultas com médicos e terapeutas) e receitas de remédios. Mas também existem outros custos financeiros que são mais difíceis de medir, incluindo a perda de produtividade devido a funcionários se tornarem menos focados ou terem afastamento ou licença por doença. Essas perdas afetam os patrões e funcionários, as sociedades e aqueles que sofrem individualmente. Atualmente, a depressão está no topo das doenças incapacitantes — acima de todas as outras doenças, incluindo doenças cardiovasculares, câncer e infecções. Os transtornos mentais e por uso de substâncias são a principal causa de "anos perdidos devido à incapacidade" e ao "fardo geral das doenças" nos EUA.[12]

Muito mais importante do que os custos financeiros dos transtornos mentais é o sofrimento que eles causam aos indivíduos e suas famílias. Causam indizível miséria e desespero. As doenças mentais podem arruinar a vida das pessoas. Podem levar a isolamento social, interferir em planos escolares e profissionais e limitar de modo desolador o que as pessoas podem esperar para si mesmas. Esse sofrimento quase sempre se estende além das pessoas com o transtorno. A vida familiar pode virar um caos. O divórcio é um resultado comum. As pessoas mais íntimas daqueles com o problema também podem desenvolver transtornos mentais, como ansiedade ou TEPT (transtorno de estresse pós-traumático); podem simplesmente se esgotar e abandonar seu amigo ou familiar em sofrimento para preservar sua própria saúde. Pelo menos metade das pessoas em abrigos para sem-teto sofrem de transtornos mentais ou por uso de substâncias.[13] O mesmo vale para as prisões.[14] Os transtornos mentais podem contribuir para a violência — não apenas aqueles casos em que alunos atiram em seus colegas e professores e aparecem nos jornais, mas também a violência doméstica. Os transtornos mentais podem resultar em extremo desespero, a ponto de as pessoas tirarem a própria vida.

No caso da maioria das pessoas, porém, os transtornos mentais não se manifestam de formas tão dramáticas e facilmente discerníveis. Em vez disso, as pessoas sofrem sozinhas, em silêncio. Elas sentem vergonha. Não sabem o que fazer quanto aos seus sintomas. Em geral, nem sequer sabem que estão doentes. Não pensam em seus sintomas como "sintomas"; acham que seu sofrimento simplesmente faz parte da vida. Podem começar a achar que são fracas ou inferiores a outros. Podem achar que só precisam aproveitar mais da vida que têm. Vivenciam sua angústia, seus sintomas, como uma parte integral de si mesmas ou de sua experiência de vida.

Por exemplo, imagine uma mulher que chamaremos de Mary. O pai dela era um alcoolista psicológica e fisicamente abusivo. Ele encontrava algo errado em praticamente tudo o que ela fazia, a ponto de ela passar a acreditar que era burra e tinha poucas qualidades para compensar. Ela não queria falar com outros sobre os acessos de raiva do pai; supunha que isso só causaria mais problemas e resultaria em mais punição da parte dele. Quando entrou no ensino médio, ela se sentia deprimida, isolada e tinha pouca esperança para seu futuro. Isso continuou na vida adulta. Mary tinha dificuldades para dormir, lembranças de seu pai gritando com ela e se assustava fácil com barulhos altos. Nem lhe passou pela cabeça que isso poderia ser um "transtorno", muito menos que poderia ser tratado. Vejo pacientes como Mary, que sofreram assim por anos antes de algo lhes motivar a buscar tratamento. Porém, muitos, mas muitos pacientes como Mary nunca fazem isso.

O que Dizer do Tratamento?

O tratamento para transtornos mentais é muito importante. Ele pode diminuir o sofrimento. Pode evitar a incapacidade. Pode restaurar os sonhos e o potencial das pessoas. O tratamento pode salvar vidas. E salva mesmo. Muitas pessoas se beneficiam bastante dos tratamentos atuais de saúde mental. Os pacientes deixam vícios, encontram alívio de episódios psicóticos, aprendem a lidar com a ansiedade, recuperam-se de transtornos alimentícios — e essas vitórias são reais e significativas. Os tratamentos que temos funcionam. Infelizmente, eles não funcionam sempre ou para todos.

Vejamos primeiro uma história de sucesso.

John era um engenheiro de 36 anos, casado e que tinha dois filhos. A vida foi muito boa para ele... até descobrir que a esposa estava tendo um caso. John queria salvar o casamento, mas sua esposa queria uma vida diferente e decidiu deixá-lo. John ficou arrasado e bastante deprimido. Não conseguia dormir mais de duas horas por vez. Não conseguia deixar de pensar em como sua vida havia sido arruinada. Não conseguia se concentrar no trabalho. Achava que a única solução era fazer sua esposa voltar, mas ela não estava interessada. Ele era atormentado pela culpa de todas as formas e achava que havia falhado como marido, pai e ser humano. Isso continuou por três semanas e não apresentou nenhum sinal de melhora — na verdade, parecia estar piorando. Por fim, a família de John o incentivou a consultar um psiquiatra. Ele voltou com uma receita de antidepressivo e de um remédio para dormir e começou a fazer psicoterapia toda semana.

Dentro de dias, John começou a dormir mais. Isso o ajudou a se sentir menos desorientado e sobrecarregado, mas ainda se sentia perturbado. Dentro de um mês, porém, as coisas começaram a melhorar. Seu humor melhorou. Ele conseguiu parar de tomar o remédio para dormir e dormia normalmente por conta própria. Conseguia se concentrar menos em pensamentos ruins e mais nas coisas que podia controlar. Concentrou-se em projetos no trabalho e em casa e tomou a decisão de entrar mais em forma. Começou a passar mais tempo de qualidade com seus filhos. Tomou os passos que estava evitando para finalizar seu divórcio. Depois de alguns meses, conseguiu parar de fazer psicoterapia. Depois de um ano, diminuiu o uso do antidepressivo e continuou se sentindo bem. Começou a namorar de novo.

A história de John é um exemplo de sucesso da psiquiatria moderna. A combinação de remédios e psicoterapia diminuiu sua depressão e ansiedade e o ajudou a lidar com um período extraordinariamente estressante de sua vida. O sofrimento de John não foi o único que diminuiu. O divórcio também é difícil para os filhos — na verdade, ele aumenta o risco de eles desenvolverem seus próprios problemas de saúde mental. Ter um pai com depressão grave também aumenta esse risco. O tratamento permitiu que John se tornasse um pai melhor e mais envolvido. Assim, ajudar John a se sentir melhor também foi benéfico para seus filhos. O ambiente de trabalho de John também se beneficiou. Enquanto estava deprimido, John ainda aparecia para trabalhar todos os dias, mas não conseguia se concentrar e produzia menos. O tratamento bem-sucedido ajudou John a se tornar um funcionário mais produtivo.

Existem diversas histórias como a de John, e é fácil entender por que os pesquisadores e clínicos da área da saúde mental gostam de contá-las. É importante destacar que os tratamentos funcionam. É importante incentivar as pessoas a procurar ajuda, informá-las de que o sofrimento delas pode acabar. E os profissionais de todas as áreas querem se concentrar em seus casos de sucesso. Eles não tendem a falar sobre o que não funciona. Infelizmente, na área da saúde mental, muita coisa não funciona. Nem todo mundo tem um resultado positivo, como o de John. Na verdade, a maioria não tem.

A depressão é um dos transtornos mentais mais diagnosticados e tratados nos Estados Unidos. Em 2020, cerca de 21 milhões de adultos vivenciaram pelo menos um episódio depressivo, representando 8,4% de todos os adultos norte-americanos. Cerca de 66% deles recebeu algum tipo de tratamento.[15]

Então o que acontece com todos aqueles que recebem tratamento para depressão? Eles melhoram — e, o mais importante, permanecem assim — em longo prazo?

Um estudo tentou responder a essa pergunta recrutando um grupo de pessoas que estava procurando tratamento para depressão maior em cinco centros médicos acadêmicos diferentes e acompanhando-os durante doze anos.[16] Esse estudo incluiu 431 pessoas, e os pesquisadores avaliaram seus sintomas de depressão semanalmente. O que descobriram foi que, até com o tratamento, 90% tinha sintomas persistentes. Em média, ao longo do período de doze anos, as pessoas do estudo tinham sintomas de depressão em 59% do tempo. Seus sintomas flutuavam, desaparecendo às vezes, mas voltando, mesmo com tratamento, mesmo que estivessem tomando os remédios todo dia. Em outras palavras, 90% das pessoas não foi curada da depressão. Elas continuaram tendo sintomas mais leves, porém persistentes, ou entravam e saíam de crises de depressão maior. A depressão foi classificada como uma doença crônica, porém episódica. Esses pesquisadores descobriram que se as pessoas tivessem apenas um episódio de depressão, como John, as chances de uma recuperação total e duradoura eram maiores. Entretanto, não havia muitas pessoas assim.

Esse estudo não é uma exceção; é um reflexo do que qualquer pessoa que trabalhou na área da saúde mental por alguns anos já sabe ser verdade. Cerca de dois terços dos pacientes deprimidos não têm remissão — o que significa melhorar por completo, mesmo que temporariamente — com o primeiro tratamento que recebem.[17] Como as estatísticas sugerem, muitos sofrem por anos, apesar de experimentarem um tratamento após o outro. Não se trata apenas de um caso de falha dos remédios também. Muitas pessoas experimentam diversos tratamentos — remédios, psicoterapia, terapia de grupo, meditação, pensamento positivo, gestão de estresse etc. Alguns até experimentam a estimulação magnética transcraniana (EMT) ou eletroconvulsoterapia (ECT, também conhecida como "terapia de choque"). Diz-se que as pessoas para quem nenhum tratamento parece dar certo sofrem de "depressão resistente a tratamento", embora haja muitas outras pessoas que encontram algum alívio, mas não de forma total ou duradoura. O fato de que a depressão é a causa principal de incapacidade no mundo claramente reflete a falta de eficácia de nossos tratamentos atuais. O que não estamos vendo? Por que não conseguimos ajudar a maioria das pessoas com depressão a melhorar por completo e permanecer assim?

Você talvez esteja pensando no quadro geral dos transtornos mentais além da depressão. Infelizmente, as estatísticas de muitos outros transtornos são até piores. Não falarei sobre os dados de todas as doenças, mas transtornos como TOC (transtorno obsessivo-compulsivo), autismo, transtorno bipolar e esquizofrenia são pelo menos tão ruins quanto a depressão em termos de tratamentos bem-sucedidos e da natureza crônica de sua aflição.[18] Muitos desses pacientes são informados de que seus transtornos os acompanharam durante toda sua vida e que precisarão diminuir suas expectativas sobre o que poderão conquistar nela.

Compreensivelmente, muitos pacientes ficam frustrados com a ineficácia dos tratamentos de saúde mental. Eles ouvem histórias como a de John e concluem que deveriam ser curados assim como ele. Em geral, chegam a acreditar que os profissionais que estão tratando deles são incompetentes, que não os diagnosticaram corretamente ou que ainda não encontraram o remédio certo para eles. Infelizmente, esses não costumam ser os motivos de não estarem melhorando. No caso da maioria das pessoas, a simples verdade é a de que nossos tratamentos não funcionam tão bem assim.

Alguns profissionais da área da saúde mental não gostarão dessa avaliação ou aprovarão a forma como estou compartilhando isso. Podem temer que esse pessimismo em relação aos tratamentos fará as pessoas deixarem de procurar ajuda. Essa é uma preocupação legítima. É importante que aqueles que estejam sofrendo com alguma doença mental busquem ajuda dos profissionais — às vezes isso pode ser o suficiente para manter alguém vivo durante uma crise suicida. No entanto, os dados que apresentei estão exatos; dizer que os tratamentos de saúde mental funcionam para todos (ou para a maioria) e por completo é no mínimo enganoso. Uma preocupação maior é que esse tipo de afirmação acabe aumentando a vergonha e a estigmatização das pessoas portadoras transtornos mentais. Se o público for informado de que nossos tratamentos funcionam, mas os pacientes não melhorarem, alguns culparão o tratamento ou os profissionais, mas outros culparão a si mesmos. E não só os pacientes: se fizermos esse tipo de afirmações aos familiares, a outros clínicos e à sociedade em geral, o que acontecerá quando os pacientes não melhorarem? Diremos que o paciente deve ter uma versão "resistente ao tratamento" do transtorno, dando a entender que ele tem uma forma mais grave da doença mental (o que pode não ser verdade) e talvez aumentar o estigma dele? Ou sugeriremos que a culpa é do paciente? É a pessoa que não está se empenhando o suficiente na terapia? De alguma forma, ela "quer" ficar doente? Infelizmente, esses tipos de sugestões são comuns por parte dos clínicos, familiares, amigos e outros. Então voltamos ao ponto de partida, com a opção de sermos sinceros e dizermos que, no caso da maioria dos transtornos, os tratamentos não funcionam em longo prazo no caso da maioria das pessoas. Isso pode desanimar aqueles que precisam de ajuda para buscar tratamento em primeiro lugar.

Dado tudo o que descrevi neste capítulo — que esses transtornos são comuns e estão se tornando cada vez mais habituais, que são um fardo enorme para sociedade em termos de impacto econômico e sofrimento humano e que nossos tratamentos não se mostraram à altura da tarefa de aliviar esse fardo — parece óbvio que as doenças mentais são uma emergência de nível mundial. Investimos em pesquisas na esperança de lançar luz sobre o problema e descobrir novas soluções. Em 2019, os Institutos Nacionais de Saúde (NIH) gastaram US$3,2 bilhões em pesquisas sobre doenças mentais. O que temos para mostrar depois de toda essa pesquisa?

Era isso o que o Dr. Tom Insel, o ex-diretor do Instituto Nacional de Saúde Mental (NIMH), tinha a dizer em 2017 depois de deixar o instituto:

> *Passei treze anos no NIMH investindo na neurociência e genética dos transtornos mentais e, quando olho para trás, percebo que, embora tenhamos sido bem-sucedidos em publicar artigos muito legais por parte de cientistas muito agradáveis a custos exorbitantes — acho que US$20 bilhões —, não acho*

que contribuímos para diminuir o suicídio e as internações e melhorar a recuperação de dezenas de milhares de pessoas que têm doenças mentais.[19]

Foi muito corajoso da parte de Insel reconhecer isso. Os profissionais da área da saúde mental sabem que isso é verdade. Então, novamente, o que não estamos vendo?

O fato é que, para fazer um progresso de verdade, precisamos conseguir responder à pergunta: "O que causa a doença mental?" E, até hoje, não conseguimos fazer isso.

Capítulo 2

O que Causa os Transtornos Mentais e Por que Isso Importa?

Insanidade, loucura, ansiedade, medo irracional, depressão constante, transtornos relacionados ao uso de substâncias, suicídio: os transtornos mentais já foram descritos em todas as culturas humanas da Terra, estendendo-se do presente à antiguidade. Embora tenhamos visto que eles estão aumentando, também estão longe de ser um problema novo. E, ainda assim, a pergunta do que os causam continua a nos deixar perplexos. Eruditos, filósofos e poetas antigos, além dos neurocientistas, médicos e psicólogos modernos, estudaram essa questão incansavelmente, mas não chegaram a nenhuma resposta definitiva.

Muitas teorias foram propostas nos últimos milênios. Nos tempos antigos, acreditava-se que os transtornos mentais eram o resultado de forças sobrenaturais. A punição de Deus era uma crença comum. A possessão demoníaca também era popular, com o exorcismo sendo o tratamento padrão. Embora essas opiniões tenham persistido e ressurgido ao longo da história, uma atitude mais científica emergiu quase ao mesmo tempo em que as doenças em geral começaram a ser encaradas à luz natural, e não sobrenatural, e o conceito de transtornos mentais como um transtorno médico nasceu. O antigo médico grego Hipócrates estava entre esses que encaravam os transtornos mentais com seriedade; ele achava que elas eram causadas por um desequilíbrio dos quatro fluídos vitais do corpo (ou "humores"). Achava-se que o excesso de um deles, a bile negra, causava a depressão — ou melancolia; na verdade, a palavra "melancolia" vem do grego para "bile negra". (É interessante que as substâncias corporais — em especial as fezes, pela relação com o microbioma intestinal — estão retornando à teoria dos transtornos mentais. Falaremos mais sobre isso depois.) Assim como o nascimento da medicina transformou a forma como as pessoas encaravam os transtornos mentais, o mesmo aconteceu naturalmente no campo da psicologia. Sigmund Freud apresentou a famosa teoria de que os transtornos mentais eram causados por desejos ou conflitos inconscientes e estruturou o funcionamento da mente em termos de entidades ou forças não físicas — o id, o ego e o superego. Outras teorias psicológicas foram desenvolvidas desde então, muitas delas para tentar explicar os transtornos mentais de forma mais "científica", com base no que sabemos sobre o comportamento e a neurociência. As teorias cognitivas ou comportamentais modernas, por exemplo, podem encarar um transtorno de ansiedade como o resultado de padrões de pensamento internalizados ou sugerir a mudança de certos comportamentos como forma de alterar experiências mentais. Embora as teorias psicológicas ainda sejam usadas em tratamentos hoje em dia, a maioria dos clínicos e pesquisadores não acredita que elas possam explicar *todos* os transtornos mentais. Desde meados do século XIX até hoje, houve um aumento de evidências de que os transtornos mentais têm pelo menos alguns componentes ou influências biológicas. Acredita-se que desequilíbrios químicos, mudanças cerebrais, hormônios, inflamações e problemas no sistema imunológico podem estar contribuindo para a causa dos transtornos mentais. Entretanto, algumas autoridades da área acham que um modelo físico das condições mentais seria "reducionista" demais. Dizem que isso reduziria a complexidade do comportamento, das emoções e da experiência humana à química ou à biologia e que a experiência humana não pode ser explicada por nossas meras moléculas.

Em 1977, o Dr. George Engel, um internista e psiquiatra, desenvolveu um modelo de trabalho, que ainda é bastante usado hoje em dia, sobre o que causa os transtornos mentais. Ele o chamou de *modelo biopsicossocial*.[1] Ele afirma que existem (1) fatores biológicos, incluindo genes e hormônios, (2) fatores psicológicos, como a educação e crenças rígidas, e (3) fatores sociais, como a pobreza ou a falta de amigos, que se juntam a um indivíduo para produzir um transtorno mental. Outro modelo popular é o *modelo de diátese-estresse*. "Diátese" significa uma predisposição biológica a ficar doente, algo como a genética ou um desequilíbrio hormonal. Nesse modelo, o estresse pode ser qualquer coisa no ambiente, como ser demitido, uso de drogas ou até uma infecção, que acomete a pessoa que já tem predisposição a ficar doente de verdade. Esse modelo supõe que a maioria das pessoas que desenvolve transtornos mentais provavelmente a desenvolveriam de uma forma ou de outra em algum ponto da sua vida — elas estão só esperando para serem ativadas. Esses modelos nos dão uma visão dos transtornos mentais que procura levar em conta diversos fatores que contribuem para o desenvolvimento de um transtorno mental.

Nós *realmente* identificamos diversos fatores que podem aumentar a probabilidade de as pessoas desenvolverem vários transtornos mentais. E, hoje em dia, quando pensamos no que causa os causa, costumamos pensar em termos desses fatores de risco. Eles incluem coisas como estresse, uso de drogas e álcool, problemas hormonais, um histórico familiar de transtornos mentais etc. O problema é que, embora estejamos cientes de vários desses fatores de risco, nenhum deles está presente em todos aqueles que têm um transtorno específico e nenhum deles é *suficiente* para causar um transtorno específico por conta própria.

Um exemplo óbvio é o TEPT. Esse é um transtorno que faz as pessoas sentirem medo e terem flashbacks, ansiedade excessiva e sentimentos de dormência por meses ou anos depois de passarem por um evento traumático. Por definição, qualquer pessoa com TEPT deve ter sido exposta a um evento traumático, mas apenas 15% das pessoas que passaram por um trauma desses acabou desenvolvendo TEPT. Até quando duas pessoas passam pelo mesmo evento traumático, uma pode acabar com TEPT grave, ao passo que a outra é poupada por completo. Em outras palavras, o trauma, por si só, não é a "causa" do TEPT. "*Certo*", você diz, "*mas isso acontece por causa de uma combinação dos fatores de risco*". Infelizmente, também não existe uma combinação "garantida" de fatores de risco que resulte em TEPT. E o mesmo vale para quase todos os outros transtornos mentais. Às vezes parece fácil entender por que uma pessoa desenvolve um transtorno mental. Por exemplo, uma mulher que teve uma infância horrível e abusiva, que tem um transtorno de tireoide e que acabou de ser abandonada pelo marido, após dez anos de casamento, em razão de outra mulher pode muito bem desenvolver uma depressão clínica. A maioria das pessoas consegue entender que ela poderia ficar deprimida porque ela tem muitos fatores de risco para desenvolver depressão. No entanto, existem outras pessoas que parecem desenvolver transtornos mentais aparentemente do nada, sem motivo algum.

Decodificando a Depressão

Analisemos um dos transtornos mentais definido de forma mais clara e mais bem compreendido: a depressão maior. Todo mundo fica deprimido, mas nem todo mundo tem depressão maior. As pessoas com depressão maior se sentem tristes ou deprimidas na maior parte do tempo e podem sentir cansaço, ter problemas para se concentrar e dificuldade para dormir. Esse transtorno pode roubar das pessoas a habilidade de sentir prazer e curtir a vida e pode lhes causar sentimentos esmagadores de desesperança e até pensamentos suicidas. São nove sintomas ao todo, e para uma pessoa ser diagnosticada com depressão maior, ela deve ter ao menos cinco deles por pelo menos duas semanas.

Existem muitos fatores de risco claramente estabelecidos para o desenvolvimento da depressão maior. Estes incluem a genética ou um histórico familiar de depressão, estresse, a morte de um ente querido, o término de um relacionamento, conflito no trabalho ou na escola e abuso físico ou sexual. Vários problemas hormonais também entram na lista, incluindo baixo nível de hormônio da tireoide, altos níveis de cortisol e variações dos hormônios femininos, que podem contribuir para o risco de depressão no período pós-parto ou perto da época da menstruação. Na verdade, o simples fato de ser mulher dobra o risco de depressão, em comparação ao de ser homem. O uso excessivo de drogas ou álcool é um fator de risco, e até alguns remédios menos óbvios, como certos antibióticos ou remédios de pressão, podem potencializar tal ameaça. E também temos as questões sociais, como ser vítima de bullying ou provocação, não ter amigos ou simplesmente se sentir sozinho a maior parte do tempo. A pobreza, a desnutrição e ambientes de moradia perigosos também aumentam o risco. Distúrbios do sono também são significativos: dormir demais ou de menos aumenta o risco de a pessoa de desenvolver depressão. Muitas doenças físicas entram na lista de fatores de risco, incluindo dores crônicas, diabetes, doenças cardíacas e artrite reumatoide. O câncer é outro fator de risco — mas não necessariamente do jeito que você imagina. Muitas pessoas se estressam com o diagnóstico de câncer e concluem que seja natural que um diagnóstico devastador desses faça o paciente ficar deprimido. Isso acontece com alguns. Porém, certos pacientes ficam clinicamente deprimidos *antes de saberem* que têm câncer. Isso costuma acontecer especialmente com o câncer de pâncreas — as pessoas ficam deprimidas aparentemente sem nenhum motivo e, então, alguns meses depois, são diagnosticadas com câncer de pâncreas. Praticamente todos os transtornos neurológicos estão associados a altos índices de depressão, incluindo derrame, esclerose múltipla, doença de Parkinson, doença de Alzheimer e epilepsia. E é interessante que alguns transtornos psiquiátricos aumentam o risco de as pessoas desenvolverem depressão maior, além de seus transtornos já existentes.

Esses são... muitos fatores de risco. E eles variam bastante. Não só nos tipos de coisas que são — biológicos, psicológicos e sociais —, mas em quão grande é o papel que se acredita que eles exercem. Por exemplo, embora ser mulher seja um fator de risco para a depressão maior, ninguém diria que ser mulher causa depressão maior. Mas existem certos fatores que contribuem de forma mais direta, e, de fato, muitas teorias contraditórias apresentam um ou outro fator como a causa raiz do transtorno. Diferentemente daqueles que se apegam ao modelo psicossocial, alguns profissionais acreditam que a origem da depressão maior é puramente genética, biológica ou psicológica — o restante dos fatores de risco serve apenas de enfeite.

Uma das teorias de causa única mais bem conhecida é a teoria da depressão — e, na verdade, dos transtornos mentais — causada por *desequilíbrio químico*. Essa teoria sugere que um desequilíbrio das substâncias químicas do cérebro, chamadas de *neurotransmissores*, é a causa de todos os transtornos mentais. Os neurotransmissores são substâncias químicas que transmitem sinais entre os neurônios. No caso da depressão, a crença mais popular é a de que os níveis do neurotransmissor serotonina estão baixos demais; assim, remédios que aumentam os níveis de serotonina tratarão a depressão. Muitos dos remédios receitados para a depressão pertencem à classe dos antidepressivos chamados de inibidores seletivos da recaptação de serotonina, ou ISRS (Prozac, Zoloft e Paxil pertencem a essa categoria). Em geral, eles *realmente* ajudam a resolver os sintomas da depressão, o que dá peso à teoria de que talvez o desequilíbrio químico seja a causa. Outros tipos de remédios que afetam diferentes sistemas de neurotransmissores também podem reduzir a depressão, então talvez não seja só a serotonina — talvez sejam vários neurotransmissores em pessoas diferentes. Entretanto, muitos psiquiatras e pesquisadores acreditam que, na raiz, a depressão sempre se resume a um desequilíbrio químico.

No entanto, essa teoria levanta muitas perguntas:

- O que causa o desequilíbrio químico em primeiro lugar?
- Se as pessoas nascem com esse desequilíbrio químico, por que elas não estão sempre deprimidas, desde o nascimento?
- Por que remédios como os ISRS demoram semanas ou meses para funcionar? Sabemos que eles alteram os níveis dos neurotransmissores em questão de horas. Então por que eles não funcionam imediatamente?
- Se o desequilíbrio químico foi corrigido, por que os sintomas ressurgem às vezes? Em outras palavras, por que as pessoas têm dias bons e maus, mesmo tomando os remédios de forma consistente?
- Por que os remédios param de funcionar em tantas pessoas? Por que o desequilíbrio mudaria? E, se muda, o que causa isso?

Essas perguntas estão implorando por respostas, não só em relação ao diagnóstico da depressão, mas para todos os diagnósticos psiquiátricos. Infelizmente, a teoria do desequilíbrio químico não fornece respostas.

Outra teoria amplamente conhecida para a causa da depressão maior é a teoria do *desamparo aprendido*. Em resumo, ela diz que, quando as pessoas não conseguem mudar as circunstâncias adversas em sua vida, elas "aprendem" que não têm conserto. Isso pode se aplicar a algo como não conseguir desenvolver um relacionamento romântico, apesar de várias tentativas, ou pior, uma criança abusada que está tentando fazer seu pai parar de bater nela. Em todo caso, essas pessoas começam a se sentir impotentes e, então, ficam deprimidas. Eventualmente, elas param de tentar. Por que se dar ao incômodo? Alguns especialistas afirmam que a causa da depressão dessas pessoas é sua psicologia. Elas aprenderam e acreditam que não têm conserto. Obviamente, tirar a criança abusada desse ambiente é de vital importância. Mas, mesmo depois de anos, ela ainda pode se sentir deprimida. O tratamento costuma se basear na terapia cognitivo-comportamental (TCC), um tipo de terapia conversacional que se concentra em identificar e mudar pensamentos, emoções e comportamentos. Essa terapia se baseia na crença de que, quando as pessoas estão clinicamente deprimidas, isso provavelmente se deve a pensamentos que se baseiam não tanto na realidade de sua situação atual, mas na mentalidade desesperançosa desenvolvida no passado. O objetivo é empoderar os pacientes a reestruturar esses pensamentos e substituí-los por outros que não sejam tão ruins ou desesperançosos. Isso os ajudará a se sentir melhor e a fazer mudanças em sua vida, o que reduzirá sua desesperança, e esse ciclo fortalecerá a si mesmo. Esse tratamento funciona, pelo menos para algumas pessoas, o que novamente dá peso à teoria de que esse tipo de problema pode ser a causa da depressão.

Existem muitas outras teorias sobre fatores específicos que muitos acreditam ser a causa da depressão maior — biológicos, psicológicos e sociais. Muitas resultaram no desenvolvimento de tratamentos e intervenções específicos que funcionam com pessoas reais, pelo menos por um tempo. Em realidade, as teorias em si costumam ser moldadas por tratamentos que são eficazes para a depressão, usando a lógica de que, se um tratamento funciona, mesmo que para algumas pessoas, então ele deve estar corrigindo um problema que estava causando a doença.

Os remédios usados para tratar a depressão maior incluem aqueles especificamente conhecidos como "antidepressivos", que costumam ser divididos em cinco classes diferentes. Essas classes agem em diferentes neurotransmissores e receptores, incluindo aqueles para a serotonina, dopamina e norepinefrina. No entanto, os antidepressivos não são os únicos remédios usados para tratar a depressão maior. Outros incluem remédios para a ansiedade, estabilizadores de humor, antipsicóticos, estimulantes, remédios antiepilépticos, hormônios, vitaminas e uma grande variedade de suplementos, como a erva-de-são-joão (*Hypericum perforatum*). Todos eles funcionam de formas diferentes, mas todos são usados de modo rotineiro no tratamento da depressão, e comprovou-se que todos funcionam pelo menos com algumas pessoas e por algum tempo.

A psicoterapia para tratar a depressão também vem em muitas variedades. Estas podem se concentrar nos relacionamentos, nos pensamentos e sentimentos e nos comportamentos; algumas se concentram apenas nas mudanças do presente, e outras, em revisitar o passado ou a infância. Diferentes tipos de psicoterapia podem ser muito diferentes umas das outras, mas existe pelo menos alguma evidência de que elas podem ser bastante úteis pelo menos para algumas pessoas com depressão.

Por fim, temos tratamentos mais agressivos, como a eletroconvulsoterapia (EMT), estimulação magnética transcraniana (ECT) e até cirurgia, na qual partes do cérebro são removidas ou eletrodos são implantados para estimular o cérebro ou o nervo vago, o principal nervo do sistema nervoso parassimpático.

Existem muitos tratamentos! É difícil entender como todos eles tratam o mesmo conjunto de sintomas. Entretanto, nenhum deles funciona para todas as pessoas com depressão. Por que não? Existem inúmeras causas de depressão maior em diversas pessoas e que exigem diferentes tratamentos? E, infelizmente, como vimos no último capítulo, existem milhões de pessoas que experimentam um tratamento após o outro e nunca encontram um que funciona.

Por outro lado, é importante destacar que nem todos aqueles que desenvolvem depressão maior recebem tratamento — na verdade, esse é o caso para a maioria daqueles que sofrem com isso ao redor do mundo. Ainda assim, a depressão maior costuma se resolver por conta própria. Os sintomas podem ir e vir e, às vezes, durar algumas semanas ou meses e, então, desaparecerem espontaneamente. O que faz os sintomas de algumas pessoas sumirem sem tratamento? Por que, no caso de outros, a depressão se torna uma doença crônica e debilitante? Se realmente entendermos o que causa esse transtorno, poderemos responder a essas perguntas.

Mas o problema piora. Além dos fatores de risco ou das teorias sobre o que causa a depressão maior, temos boas evidências de mudanças físicas no corpo que estão *associadas* com a depressão maior — ou seja, elas são encontradas com mais frequência em pessoas com essa doença do que naquelas sem ela. São mudanças que foram observadas em pessoas que já foram diagnosticadas, mas também podem nos dar pistas do que causa o transtorno.

A inflamação é uma grande pista. Sabemos que, em comparação com pessoas não deprimidas, aqueles que têm depressão crônica, em geral, têm níveis mais elevados de inflamação, segundo medições de diferentes biomarcadores, como a proteína C reativa e as interleucinas.[2] Nesse ponto, porém, não temos certeza se a inflamação causa a depressão ou se a depressão causa a inflamação. E se a inflamação está causando depressão, o que causa a inflamação em primeiro lugar? Seria um ou mais dos fatores de risco que discutimos até agora? Ou seria outra coisa que nem descobrimos ainda? Como de costume, várias pessoas têm teorias — algumas especulam que poderia ser uma infecção crônica, uma doença autoimune, exposição a toxinas, uma dieta ruim, ter um "intestino permeável" etc. —, mas essas são teorias, não respostas. E tem mais: nem todos aqueles que têm depressão crônica têm níveis altos de inflamação, pelo menos não que possamos medir. A pesquisa que indica altos níveis de inflamação se baseia em comparações entre *grupos* de pessoas: ao analisar um grupo de pessoas com depressão e um sem, o grupo com depressão apresentou mais inflamação... mas nem todo indivíduo do grupo com depressão terá níveis de inflamação mais altos que os indivíduos do grupo sem depressão. Na verdade, os pesquisadores e clínicos não identificaram nenhum parâmetro para medir a inflamação no corpo ou cérebro que divida de forma consistente as pessoas que têm depressão e aquelas que não têm.

Além das diferenças nos níveis de inflamação, identificamos diferenças no cérebro das pessoas com depressão crônica. Algumas pessoas com depressão têm um encolhimento, ou *atrofia*, de regiões específicas do cérebro, e isso pode aumentar com o passar do tempo. Como esse tipo de mudanças costuma ser visto em transtornos neurodegenerativos, alguns pesquisadores especulam que a depressão pode ser um transtorno neurodegenerativo também ou que ela poderia representar os estágios iniciais de outro transtorno neurodegenerativo, como a doença de Alzheimer ou de a de Parkinson.[3] Outras pesquisas especulam que essas mudanças podem ser o resultado do aumento da inflamação associado à depressão. Sabemos que a inflamação durante um período prolongado pode danificar os tecidos. Por exemplo, quando o joelho de uma pessoa fica inflamado por causa da artrite, sabemos que o resultado pode ser um dano permanente; quanto mais a inflamação continuar, mais o dano aumenta. Talvez algo assim esteja acontecendo no cérebro — a inflamação aparece primeiro e causa dano nessas regiões do cérebro.

A pesquisa também descobriu várias diferenças na forma como o cérebro de pessoas deprimidas funciona. Ao comparar imagens de ressonância magnética funcionais de pessoas com depressão maior e de pessoas sem depressão, as deprimidas pareciam ter uma redução de atividade em algumas regiões do cérebro e aumento em outras, bem como diferenças na forma como as regiões do cérebro se comunicavam umas com as outras.[4] Entretanto, assim como com todas essas mudanças cerebrais que discutimos, esses estudos só mostraram diferenças relativas entre grupos. E, mais uma vez, não sabemos se essas mudanças são a causa da depressão ou uma consequência dela. Será que outro processo poderia estar causando tanto a depressão como essas mudanças no cérebro? Ainda não sabemos.

Por fim, lancemos outra variável nos dados — o *microbioma intestinal*. O sistema digestório humano contém trilhões de micro-organismos, incluindo bactérias, vírus e fungos. Eles produzem hormônios, neurotransmissores e moléculas inflamatórias que são liberadas no nosso intestino e absorvidas pelo nosso sistema circulatório. A pesquisa sugere que esses micróbios exercem um papel na obesidade, no diabetes, em doenças cardiovasculares, na depressão, na ansiedade, no autismo e até na esquizofrenia.[5] Mas a pesquisa do microbioma é relativamente nova, e não sabemos ainda os detalhes de quais micro-organismos específicos poderiam ser benéficos e quais poderiam ser prejudiciais ou se, na verdade, tudo se resume à mera presença ou ausência de certos organismos; também poderia ser o caso de que a chave seja o equilíbrio de diferentes tipos de organismos. Mais especificamente, embora algumas pesquisas em camundongos tenham descoberto mudanças em sintomas depressivos mediados por meio de alterações no microbioma intestinal, ainda não sabemos como usar essa informação para tratar com eficácia a depressão ou a maioria dos outros transtornos.[6]

Assim, concluímos nosso tempestuoso tour pela depressão maior — vários fatores de risco, uma visão geral de algumas teorias sobre o que a causa, os tratamentos focados nessas causas e algumas das mudanças biológicas e cerebrais que são vistas em pessoas com o transtorno. Com base em tudo isso, como podemos responder à pergunta: "O que causa a depressão maior?"

É por isso que o *modelo biopsicossocial* faz sentido — temos coisas biológicas, psicológicas e fatores sociais que podem se juntar de formas diferentes e em pessoas diferentes para causar a depressão maior. Em outras palavras, existem causas diferentes em pessoas diferentes. Alguns pesquisadores e clínicos afirmam que deve haver *tipos* diferentes de depressão — talvez um tipo seja causado por estressores sociais e outro tipo seja causado por fatores biológicos. Talvez haja diversos tipos diferentes de depressão — todos causados por esses fatores de risco. Talvez alguns fatores sejam responsáveis por certos sintomas, e se fizéssemos um trabalho melhor em classificar esses sintomas, poderíamos identificar esses tipos e lidar melhor com as causas. Infelizmente, essa não parece ser a resposta. Os clínicos e pesquisadores vêm lutando com isso há décadas, e o mesmo conjunto de sintomas continua a surgir vez após vez nas diversas categorias, independentemente dos fatores de risco ou causas aparentes da depressão, sejam elas biológicas, psicológicas, sociais ou uma combinação delas. A mesma constelação de sintomas foi encontrada em inúmeras pessoas, em inúmeras variedades de circunstâncias. Na verdade, os sintomas da depressão maior já foram descritos na Bíblia, em textos históricos, na literatura, na poesia e em registros médicos datados antes de Hipócrates. Então, o que a causa? Deve haver uma resposta — uma que liga todos os fatos sobre os diferentes fatores de risco, os tratamentos que funcionam e as mudanças cerebrais e corporais que vemos vez após vez.

Seria possível haver diferentes processos que resultassem no mesmo conjunto de sintomas em pessoas diferentes, totalmente independentes uns dos outros? Bem, é possível, mas seria muito improvável. Talvez você já tenha ouvido falar da *navalha de Occam* — é uma regra geral ou orientação, também conhecida como *lei da parcimônia*. Ela costuma ser usada para indicar que, em geral, a explicação mais simples e unificadora provavelmente é a correta. Por exemplo, em situações normais, se um paciente chegar com febre alta, dor no pescoço e dor de cabeça, seria menos provável que a dor de cabeça dele estivesse sendo causada por uma hemorragia cerebral, *e* a dor no pescoço, por um nervo comprimido, *e* a febre, por uma infecção do que se o paciente tivesse meningite — um diagnóstico que explica todos os três sinais e sintomas. Em resumo, ao nos depararmos com uma situação como a que descrevemos para a depressão maior, uma teoria unificadora que pudesse conectar todas as evidências de uma forma lógica e plausível provavelmente seria a correta. Antes de nos adentrarmos demais na resposta, porém, vale a pena considerar por que isso importa em primeiro lugar.

Por que a Causa Importa — Tratar os Sintomas *Versus* os Transtornos

Ao diagnosticar alguém com um transtorno, dependemos de *sinais* e *sintomas*. Em geral, as pessoas usam o termo "sintoma" como um termo genérico, mas a diferença entre sinais e sintomas é crucial. *Sinais* são indicadores objetivos de uma doença que podem ser observados ou medidos por outra pessoa. Os sinais podem incluir coisas como convulsão, medição da pressão arterial, um valor de laboratório ou uma anormalidade vista em uma varredura cerebral. *Sintomas são experiências subjetivas que o paciente deve contar a outra pessoa.* Os sintomas podem incluir coisas como humor, pensamentos ou experiências de dor ou dormência. Existem muito poucos sinais na psiquiatria. Antes, grande parte de nossos diagnósticos se baseiam em sintomas, como irritabilidade, ansiedade, medo, depressão, pensamentos ou percepções anormais e memória prejudicada. Os transtornos mentais também podem incluir coisas que parecem mais "físicas" do que "mentais", como transtornos do sono, lentidão dos movimentos, fadiga e hiperatividade. Alguns destes podem ser observados, mas, em geral, os clínicos dependem dos pacientes lhes falarem sobre eles, colocando-os na categoria de sintomas, em vez de sinais. Infelizmente, não existem testes de laboratório, varreduras cerebrais ou outros testes objetivos que possam ser usados para diagnosticar com exatidão os transtornos mentais.

Os diagnósticos psiquiátricos se baseiam no conceito das síndromes. Uma *síndrome é um conjunto de sinais e sintomas que costumam surgir juntos, mas cuja causa ainda não é conhecida.* Um exemplo médico que começou em 1980 foi a síndrome de infecções incomuns e cânceres raros que chamamos de AIDS — síndrome da imunodeficiência adquirida. Antes de sabermos que ela era causada por um vírus, ela era uma síndrome. *Na psiquiatria, todo diagnóstico é uma síndrome.* Isso é inerente à definição de um transtorno psiquiátrico. Quando sintomas mentais são causados por uma condição médica ou neurológica, isso por si só os excluem de serem classificados como um transtorno psiquiátrico. As doenças neurológicas, os cânceres, as infecções e as doenças autoimunes podem afetar o cérebro. Quando pessoas com essas condições têm sintomas mentais, elas não necessariamente são diagnosticadas com um transtorno psiquiátrico. Se um paciente chega se queixando de irritabilidade, depressão e perda de memória, e uma avaliação posterior revela que esses sintomas são causados por uma infecção ou câncer, ele é diagnosticado com essa condição e tratado por um especialista médico fora da psiquiatria, mesmo que seus sintomas mentais não possam ser diferenciados daqueles de um paciente que "só" tem depressão. Os psiquiatras e outros profissionais da saúde mental ficam com todo o resto — para os quais não sabemos a causa exata.

Essa é a principal dificuldade que estamos tendo para fazer progresso nos cuidados da saúde mental. Sem uma causa clara, acabamos tratando os sintomas, em vez dos transtornos.

Alguns tratamentos foram desenvolvidos para atacar a causa raiz de uma doença. O melhor exemplo são as doenças infecciosas. Uma infecção bacteriana pode causar muitos sinais e sintomas — febre, mudanças na contagem de células sanguíneas, calafrios, dor, tosse e fadiga, para citar apenas alguns. O tratamento definitivo para a infecção é um antibiótico que elimina a bactéria do corpo. Esse tipo de tratamento é chamado às vezes de *tratamento modificador da doença*. Nesse caso, o tratamento *curará* a doença; depois do uso dos antibióticos, a pessoa não terá mais a infecção. Mas existe outro tipo de tratamento comumente usado no campo médico; os tratamentos dessa categoria são conhecidos como *tratamentos sintomáticos*. Eles foram desenvolvidos para reduzir os sintomas, o que pode ajudar as pessoas a se sentirem melhor, mas não mudam diretamente a progressão da doença. Por exemplo, pessoas com infecções bacterianas costumam receber tratamentos sintomáticos, como Tylenol, para diminuir a febre. Os tratamentos sintomáticos podem diminuir o sofrimento e permitir que as pessoas trabalhem e ajam normalmente, mas não lidam com a causa raiz. No fim das contas, com ou sem Tylenol, ou o corpo lutará contra a infecção por conta própria, ou a pessoa receberá um tratamento com antibióticos, ou a infecção aumentará e a pessoa morrerá. O Tylenol não faz muita diferença em qual será o resultado.

No campo da saúde mental, a realidade é que a maioria de nossos tratamentos são sintomáticos. No caso da maioria das pessoas, em geral, os remédios psiquiátricos, a ECT e a EMT são tratamentos sintomáticos. Eles não parecem lidar com a causa raiz da doença. Para alguns, eles reduzem bastante os sintomas. Para outros, eles colocam a doença em remissão, o que significa que todos os sintomas melhoram por completo. Existem várias pessoas, como John, que usam antidepressivos ou outros remédios durante um ou dois anos e vivem felizes para sempre depois sem eles. Isso quer dizer que os remédios foram modificadores da doença? Em alguns casos, como no de John, é possível. No entanto, dados os índices extremamente altos de sintomas contínuos e recaídas da maioria das pessoas com transtornos mentais, nossos tratamentos não parecem estar modificando as doenças em si.

Quanto à psicoterapia e às intervenções sociais, há aqueles que acreditam que esses tratamentos *estão* lidando com as causas raízes. Em alguns casos, isso faz sentido. Por exemplo, se uma mulher se encontra em um relacionamento de abuso físico e ficou clinicamente deprimida em resultado disso, ajudá-la a sair desse relacionamento e criar uma vida nova e melhor pode resolver sua depressão. Muitos psicoterapeutas diriam que a causa raiz da depressão da mulher era estar em um relacionamento abusivo. Porém, sabemos que, como ela passou por uma experiência de relacionamento abusivo e desenvolveu depressão clínica, corre um risco maior de desenvolver depressão de novo em algum ponto no futuro, mesmo que nunca entre em um relacionamento abusivo novamente. Dado este fato, parece haver mais por trás da depressão do que apenas o abuso, e tratar esse fator por si só não é lidar definitivamente com a causa raiz. O que faz com que ela permaneça na categoria de alto risco de desenvolver depressão no futuro? Se realmente entendermos o que causa os transtornos mentais, poderemos responder a essa pergunta.

As pessoas no campo da saúde mental costumam usar uma lógica circular para dar suporte às suas teorias sobre o que causa os transtornos mentais. Por exemplo, elas podem dizer que se uma coisa funciona para aliviar os sintomas, essa deve ter sido a causa. O fato de que a mulher do exemplo anterior encontrou alívio quando sua situação mudou é usado como evidência de que essa situação era a causa raiz de sua depressão clínica. O fato de que muitos remédios psiquiátricos ajudam a aliviar os sintomas dos transtornos mentais é usado como evidência de que a causa raiz desses transtornos deve ser o desequilíbrio químico. Por mais lógico que isso possa parecer, nem sempre é verdade.

Veja um exemplo para ilustrar algumas das falhas dessa linha de raciocínio. Voltemos à infecção que causa febre. Se não soubéssemos nada sobre infecções ou sobre o que causa febre e estivéssemos tentando adivinhar a causa, poderíamos fazer varreduras cerebrais de pessoas com febre, procurando por pistas. Consegue adivinhar o que veríamos? Veríamos que o hipotálamo está superativo — essa é a parte do cérebro que controla a resposta contra a febre. Se soubéssemos que o Tylenol ajuda a diminuir a febre, poderíamos fazer varreduras para pesquisar como ele afeta o cérebro. Para a nossa surpresa, veríamos que o Tylenol diminui o excesso de atividade do hipotálamo! Com base nisso, poderíamos concluir que a causa da febre é um transtorno cerebral que envolve o hipotálamo. Teríamos provas de que a atividade cerebral de um paciente febril é atípica e que o Tylenol diminui essa anormalidade. Mas seria muito enganoso concluir que identificamos a *causa* da febre. O que fizemos foi identificar uma parte do cérebro que está envolvida na produção da febre e provamos que um tratamento que diminui a febre afeta essa parte do cérebro. Mas o Tylenol não trata as infecções. Diminuir a febre com esse tratamento não afetaria o progresso da doença. Nossa febre e as varreduras do cérebro afetado pelo Tylenol só identificaram um aspecto da resposta do corpo à infecção. Teríamos entendido melhor um *sintoma* da doença ou uma parte de seu mecanismo. Essa informação é útil, mas não nos ajuda em nada a entender a causa raiz da febre — uma infecção.

Correlações, Causas e Vias Comuns

Para responder à pergunta sobre o que causa os transtornos mentais, é importante pensar um pouco sobre como fazemos essa pergunta e sobre as ferramentas e os princípios que usamos para explorá-la. Quando pesquisadores médicos fazem seu trabalho de detetive para determinar o que causa uma doença, eles costumam estudar grupos de pessoas com e sem a doença para procurar por *correlações*. Uma correlação é um relacionamento ou conexão entre duas coisas ou variáveis. Se duas variáveis estiverem correlacionadas, isso *pode* indicar uma relação de causa e efeito, exatamente o que os pesquisadores estão procurando. Existem muitos tipos de estudos elaborados para procurar por correlações. Os pesquisadores podem realizar exames de neuroimagens de grupos de pessoas com e sem depressão e procurar por diferenças — a associação com a inflamação mencionada é uma correlação, o resultado de perceber que duas variáveis (a depressão e a inflamação) parecem ocorrer com mais frequência juntas, o que indica uma relação. Um tipo comum de estudo é o *estudo epidemiológico*, que analisa variáveis em grandes populações de pessoas e procura por correlações dessa forma. Por exemplo, os pesquisadores podem medir o peso das pessoas, acompanhá-las por dez anos e registrar quantas delas tiveram ataques cardíacos durante esse período. Então eles analisariam os índices de ataques cardíacos em grupos de pessoas diferentes com base em seu peso inicial para ver se ele tem alguma correlação com os ataques cardíacos. Se descobrissem que pessoas obesas têm maiores índices de ataques cardíacos do que pessoas magras, poderiam concluir que existe uma correlação entre obesidade e ter um ataque cardíaco. Note que eu disse "correlação". Com base apenas nesse estudo, não é possível dizer que a obesidade *causa* ataques cardíacos. Esse é um dos pontos complicados da pesquisa correlacional. As pessoas costumam interpretar mal os resultados e fazer suposições sem base.

Correlação não é o mesmo que causa. Quase todo mundo já ouviu isso. Isso quer dizer que uma correlação não necessariamente nos diz algo sobre a causa e efeito. Infelizmente, embora muitas pessoas estejam cientes desse princípio, elas não conseguem aplicá-lo ao interpretar pesquisas. Se o estudo do exemplo que acabei de citar fosse publicado hoje, as manchetes provavelmente seriam "Foi Provado: A Obesidade Causa Ataques Cardíacos", além de perpetuar a interpretação errônea de estudos como esse. Pode parecer uma questão de semântica. Talvez você esteja pensando: "*É óbvio que a obesidade causa ataques cardíacos. Qual é o seu ponto?*" Bem, na verdade, a obesidade em si *não* causa ataques cardíacos. É um grande fator de risco para se ter um ataque cardíaco, mas não é a causa definitiva. Qual é a diferença? Nem todas as pessoas obesas têm ataques cardíacos. Se a obesidade causa ataques cardíacos, todas as pessoas obesas deveriam tê-los, e provavelmente com frequência. Ademais, existem muitas pessoas que têm um ataque cardíaco, mas não são obesas. Se a obesidade é a causa dos ataques cardíacos, por que uma pessoa magra teria um? Obviamente, existe mais por trás dos ataques cardíacos do que a obesidade. Então o que *realmente* causa um ataque cardíaco? A resposta correta poderia ser algo entre como "as artérias do coração desenvolvem aterosclerose (engrossamento ou endurecimento) e, em determinado momento, ficam obstruídas, fazendo com que alguns músculos do coração morram ou se danifiquem devido à falta de fluxo sanguíneo". O que faz isso acontecer? É aí que a obesidade entra como um fator de risco, mas outros fatores de risco também contribuem para esse processo, como a genética, os níveis de colesterol e de lipídio, a pressão arterial, a falta de exercício, o estresse, a falta de sono e o fumo. Há uma *sequência de eventos* que leva ao ataque cardíaco; essa sequência de eventos ocorre ao longo dos anos. Entender toda essa sequência é importante, visto que ela oferece várias oportunidades para intervir com diferentes tratamentos. Se supormos que a causa é a obesidade e concentrarmos todos nossos tratamentos nesse fator de risco, não conseguiremos evitar que muitas pessoas tenham ataques cardíacos. A forma como definimos a *causa* das doenças importa. Todo mundo gosta de respostas simples. A forma como acabei de definir a causa dos ataques cardíacos é uma resposta complicada. Como veremos, esse também é o caso ao se responder à pergunta: "O que causa os transtornos mentais?"

As correlações, ou relacionamentos entre duas variáveis, podem existir por vários motivos. As interpretações mais comuns são a *causa* ou *consequência*: uma variável causa a outra ou é uma consequência da outra. Em outras palavras, se A e B estão correlacionados, isso pode acontecer porque existe um relacionamento de causa e efeito entre eles, onde A causa B ou B causa A. Porém, existe outra possibilidade — uma que algumas pessoas têm dificuldade de entender. As correlações também podem revelar uma *via comum* ou, às vezes, uma *causa raiz em comum*.

Vamos supor que ainda não saibamos nada sobre o vírus da gripe. Só é de nosso conhecimento que muitas pessoas estão indo ao médico com o nariz escorrendo e dor de garganta (ou odinofagia). Algumas têm outros sintomas também, como dor de cabeça ou fadiga. Algumas têm apenas um ou outro — nariz escorrendo *ou* dor de garganta —, mas muitas, muitas pessoas têm os dois. Os pesquisadores notam que existe uma correlação entre o nariz escorrendo e a dor de garganta. Visto que existe uma correlação, deve haver uma relação. Mas que relação? Seria de causa e efeito? Se sim, o que causa o quê? Muitas pessoas parecem estar ficando com dor de garganta primeiro e, depois, ficam com o nariz escorrendo, mas nem todas — na verdade, às vezes é o contrário. Então a dor de garganta vem primeiro e causa o nariz escorrendo? Ou é ao contrário? Ou os dois são simplesmente consequências de alguma doença não identificada que causa os dois sintomas e, talvez, outros?

Embora este seja um exemplo simples de uma infecção com o vírus da gripe, em determinado ponto do tempo, alguém precisou entender tudo isso. Uma fonte de confusão pode ter sido pessoas com alergia ficando com o nariz escorrendo e dor de garganta quando os níveis de pólen estavam altos. Essas pessoas tinham sintomas idênticos ou similares, mas a causa raiz era diferente — alergia, em vez do vírus da gripe. Os pesquisadores precisaram trabalhar duro para diferenciar esses dois grupos, tentando dividir os pacientes de várias maneiras. No fim das contas, os sintomas em questão não poderiam ser diferenciados: um nariz escorrendo é um nariz escorrendo, quer seja causado por alergia ou por um resfriado. Os pesquisadores teriam mais sorte observando coisas como padrões sazonais ou pessoas aparentemente espalhando seus sintomas a outros (aquelas que tinham o vírus da gripe), mas outras não (alergia). Observar e combinar padrões daria aos pesquisadores pistas importantes de como diferenciar os dois grupos. No fim das contas, eles precisaram lidar com esta pergunta importante: o nariz escorrendo e a dor de garganta desses dois grupos diferentes de pessoas têm alguma relação? Afinal, são os mesmos sintomas. Por quê?

A resposta é que eles compartilham uma via comum — a inflamação. A inflamação faz parte do processo do corpo para curar tecidos e/ou lutar contra um ataque, e isso ocorre sempre que o sistema imunológico é ativado. Quer o corpo esteja preparando uma defesa contra o vírus da gripe ou contra um alérgeno, a inflamação causa o corrimento no nariz e a odinofagia. A inflamação é a via ou processo comum que produz os sintomas dos dois grupos de pacientes, mas essa via está em um ponto mais à frente da causa raiz. Para chegar à causa raiz, os pesquisadores precisam determinar o que causa a inflamação.

Outro modo por meio do qual os pesquisadores poderiam tentar entender os sintomas do nariz escorrendo e da dor de garganta e sua causa poderia ser por estudá-los separadamente. Nem todo mundo tem os mesmos sintomas, e algumas pessoas com ambos têm mais de um ou do outro. Nossos pesquisadores poderiam dividir as pessoas em um grupo daqueles que estão principalmente ou apenas com coriza e outro com aqueles que estão principalmente ou apenas com dor de garganta. Isso faz um pouco de sentido. Afinal, o nariz é diferente da garganta. Os tratamentos para os dois sintomas também são diferentes. Tylenol poderia ajuda a diminuir a odinofagia, mas não ajudaria com o nariz escorrendo. Os tratamentos mais eficazes para coriza seriam primariamente coisas como pseudoefedrina ou fenilefrina, ingredientes encontrados no Sudafed e em remédios contra a gripe e resfriados. Podem haver alguns tratamentos que aliviam ambos os sintomas em alguns pacientes — por exemplo, um anti-histamínico para aqueles com alergia —, mas o Tylenol ajudaria com quase todos os casos de dor de garganta, e a pseudoefedrina, com quase todos os casos de nariz escorrendo, ao passo que nenhum dos dois seria de ajuda para o outro sintoma. Essa grande diferença de tratamentos poderia servir de base para a categorização de pessoas em um grupo de coriza ou de odinofagia. Os pesquisadores poderiam rotular esses transtornos diferentes — o transtorno do nariz escorrendo e o transtorno da dor de garganta.

Dado que os tratamentos para esses transtornos também são tão diferentes, eles poderiam pensar em como esses transtornos se relacionam com esses tratamentos. O grupo da dor de garganta poderia ser encarado como que tendo um transtorno de deficiência de Tylenol: a odinofagia deve ser causada pelo fato de as pessoas não terem Tylenol suficiente no seu sistema, visto que corrigir essa deficiência parece corrigir o problema. O outro grupo poderia ser chamado de transtorno de deficiência de pseudoefedrina, visto que a eficácia do tratamento claramente indica um desequilíbrio de pseudoefedrina no corpo.

Por mais improvável que isso pareça, essa é a mesma lógica que usamos para concluir que a depressão é causada por uma deficiência de serotonina e a psicose é causada por muita dopamina. Isso faz sentido, até pensarmos sobre isso com um exemplo como o do vírus da gripe, que entendemos bem. Nesse contexto, parece ridículo. Ainda assim, é isso o que estamos fazendo no campo hoje em dia. Vemos quais tratamentos funcionam e supomos que isso esteja nos contando a história do que causa os transtornos. E os transtornos em si são simples conjuntos de sintomas que rotulamos como transtornos — os rótulos de diagnósticos não significam nada em termos de causa e efeito ou do que está acontecendo no corpo ou no cérebro.

Voltemos aos nossos pesquisadores hipotéticos. Esses pesquisadores identificaram dois transtornos diferentes — o transtorno do nariz escorrendo e o transtorno da dor de garganta. Esses transtornos têm sintomas e tratamentos diferentes, de modo que os pesquisadores estão se sentindo bastante confiantes no que se refere a esse sistema de classificação. O problema é que, embora haja pessoas com apenas um transtorno ou com o outro, a *comorbidade* é comum — em outras palavras, várias pessoas têm ambos os transtornos. As pessoas diagnosticadas com o transtorno do nariz escorrendo costumam desenvolver o transtorno da dor de garganta também. Mas o contrário também é verdade. O nariz escorrendo e a dor de garganta são um bom exemplo de uma *relação bidirecional*. Isso significa que, se temos um dos transtornos, o risco de desenvolvermos o outro é muito maior. Não importa qual comece primeiro. Uma relação bidirecional costuma significar que as duas coisas compartilham uma via comum. No caso do nariz escorrendo e da dor de garganta, como já mencionado, a via comum é a inflamação. Às vezes, além de uma via comum, uma relação bidirecional também pode apontar para a mesma causa raiz. Nesse exemplo, já sabemos que existe uma via comum (a inflamação) e diferentes causas raiz (o vírus da gripe, a alergia, entre outros).

Colocando a comorbidade de lado, dado que os sintomas e tratamentos são diferentes, os pesquisadores e clínicos poderiam dizer que o transtorno do nariz escorrendo e o transtorno da dor de garganta são diagnósticos diferentes. Mas quando alguém chega e identifica a via comum ou uma causa raiz que produz ambos os transtornos, isso deve mudar. Por quê? Voltamos à navalha de Occam — a lei da parcimônia. Se existe uma explicação mais simples para algo na medicina, essa explicação tem mais probabilidade de ser verdade. Nesse caso, a explicação do vírus da gripe (uma causa raiz) causando ambos os transtornos é muito mais simples do que as pessoas desenvolverem o transtorno da dor de garganta (devido a uma deficiência de Tylenol) e o transtorno do nariz escorrendo (devido a um desequilíbrio de pseudoefedrina) ao mesmo tempo. Identificar que a alergia (uma causa raiz diferente) pode causar ambos os transtornos seria uma razão igualmente válida para mudar a abordagem do campo médico de diagnosticar com base nesses sintomas. E, é claro, identificar a via comum (a inflamação) seria especialmente útil, visto que isso ajudaria no desenvolvimento de tratamentos mais eficazes — e também explicaria por que os sintomas de dois transtornos de causas raiz diferentes, um resfriado e alergia, podem ser idênticos.

Mas a mesma causa raiz também pode resultar em sintomas diferentes em pessoas diferentes... especialmente quando vulnerabilidades preexistentes entram em jogo. A gripe é um ótimo exemplo. Pessoas infectadas com esse vírus costumam apresentar um conjunto previsível de sinais e sintomas — febre, dores musculares, letargia, e assim por diante. No entanto, mesmo que todas elas tenham a mesma doença, pessoas diferentes podem ter sintomas diferentes e em graus diferentes. E em pessoas com condições preexistentes, essa diferença pode aumentar. Uma pessoa saudável de 20 anos pode ter um final de semana terrível sentindo dores e febre, mas se recuperar rapidamente. Por outro lado, uma criança com asma preexistente pode desenvolver uma inflamação grave das vias aéreas e acabar em um respirador no hospital. Um idoso frágil de 80 anos pode sentir efeitos devastadores, resultando em danos nos órgãos e morte. O sofrimento dessas pessoas se originou de uma única causa raiz — a infecção com o vírus da gripe —, mas essa causa resultou em consequências diferentes.

Nesse ponto, você talvez já consiga entender por que a pergunta sobre o que causa os transtornos mentais é importante e por que ela continua sendo tão difícil de responder. Nós, no campo da saúde mental, estamos trabalhando com síndromes definidas por sintomas e tratamentos sintomáticos. Agora estamos tratando infecções com Tylenol. O objetivo é entender a fisiologia dos transtornos mentais, permitindo-nos desenvolver tratamentos eficazes e, idealmente, evitar esses transtornos antes que eles surjam.

A causalidade está provando que uma coisa causa outra. Os estudos correlacionais por si só simplesmente não conseguem fazer isso. Eles podem *sugerir* a causalidade ou, pelo menos, dar pistas, mas provar a causalidade exige algo mais. Um tipo de estudo que *pode* provar a causalidade é chamado de *teste controlado e aleatório*. Por exemplo, para provar que o vírus da gripe pode causar um nariz escorrendo, os pesquisadores poderiam pegar um grupo de pessoas que não estão doentes, expor metade delas ao vírus da gripe por meio da ação de espirrar o vírus no nariz delas e um placebo (água) no nariz da outra metade. Então eles poderiam registrar a quantidade de pessoas em cada grupo que ficaram com o nariz escorrendo nos cinco dias seguintes. Se o vírus da gripe faz o nariz ficar escorrendo, o grupo exposto ao vírus da gripe terá um índice muito maior de pessoas com coriza do que o grupo com o placebo. Na verdade, esses estudos foram realizados, e isso é verdade.

Um dos desafios de provar a casualidade de um transtorno grave e que isso pode ameaçar a vida dos participantes é que os testes controlados e aleatórios são antiéticos. Assim, mesmo que tivéssemos uma teoria plausível sobre o que causa o câncer ou os transtornos mentais, seria antiético expor pessoas a essa causa para testar a teoria definitivamente. Então, o que poderia ser feito nesse caso? Os pesquisadores às vezes recebem permissão para realizar experimentos equivalentes em animais. No campo da saúde mental, isso pode contribuir, mas tem algumas limitações, dada a natureza dos transtornos mentais. Outra alternativa seria desenvolver uma teoria científica do que poderia estar acontecendo no corpo ou no cérebro desde o início ao fim — a sequência de eventos que resulta nos transtornos mentais, como a sequência de eventos que resulta em ataques cardíacos e que discutimos antes. Uma vez estabelecida, os pesquisadores poderiam estudar as pessoas que já foram expostas a diferentes fatores de risco e procurar por evidências de que essa sequência de eventos acontece com elas. Como veremos, toda essa pesquisa já foi feita; as evidências foram coletadas. O problema é que ninguém juntou as duas coisas. E é isso o que este livro faz.

Capítulo 3

Procurando uma Via Comum

Um dos desafios para determinar o que causa os transtornos mentais é definir o que é um transtorno mental em primeiro lugar. Dicionários e livros de referência diferem na definição exata, mas uma boa versão para todos os fins poderia ser a seguinte: *Um transtorno mental envolve mudanças ou anormalidades nas emoções, cognição, motivação e/ou comportamentos, resultando em aflição ou problemas para viver a vida normalmente.* Porém, o contexto importa. Uma das coisas mais complicadas em se definir os transtornos mentais é que muitos — se não a maioria — dos sintomas são considerados "normais" em pelo menos algumas circunstâncias.

Por exemplo, todos temos emoções boas e ruins. Podemos nos sentir ansiosos diante de situações desafiadoras ou ameaçadoras. Podemos nos sentir deprimidos ao passar por uma perda significativa, como a morte de um ente querido. Até algo como a paranoia pode ter hora e lugar apropriados. Você já assistiu a um filme de terror — um que realmente o deixou com medo? Se sim, provavelmente ficou um pouco paranoico depois. Algumas pessoas verificam o armário antes de ir dormir depois de assistir a um filme desses. Ou ouvem sons do lado de fora de casa e morrem de medo, imaginando estar em um dos cenários do filme. Tudo isso é normal. Entretanto, em algum ponto, esses sentimentos e essas condições intensamente desagradáveis deveriam diminuir, permitindo-lhes viver a vida como antes. Assim, é importante que qualquer definição de transtorno mental leve em consideração o contexto, a duração e a adequação.

Para dar um exemplo do que quero dizer, consideremos a "timidez". As pessoas têm permissão de ser tímidas? Isso é normal? A maioria diria que sim. Então, em que ponto a timidez se transforma em um transtorno de ansiedade, como a fobia social? Estabelecer esses limites é uma questão de algum debate na área. Uma das controvérsias mais notáveis é a depressão — mais especificamente se, em algumas situações, esses sintomas são "normais", e não um transtorno.

O *Manual Diagnóstico e Estatístico de Transtornos Mentais*, ou DSM, é a "bíblia" da psiquiatria. Ele define todos os diferentes diagnósticos, seus critérios de diagnóstico e fornece algumas informações e estatísticas relevantes. A versão atual, atualizada em 2022, é conhecida como "DSM-5-TR". No DSM-IV, os critérios de diagnóstico para a depressão incluíam uma ressalva chamada de *exceção do luto*.[1] Ele sugeria que se uma pessoa tinha sintomas de depressão no contexto da perda de um ente querido, os clínicos deveriam adiar o diagnóstico de depressão. Um profissional poderia certamente oferecer apoio na forma de terapia conversacional, mas receitar remédios não seria necessariamente apropriado. Essa exceção tinha limites — entre eles, a depressão não deveria durar mais de dois meses, tampouco resultar em pensamentos suicidas ou sintomas psicóticos. No DSM-5, porém, essa exceção foi eliminada por completo. Isso serviu para incentivar os clínicos a diagnosticarem a depressão mesmo em um contexto de vida estressante, como a perda de um ente querido. Muitos clínicos e pesquisadores acharam que a Associação Americana de Psiquiatria (que publica o DSM) havia ido longe demais ao patologizar experiências como o luto. Por outro lado, os apoiadores da remoção dessa exceção citaram pesquisas que mostravam que antidepressivos podem diminuir os sintomas da depressão, mesmo no contexto de luto. Esses defensores acharam que deixar de diagnosticar o problema e oferecer um tratamento com remédios poderia ser desnecessariamente cruel.[2]

Apesar dessas controvérsias, muitas situações parecem bem claras. Quando alguém tem alucinações ou delírios incapacitantes, sofre com um medo e uma ansiedade esmagadores toda vez que deixa seu lar ou não consegue sair da cama por semanas devido a uma depressão profunda, muitos de nós concordariam que isso constitui um transtorno mental. A natureza ou grau "incomum" ou "inapropriado" de seus sintomas, a intensidade de sua aflição e sua incapacidade de viver normalmente sugerem um grave problema que merece o diagnóstico de um transtorno.

A premissa do DSM, tanto da versão atual como a versões das antigas, é a de que existem transtornos mentais distintos com critérios claros que podem ser usados para distingui-los uns dos outros. Em alguns casos, essas diferenças são óbvias. A esquizofrenia é muito diferente do transtorno de ansiedade. A demência é diferente do TDAH. Essas diferenças deveriam nos ajudar a conduzir o tratamento, prever o que acontecerá com pessoas com diagnósticos específicos (seu prognóstico), servir de ferramenta para clínicos e pesquisadores se comunicarem com maior eficácia uns com os outros, e assim por diante.

Os diagnósticos do DSM são de extrema importância. Eles são exigidos para os cuidados clínicos e para reembolso por parte de companhias de seguros. São quase sempre necessários para obter financiamento para pesquisas, dado que muitos estudos de transtornos mentais se concentram em apenas um transtorno de cada vez. E são vitais para o desenvolvimento e a disseminação de tratamentos também, visto que para obter a aprovação do FDA* para um remédio, as empresas farmacêuticas devem conduzir grandes ensaios clínicos de remédios específicos para transtornos específicos e apresentar o benefício. Até intervenções como a psicoterapia costumam ser estudadas em ensaios clínicos elaborados com base em um diagnóstico específico. Assim, de muitas formas, o campo da saúde mental gira totalmente em torno desses rótulos de diagnósticos.

O campo, porém, foi atormentado por debates sobre como diagnosticar diferentes transtornos mentais, especialmente visto que (como discutimos no capítulo anterior) não existem testes objetivos para diagnosticar com exatidão nenhum transtorno mental. Em vez disso, usamos checklists de sintomas e critérios. Perguntamos aos pacientes e seus familiares o que estão sentindo, testemunhando e vivenciando; investigamos, fazemos referências cruzadas e exploramos; e então fazemos um diagnóstico com base na(s) melhor(es) correspondência(s).

Em algumas situações, esses rótulos de diagnóstico são extremamente úteis. Lembra-se de John, que havia desenvolvido depressão maior? Seu diagnóstico ajudou a informar seu tratamento, que funcionou. John melhorou — por completo. Depois de um bom ano, ele conseguiu parar o tratamento e continuou bem. Os critérios de diagnóstico permitiram que o psiquiatra de John reconhecesse o transtorno, entendesse as diferentes opções de tratamento, escolhesse as que tinham maior probabilidade de

---

* Órgão que regulariza a distribuição de produtos, medicamentos e alimentos nos EUA. [N. do T.]

funcionar e, então, descontinuasse os tratamentos depois de determinado período. Infelizmente, isso não é tão simples — ou dá tão certo — para outros.

Classificando as Similaridades

Um dos desafios no campo da saúde mental é que nenhuma pessoa com transtorno mental será totalmente igual a outra, mesmo que ambas sejam diagnosticadas com o mesmo transtorno. Existem dois motivos principais para isso: a *heterogeneidade* e a *comorbidade*.

Heterogeneidade se refere ao fato de que pessoas diagnosticadas com o mesmo transtorno podem ter sintomas diferentes, níveis diferentes de gravidade dos sintomas, graus de impacto em sua habilidade de viver normalmente e progressão da doença. Nenhum diagnóstico exige que todos esses critérios sejam satisfeitos. Antes, é uma questão de número mínimo — por exemplo, um diagnóstico de depressão maior exige pelo menos cinco de nove critérios. Isso dá espaço a muita variabilidade. Uma pessoa com depressão maior pode ter humor deprimido, sono excessivo, problemas de se concentrar, baixa energia e comer mais do que o normal, resultando em ganho de peso. Outra pessoa com esse diagnóstico pode não conseguir dormir mais de três horas, perder o apetite e 10 quilos e, além do humor depressivo e de baixa energia, pode estar pensando em suicídio. Esses pacientes têm sintomas bem diferentes que exigem abordagens de tratamento diferentes. Um está pensando em se machucar, e o outro não. Um não consegue dormir, de modo que poderia se beneficiar de um remédio para isso, ao passo que o outro está dormindo demais. Apesar dessas grandes diferenças, ambos poderiam se beneficiar de antidepressivos ou psicoterapia.

O Dr. Alan Schatzberg, um proeminente pesquisador da depressão e professor de psiquiatria e ciências comportamentais na Universidade de Stanford, incentivou a reavaliação dos critérios para depressão maior.[3] Os profissionais desse campo estão frustrados com a falta de entendimento desse transtorno comum e dos contínuos resultados ruins dos tratamentos — como mencionei, a probabilidade de uma total e completa remissão dos sintomas da depressão maior com o primeiro antidepressivo que um paciente experimenta é de apenas 30% a 40%. Schatzberg observa que alguns sintomas que costumam surgir em pessoas diagnosticadas com depressão maior não estão inclusos nos principais critérios do diagnóstico. Por exemplo, a ansiedade é um sintoma comum em muitas pessoas com depressão, mas não está entre os nove no DSM. O mesmo vale para irritabilidade, que acontece entre 40% a 50% das pessoas com depressão.[4] A dor também é comum, com dor física em cerca de 50% das pessoas com depressão maior, em comparação com apenas 15% da população em geral.[5] Seriam os resultados de nossos tratamentos tão ruins porque não estamos a par ou estamos deixando de incluir o tratamento de outros sintomas do diagnóstico?

Não é apenas a depressão que causa tanta confusão e debate. Há uma tremenda heterogeneidade em todos os diagnósticos psiquiátricos. Às vezes essas diferenças são bem grandes e dramáticas. Algumas pessoas diagnosticadas com TOC ainda conseguem trabalhar e viver normalmente, ao passo que outras são completamente incapacitadas por causa de seus sintomas. Pessoas diagnosticadas com o transtorno do espectro autista podem ser bem diferentes umas das outras. Existem empresários bilionários altamente funcionais com esse diagnóstico, ao passo que outras pessoas vivem em institutos e não conseguem cuidar de si mesmas. Assim, será que esses diagnósticos singulares são realmente o mesmo transtorno? Ou estão simplesmente em um espectro, com algumas pessoas tendo formas graves do transtorno ao passo que outros têm formas leves? Infelizmente, as complexidades não acabam aqui.

A comorbidade é outro grande fator relacionado com as diferenças de pessoas com o mesmo diagnóstico. Cerca de metade das pessoas diagnosticadas com algum transtorno mental tem mais de um.[6] Falamos um pouco sobre comorbidade no último capítulo: lembra-se de minha discussão sobre o transtorno do nariz escorrendo e o transtorno da dor de garganta? Ao passo que algumas pessoas tinham um ou outro, muitas tinham os dois. Um exemplo similar no campo da saúde mental é o da depressão e ansiedade. A maioria das pessoas diagnosticadas com depressão maior também tem ansiedade, e muitas pessoas diagnosticadas com transtornos de ansiedade também têm depressão maior. Por exemplo, em uma pesquisa com mais de 9 mil lares norte-americanos, 68% das pessoas com depressão maior também satisfazem os critérios para um transtorno de ansiedade em algum ponto de sua vida, e vários estudos mostraram que metade ou dois terços dos adultos com transtornos de ansiedade também satisfazem os critérios para a depressão maior.[7] Os antidepressivos costumam ser usados para tratar a depressão e os transtornos de ansiedade, ao passo que os remédios para a ansiedade costumam ser usados para tratar pessoas com transtornos de ansiedade e depressão. Assim, nos casos em que os diagnósticos se sobrepõem e os tratamentos às vezes são idênticos, seriam esses realmente transtornos diferentes? Não seria possível que esses fossem apenas sintomas diferentes do mesmo transtorno? Poderiam a ansiedade e a depressão — assim como o nariz escorrendo e a dor de garganta — compartilhar uma via comum?

Por fim, os diagnósticos podem mudar com o passar do tempo. Os sintomas podem ir e vir e se transformar em transtornos mentais bem diferentes, complicando ainda mais o tratamento e o diagnóstico, bem como a investigação da natureza e causa desses transtornos.

Vejamos um exemplo.

Mike é um homem de 43 anos com um transtorno mental crônico e incapacitante. Mas qual? Quando era criança, ele foi diagnosticado com TDAH e começou a tomar estimulantes. Eles ajudaram um pouco, mas a escola continuou sendo difícil. Ele sofria bullying e era provocado com frequência. Ele relatou muita ansiedade por causa desses estressores sociais e fez psicoterapia para lidar com o transtorno de ansiedade social. Alguns clínicos sugeriram a possibilidade da síndrome de Asperger, seguida do diagnóstico do espectro do autismo, mas não chegaram a dar esse diagnóstico oficialmente. Na adolescência, ele desenvolveu sintomas da depressão maior — o que não foi surpreendente, dados seus estressores acadêmicos e sociais. Ele começou a tomar antidepressivos, que ajudaram um pouco. Dentro de alguns meses, porém, Mike começou a desenvolver sintomas de mania e foi rapidamente diagnosticado com transtorno bipolar. Ele tinha alucinações e delírios e recebeu remédios para lidar com seus sintomas psicóticos e de humor. Foi internado várias vezes. Durante o ano seguinte, no qual seus sintomas psicóticos não responderam ao tratamento e persistiram, seu diagnóstico mudou para o de transtorno esquizoafetivo. Também durante essa época, Mike começou a desenvolver obsessões e compulsões e foi diagnosticado com TOC também. No decorrer de vários anos, além de seus contínuos sintomas psiquiátricos, ele começou a fumar cigarros e a usar drogas recreativas. Por fim, ele adquiriu o transtorno por uso de opioides.

Assim, qual era o diagnóstico de Mike? Segundo o DSM-5, ele pode ser atualmente diagnosticado com transtorno esquizoafetivo, transtorno de uso de opioides, transtorno de uso de nicotina, TOC e transtorno de ansiedade social. Mas, no passado, ele também tinha TDAH, depressão maior, transtorno bipolar e talvez síndrome de Asperger. Talvez você diga que o diagnóstico da depressão maior foi um erro — muitas pessoas com transtorno bipolar são diagnosticadas com depressão antes de terem seu primeiro episódio maníaco que deixa claro o diagnóstico. Podemos dizer o mesmo sobre mudar o diagnóstico de transtorno bipolar para esquizoafetivo. Mas mesmo que removêssemos um ou dois deles, ainda teríamos uma longa lista de quais são esses diferentes transtornos — supostamente com causas diferentes e, definitivamente, tratamentos diferentes. Ainda assim, Mike tinha apenas um cérebro. Devemos acreditar que ele era um indivíduo extremamente sem sorte que desenvolveu meia dúzia de transtornos separados e distintos?

Embora a história de Mike seja extrema, ter mais de um diagnóstico é comum, assim como as mudanças nos sintomas e diagnósticos. Ter problemas com transtornos por uso de substâncias também é comum no caso de pessoas com transtornos mentais. Histórias como a de Mike levantam sérias perguntas sobre a validade de nossos rótulos de diagnóstico. Se os diagnósticos listados no DSM-5 são separados e distintos, por que tantas pessoas têm mais de um deles? Por que eles mudam durante a vida das pessoas? Alguns transtornos psiquiátricos resultam em outros? Se sim, quais vêm primeiro, e o que exatamente faz com que eles causem outros transtornos? Alternativamente, seriam alguns apenas diferentes sintomas ou fases do mesmo problema subjacente? Seriam como o transtorno do nariz escorrendo e o da dor de garganta — dois transtornos aparentemente diferentes que respondem a diferentes tratamentos, mas compartilham a via comum da inflamação? Existe uma via comum para os transtornos mentais, inclusive para aqueles que parecem ser muito diferentes uns dos outros?

Analisando Mais de Perto

Os pesquisadores vêm tentando há décadas descobrir o que torna os transtornos individuais diferentes uns dos outros em nível biológico. É interessante que eles ainda não chegaram a nenhuma resposta conclusiva. Na verdade, estou a ponto de compartilhar com você a pesquisa atual que sugere que diferentes transtornos talvez não sejam tão diferentes uns dos outros, mesmo que seus sintomas variem bastante.

Analisemos três transtornos psicóticos — a esquizofrenia, o transtorno esquizoafetivo e o transtorno bipolar.

A primeira característica do diagnóstico da esquizofrenia são sintomas psicóticos crônicos, como alucinações ou paranoia. Um diagnóstico de transtorno bipolar é dado a pessoas que têm primeiro sintomas de humor — episódios maníacos e depressivos. No entanto, pessoas com transtorno bipolar também costumam ter sintomas psicóticos quando ficam maníacas, e às vezes ficam até deprimidas, mas esses sintomas psicóticos desaparecem uma vez que os sintomas de humor melhoram. O transtorno esquizoafetivo é um diagnóstico que inclui características como esquizofrenia e transtorno bipolar, incluindo sintomas psicóticos crônicos e proeminentes sintomas de humor. A maioria das pessoas considera esses transtornos inequivocamente como "reais". Muitos do campo classificam esses transtornos à parte de condições como depressão e ansiedade, chamando-os às vezes de transtornos "biológicos". Então, o que sabemos sobre eles? O que os torna diferentes dos outros?

Muito dinheiro foi gasto pesquisando essa questão. O NIMH financiou um estudo nacional chamado Rede de Transtorno de Esquizofrenia Bipolar sobre Fenótipos Intermediários (B-SNIP). Esse estudo incluiu mais de 2.400 pessoas com esquizofrenia, transtorno esquizoafetivo ou transtorno bipolar, seus parentes de primeiro grau e pessoas sem esses transtornos (controles normais). Os pesquisadores examinaram medidas-chave biológicas e comportamentais, avaliando exames de neuroimagens, testes genéticos, eletroencefalogramas, parâmetros sanguíneos, níveis de inflamação e desempenho em diversos testes cognitivos. Eles descobriram que as pessoas com os transtornos eram diferentes dos controles normais, mas não conseguiam distinguir nenhum dos grupos de diagnósticos uns dos outros. Em outras palavras, havia anormalidades no cérebro e no corpo das pessoas com esses transtornos, mas nenhuma diferença significativa entre essas pessoas com transtorno bipolar, com transtorno esquizoafetivo ou com esquizofrenia. Se eles são transtornos realmente diferentes, como isso pôde acontecer?

Por um lado, quando consideramos mais informações, talvez essas descobertas não sejam tão surpreendentes no fim das contas. Primeiro, embora o diagnóstico de esquizofrenia não devesse incluir sintomas proeminentes de humor, a realidade é que uma das características mais comuns da esquizofrenia é um grupo de sintomas chamados de *sintomas negativos*. Eles incluem uma redução de expressões faciais, fala e pensamentos altamente reduzidos, perda de interesse na vida (apatia), não sentir prazer na vida ou em atividades (anedonia), redução da vontade de interagir com outros, perda de motivação e deixar de dar atenção à higiene. Talvez você perceba que há uma significativa sobreposição desses sintomas com os sintomas da depressão. É interessante que o DSM-5 alerta os clínicos especificamente contra diagnosticar pessoas esquizofrênicas com depressão maior, mesmo que muitos desses sintomas negativos sejam os mesmos encontrados na depressão. Em vez disso, os clínicos são incentivados a diagnosticá-las com um transtorno do espectro esquizofrênico. O resultado disso é que, mesmo que os sintomas se sobreponham, não devemos chamá-los da mesma coisa. Por que não? A ciência dá suporte a essa recomendação? Na verdade, o DSM-5 reconhece em suas observações introdutórias que não sabemos o que causa nenhum dos diagnósticos psiquiátricos. Portanto, se as pessoas estão tendo os mesmos sintomas, como podemos dizer que eles não estão sendo causados pelo mesmo processo?

Os tratamentos para esses transtornos também se sobrepõem — mais do que você talvez imagine. Estabilizadores de humor, como o lítio, Depakote e Lamictal, costumam ser usados no transtorno bipolar e foram aprovados pelo FDA para tal uso. Entretanto, cerca de 34% das pessoas diagnosticadas com esquizofrenia também recebem receitas para estabilizadores de humor, mesmo que, por definição, pessoas com esse diagnóstico não devessem ter sintomas de humor significativos.[8] Antidepressivos também costumam ser usados para transtorno bipolar e esquizofrenia. Estudos mostram que quase todos os pacientes bipolares recebem antidepressivos em algum ponto de seu transtorno para episódios depressivos, e o mesmo acontece com cerca de 40% dos pacientes diagnosticados com esquizofrenia.[9]

E temos os remédios antipsicóticos. Eles são usados para esquizofrenia, transtorno bipolar e transtorno esquizoafetivo e são receitados para *todos* os sintomas desses transtornos, não só os psicóticos. O FDA aprovou esses remédios como "antipsicóticos" *e* "estabilizadores de humor" para o tratamento de transtorno bipolar.

Por outro lado, ao passo que isso sugere considerável sobreposição entre o transtorno bipolar, o transtorno esquizoafetivo e a esquizofrenia, também é verdade que os *sintomas* do transtorno bipolar e da esquizofrenia também podem ser drasticamente diferentes. Muitas pessoas com transtorno bipolar nunca tiveram sintomas psicóticos. Muitas nunca foram internadas. E muitas têm uma vida consideravelmente normal. Por outro lado, quase todas as pessoas com esquizofrenia terão problemas para viver uma vida normal, com a maioria se classificando como deficientes.[10] Isso não significa que não existem esquizofrênicos altamente funcionais ou que o transtorno bipolar não pode ser incapacitante. Na verdade, um estudo que acompanhou 146 pessoas com transtorno bipolar durante quase 13 anos descobriu que essas pessoas permaneciam sintomaticamente doentes durante 47% do tempo, apesar do tratamento.[11] É difícil manter um emprego quando se está doente durante quase metade do tempo. Mas há diferenças significativas na apresentação costumeira desses diagnósticos. Esquizofrênicos poderiam ter uma forma mais grave do mesmo transtorno ou uma menos responsiva aos nossos tratamentos atuais, ao passo que pessoas com transtorno bipolar poderiam ter um transtorno mais leve e/ou sintomas que respondessem melhor aos nossos tratamentos, resultando em episódios de recuperação?

O Dr. Bruce Cuthbert, que era o diretor interino do NIMH na época do estudo da B-SNIP, sugeriu: "*Assim como a febre ou a infecção podem ter muitas causas diferentes, processos de doenças que causam psicoses múltiplas — operando por meio de diferentes vias biológicas — podem resultar em sintomas similares, confundindo a busca por um tratamento melhor.*"[12] No entanto, o estudo não conseguiu encontrar qualquer marcador biológico para diferenciar os diagnósticos. O que Cuthbert não mencionou foi que sabemos que a febre é um sintoma em si, com uma via biológica claramente definida — a inflamação que faz o hipotálamo aumentar a temperatura corporal. Entretanto, existem muitas coisas que podem causar inflamação, como infecções ou reações alérgicas. Várias infecções podem ter os mesmos sintomas, por meio de vias comuns, mesmo quando os agentes infecciosos (bacterianos ou virais) são diferentes.

A ideia de que os sintomas do transtorno bipolar, do transtorno esquizoafetivo e da esquizofrenia compartilham uma via comum também parece bem plausível.

Classificando as Sobreposições

Já sugeri que o transtorno bipolar, a esquizofrenia e o transtorno esquizoafetivo talvez sejam o mesmo transtorno, mas em um espectro de sintomas e com diferentes respostas aos tratamentos existentes. No Capítulo 1, sugeri que a depressão maior e os transtornos de ansiedade podem estar relacionados de forma similar e compartilhar uma via comum. Para muitas pessoas da área, nenhuma dessas afirmações é difícil de entender ou acreditar. Os profissionais de saúde mental vêm lutando com essas distinções há décadas, e estamos bem cientes da sobreposição desses transtornos e de seus tratamentos.

No entanto, a sobreposição não elimina essas condições.

Os sintomas se sobrepõem entre todos os tipos de diagnósticos mentais, não apenas aqueles que esperaríamos que estivessem relacionados. Como mencionei, muitos transtornos diferentes, tanto mentais como médicos, podem resultar em sintomas psicóticos. Na verdade, cerca de 10% dos pacientes diagnosticados com depressão maior terão sintomas psicóticos.[13] Os sintomas de ansiedade também são comuns em muitos diagnósticos. A prevalência geral dos transtornos de ansiedade na população geral é bem alta, para início de conversa — todos os anos, cerca de 19% terão um transtorno de ansiedade. Ao analisar a prevalência ao longo da vida, esse número aumenta para 33%, o que significa que uma em cada três pessoas satisfará os critérios para o transtorno de ansiedade em algum momento da vida.[14] As taxas de pessoas com depressão, transtorno bipolar, esquizofrenia e transtorno esquizoafetivo são muito maiores — cerca do dobro. Às vezes simplesmente racionalizamos esses sintomas: "*Não ficaria ansioso se* você *tivesse esquizofrenia?*" Por mais atraente e intuitivo que possa parecer, isso não é tão simples assim. Existe um forte relacionamento *bidirecional* entre a esquizofrenia e os transtornos de ansiedade. Em outras palavras, as pessoas que manifestam um transtorno de ansiedade primeiro têm de oito a treze vezes mais chances de desenvolver esquizofrenia ou o transtorno esquizoafetivo.[15] Esses não são aumentos triviais. Mas por que isso acontece?

Em 2005, o Dr. Ronald Kessler e seus colegas apresentaram os resultados da Replicação da Pesquisa Nacional de Comorbidade dos Estados Unidos, uma pesquisa em lares que incluía uma entrevista de diagnóstico com mais de 9 mil representantes do país.[16] No geral, 26% das pessoas entrevistadas satisfizeram os critérios para um transtorno mental nos últimos doze meses — isso é um em cada quatro norte-americanos! Sobre esses transtornos, 22% eram graves, 37% eram moderados e 40% eram leves. Os transtornos de ansiedade foram os mais comuns, seguidos de transtornos de humor e, por fim, de transtornos de controle de impulsos, o que inclui diagnósticos como o TDAH. É digno de nota que 55% das pessoas tinham apenas um diagnóstico, 22% tinham dois diagnósticos e o restante tinha três ou mais diagnósticos psiquiátricos. Isso significa que quase metade das pessoas satisfez os critérios para mais de um transtorno.

A sobreposição de diagnósticos é mais fácil de ignorar quando falamos sobre transtornos de ansiedade, talvez porque a ansiedade seja um estado mental que todos sentimos. Então analisemos o transtorno do espectro autista. A maioria das pessoas não acha que o autismo seja um transtorno totalmente "mental", mas mais um transtorno de desenvolvimento ou neurológico que começa no início da vida. Ainda assim, 70% das pessoas com autismo têm pelo menos mais um transtorno mental e quase 50% têm dois ou mais.[17] Também é digno de nota que, incluídos nos critérios para o transtorno do espectro autista, existem muitos dos sintomas do transtorno obsessivo-compulsivo (TOC).

E o que acontece com as pessoas que têm autismo durante períodos mais longos? Elas têm mais chances de desenvolver transtornos mentais adicionais? Novamente, a resposta costuma ser "sim". Uma característica proeminente do autismo é uma deficiência nas habilidades sociais. Assim, seria lógico concluir que um diagnóstico de transtorno de ansiedade social seguiria se as interações causassem ansiedade. Nesse caso, muitos concluiriam que o transtorno do espectro autista veio primeiro, e que a ansiedade social foi uma consequência compreensível do autismo. Entretanto, agora está bem documentado que o autismo em si aumenta as chances da pessoa de desenvolver outro tipo de transtorno mental.[18] Isso inclui transtornos de humor, psicóticos, comportamentais, alimentares e por uso de substâncias. Por que isso acontece? Seria apenas o caso de o autismo ser estressante? Sabemos que o estresse pode aumentar as chances de as pessoas desenvolverem todo tipo de transtorno mental, e ter autismo com certeza é estressante. Mas, como veremos, a explicação é muito mais complexa do que isso.

Esse fenômeno também não se limita aos transtornos de ansiedade ou ao transtorno do espectro autista. Analisando os transtornos alimentares, a bulimia nervosa ocorre em cerca de 1% da população; a anorexia nervosa, em cerca de 0,6%; e o transtorno de compulsão alimentar periódica (o mais novo da categoria), em cerca de 3%.[19] Muitas pessoas os consideram transtornos sociais, em vez de transtornos cerebrais biológicos. Ainda assim, 56% das pessoas com anorexia, 79% das pessoas com transtorno de compulsão alimentar periódica e 95% das pessoas com bulimia têm pelo menos mais um transtorno mental.[20] Novamente, perguntamos: o que veio primeiro? Os transtornos alimentares causam outros transtornos mentais ou outros transtornos causam os transtornos alimentares? Ambos: existe um relacionamento bidirecional entre os transtornos alimentares e outros transtornos mentais. "*Quais transtornos?*", você pergunta. *Todos*. O mesmo vale para o vício. Novamente, é um relacionamento bidirecional. Pessoas com um transtorno por uso de substâncias têm mais chances de desenvolver um mental, e pessoas com transtornos mentais têm muito mais chances de usar e abusar de substâncias viciantes. Por que isso acontece?

Eu poderia seguir nesse caminho, diagnóstico por diagnóstico, mas não farei isso — um estudo importante de 2019 esclarece o quadro geral. Nesse estudo, os pesquisadores usaram um registro de saúde dinamarquês para analisar diagnósticos psiquiátricos em quase 6 milhões de pessoas ao longo de 17 anos.[21] O que descobriram foi que ter *qualquer* transtorno mental aumentava drasticamente as chances de uma pessoa desenvolver outro transtorno mental mais tarde. *Existe um forte relacionamento bidirecional para tudo!* Até mesmo os transtornos que a maioria das pessoas acredita não estarem relacionados — esquizofrenia e transtornos alimentares, deficiência intelectual e esquizofrenia. Combine-os como quiser. Os índices de probabilidade nesse estudo costumavam estar entre dois e trinta. Isso quer dizer que se uma pessoa é diagnosticada com um transtorno mental, ela terá de duas a trinta vezes mais chances de ser diagnosticada com outro transtorno mental mais tarde. Qual? Qualquer um deles! Embora alguns dos índices bem altos de probabilidade se devam à sobreposição dos sintomas entre diferentes transtornos, o ponto é que eles eram altos para *todos* os transtornos, em todas as direções.

Ademais, esse relacionamento bidirecional também se aplica aos transtornos mentais e aos supostos transtornos mentais "orgânicos".

"Transtorno mental orgânico" é o termo usado para se referir a sintomas de um transtorno mental que se acredita ser causado por uma condição médica ou remédio. Falamos sobre isso brevemente antes: por exemplo, se alguém com câncer perde o apetite e fica deprimido, ele não costuma ser diagnosticado com depressão maior. A suposição é a de que esses sintomas sejam causados pelo câncer, e não por um transtorno "mental" de verdade. Ainda assim, as evidências desse estudo agora mostram que, se uma pessoa desenvolve sintomas "mentais" atribuídos a um problema médico, ela tem muito mais chances de desenvolver um transtorno mental no futuro, e vice-versa. Essa descoberta levanta a questão sobre se realmente faz sentido separar transtornos mentais "orgânicos" do restante.

Assim, esse estudo levantou várias perguntas importantes. Os relacionamentos bidirecionais, em especial aqueles que são particularmente fortes em ambas as direções, sugerem que existe uma via comum. Embora os sintomas possam diferir, talvez nossos diagnósticos sejam muito mais similares do que imaginávamos.

O estudo dinamarquês não foi o primeiro trabalho erudito a sugerir que todos os transtornos mentais talvez compartilhem uma via comum. Em 2012, o Dr. Benjamin Lahey e seus colegas estudaram os sintomas e o prognóstico de onze transtornos mentais diferentes em 30 mil pessoas.[22] Eles compararam os transtornos "internos" e "externos". Os transtornos internos são aqueles em que se considera que a aflição é dirigida para dentro da pessoa, como a depressão e os transtornos de ansiedade. Os externos são aqueles em que a aflição é dirigida para fora da pessoa, como os transtornos por uso de substâncias ou comportamento antissocial. Eles descobriram uma tremenda sobreposição nesses diferentes transtornos e sugeriram a possibilidade de um "fator geral" estar causando todos eles.

Em 2018, os doutores Avshalom Caspi e Terrie Moffitt levaram essa pesquisa adiante por incluir *todos* os transtornos mentais no artigo de revisão "Um por todos e todos por um: Transtornos mentais em uma dimensão" (em inglês).[23] Eles revisaram uma imensa quantidade de pesquisa, incluindo estudos epidemiológicos, estudos de imagens do cérebro e estudos de fatores de risco conhecidos para transtornos mentais, como a genética e traumas infantis. Os dados foram exaustivos, incluindo pesquisas com pessoas de diferentes idades — crianças, adolescentes e adultos — e de várias partes do mundo. Depois de examinar todos esses dados, eles descobriram fortes correlações entre todos os transtornos mentais. Ao analisarem os fatores de risco dos transtornos mentais, eles descobriram que nenhum fator de risco aumentava o risco apenas para um transtorno específico — em vez disso, todos os fatores de risco aumentavam o risco de vários. Por exemplo, um estudo que eles examinaram analisava a genética dos transtornos psiquiátricos.[24] Esse estudo avaliava mais de 3 milhões de irmãos, na esperança de identificar quais genes aumentavam o risco da depressão, ansiedade, TDAH, alcoolismo, abuso de drogas, esquizofrenia e transtorno esquizoafetivo. Visto que todos esses transtornos eram diferentes, era de se esperar que todos eles teriam genes diferentes associados a cada um. Porém, os pesquisadores descobriram que a maioria das variações genéticas aumentava o risco de uma ampla gama de transtornos. Nenhum gene era específico de apenas um transtorno. Até o abuso infantil aumentava o risco de ocorrência da maioria dos transtornos mentais, incluindo TEPT, depressão, ansiedade, transtornos por uso de substâncias, transtornos alimentares, transtorno bipolar e esquizofrenia.

Dada a sobreposição sem fim de correlações entre todos transtornos mentais e de todos os fatores de risco, Caspi e Moffitt usaram um complexo modelo matemático para analisar essas correlações na esperança de entendê-las. Esse modelo apresentou uma conclusão chocante. Ele sugeriu que parecia haver apenas uma via comum para todas os transtornos mentais. Caspi e Moffitt a chamaram de *fator p*, no qual o *p* significava "psicopatologia em geral". Eles argumentavam que esse fator parecia predizer a probabilidade de uma pessoa desenvolver um transtorno mental, de ter mais de um transtorno, de ter um transtorno crônico e podia até prever a gravidade dos sintomas. Esse fator p é comum em centenas de diferentes sintomas psiquiátricos e em todo diagnóstico psiquiátrico. Pesquisas subsequentes usando conjuntos diferentes de pessoas e métodos diferentes confirmaram a existência desse fator p.[25] Entretanto, essa pesquisa não foi elaborada para nos dizer o que é esse fator p. Ela apenas sugeria que ele existia — que existe uma variável não identificada que exerce um papel essencial em todos os transtornos mentais.

Nosso trabalho é descobrir o que ele poderia ser.

Capítulo 4

Estaria *Tudo* Conectado?

E se eu dissesse que essa via comum que estamos procurando talvez não se limite às condições de saúde mental?

Como vimos, a área médica atualmente diferencia os transtornos mentais de outros transtornos médicos. Eles são vistos como categorias distintas que têm pouco ou nada em comum uma com a outra.

Mas existem muitos transtornos médicos que costumam se manifestar junto a transtornos mentais, e vice-versa. Sim — voltamos ao relacionamento bidirecional: não só os transtornos mentais têm um forte relacionamento bidirecional uns com os outros, como muitos *distúrbios metabólicos e neurológicos* também têm um forte relacionamento bidirecional com os transtornos mentais. Esses relacionamentos nos dão pistas importantes sobre a natureza da via comum que nos ajudará a resolver o quebra-cabeças dos transtornos mentais.

Para explicar esses relacionamentos, me concentrarei em três distúrbios metabólicos (a obesidade, a diabetes e as doenças cardiovasculares) e dois transtornos neurológicos (a doença de Alzheimer e a epilepsia). Essas cinco condições costumam ser associadas a sintomas mentais, como depressão, ansiedade, insônia e até psicose. Por outro lado, as pessoas que têm transtornos mentais têm muito mais chances de desenvolver esses cinco transtornos médicos. Obviamente, nem todas as pessoas com esses transtornos médicos têm um transtorno mental, e nem todas as pessoas com um transtorno mental desenvolvem algum desses transtornos médicos.

Quando pacientes com alguma dessas condições médicas apresentam sintomas de transtornos mentais, estes às vezes são ignorados como reações normais a diferentes doenças. Pessoas com insuficiência cardíaca costumam ter depressão, o que é visto como compreensível, dada a gravidade da insuficiência cardíaca. E se as pessoas com essas condições e que estão apresentando sintomas mentais serão diagnosticadas com um transtorno "mental" dependerá dos clínicos, que têm a autoridade para atribuir esses sintomas mentais a doenças "orgânicas". No fim das contas, porém, os sintomas são os mesmos, independentemente a que causa eles serão atribuídos. O mesmo acontece com a depressão. E com a ansiedade. E com a paranoia. Os tratamentos também são os mesmos: antidepressivos, remédios antiansiedade e antipsicóticos costumam ser indicados para pessoas com esses transtornos "orgânicos".

Analisar esses transtornos com mais atenção deixará claro qual é a conexão entre metabolismo, distúrbios metabólicos e os transtornos do cérebro, quer esses sejam mentais ou neurológicos. Isso nos ajudará a encaixar as peças finais do quebra-cabeças.

Distúrbios Metabólicos

Começarei com nossos três distúrbios metabólicos: obesidade, diabetes e doenças cardiovasculares. Na verdade, o termo "distúrbios metabólicos" inclui vários transtornos, mas ele costuma se referir a transtornos associados com a *síndrome metabólica*. Essa síndrome é diagnosticada quando as pessoas têm três ou mais das seguintes condições: pressão alta, alto índice glicêmico, excesso de gordura no quadril, alto nível de triglicerídeos e alto nível de HDL (ou "colesterol bom"). Pessoas que têm uma síndrome metabólica correm mais risco de desenvolver diabetes tipo 2 e ter ataques cardíacos e derrames.

Diabetes

A conexão entre diabetes e transtornos mentais já é bem conhecida há mais de um século. Em 1879, Sir Henry Maudsley escreveu: "*A diabetes é uma doença que costuma se manifestar em famílias nas quais a loucura impera.*" Muitos transtornos mentais estão associados a altos índices de diabetes. Pessoas com esquizofrenia têm três vezes mais chances de desenvolver diabetes.[1] Pessoas diagnosticadas com depressão têm 60% mais chances de desenvolver diabetes.[2]

E o contrário? Pessoas com diabetes têm mais chances de desenvolver transtornos mentais? Sim. Grande parte da pesquisa se concentrou na depressão e na diabetes. Pessoas com diabetes têm duas ou três vezes mais chances de desenvolver depressão maior. Ademais, quando ficam deprimidas, a depressão dura quatro vezes mais do que sem diabetes. Em qualquer dado momento, cerca de uma em quatro pessoas com diabetes terá depressão clinicamente significativa.[3] E mais: a depressão parece afetar os níveis de glicose no sangue — diabéticos com depressão tendem a ter níveis mais altos de glicose do que aqueles sem depressão. Entretanto, não é só a depressão. Um estudo com 1,3 milhão de adolescentes analisou os índices de transtornos mentais ao longo de dez anos. Os adolescentes com diabetes tinham mais probabilidade de desenvolver um transtorno de humor, tentar se suicidar, visitar um psiquiatra ou desenvolver *qualquer* transtorno psiquiátrico.[4]

Obesidade
Sabemos que pessoas portadoras de transtornos mentais têm mais chances de estar acima do peso ou de ser obesas. Um estudo acompanhou pessoas diagnosticadas com esquizofrenia e transtorno bipolar por vinte anos. Quando foram diagnosticadas pela primeira vez, a maioria não era obesa. Vinte anos depois, 62% daquelas que tinham esquizofrenia e 50% das que tinham transtorno bipolar estavam obesas.[5] Na época, a taxa de obesidade de todos os adultos do estado de Nova York, onde o estudo foi realizado, era de 27%. Crianças com autismo têm 40% mais chances de ser obesas.[6] Uma metanálise de 120 estudos descobriu que pessoas portadoras de transtornos mentais graves tinham três vezes mais chances de ser obesas do que pessoas sem um transtorno mental.[7]

Muitas pessoas supõem que nossos tratamentos estão causando essa obesidade. Embora não haja dúvidas de que os remédios psiquiátricos estejam associados com o ganho de peso — de fato, esse é um efeito colateral comum de antidepressivos e antipsicóticos —, os tratamentos em si não são os únicos responsáveis. Por exemplo, um estudo analisou pessoas com TDAH que eram ou não tratadas com remédios e, posteriormente, analisou seus índices de obesidade ao longo dos anos seguintes em comparação com pessoas sem TDAH. Eles descobriram que *todas* as pessoas com TDAH, quer tenham recebido tratamento ou não, tinham mais probabilidade de desenvolver obesidade. Mesmo que, em geral, o tratamento primário para TDAH seja um estimulante, que costuma diminuir o apetite, as pessoas com TDAH que foram tratadas com ele ainda tinham mais probabilidade de desenvolver obesidade do que aquelas sem TDAH. Aquelas que não tomaram estimulantes tinham ainda mais probabilidade de se tornar obesas.[8]

O que dizer das pessoas que são obesas? Elas têm mais probabilidade de desenvolver um transtorno mental? Novamente, a resposta é "sim". Pessoas obesas têm 25% mais chances de desenvolver depressão ou transtorno de ansiedade e 50% mais chances de desenvolver transtorno bipolar. Um estudo descobriu que o ganho de peso por volta da época da puberdade estava associado a um aumento quatro vezes maior do risco de depressão à idade de 24 anos.[9] Descobriu-se que a obesidade afeta as funções cerebrais de maneiras que também levam a transtornos mentais. Por exemplo, descobriu-se que pessoas com obesidade têm conexões alteradas entre regiões do cérebro, bem como alterações em uma região do cérebro chamada de hipotálamo[10] que são comuns em pessoas portadoras de transtornos mentais.

Doenças Cardiovasculares

Doenças cardiovasculares — em especial ataques cardíacos e derrames — também têm relacionamentos bidirecionais com transtornos mentais. Novamente, analisando a depressão, descobrimos que 20% das pessoas com ataques cardíacos, 33% com insuficiência cardíaca congestiva e 31% com derrames têm depressão maior dentro de um ano após o evento ou condição.[11] Esses índices de ocorrência são de três a cinco vezes maiores do que os da população do EUA como um todo.

Isso parece fácil de entender na superfície. A maioria das pessoas ficaria preocupada ou deprimida depois de um evento traumático como um ataque cardíaco ou um derrame. Mas estamos testemunhando outro relacionamento bidirecional, o que sugere que isso é muito mais do que uma reação psicológica.

Sabemos que a depressão afeta o coração. Em pessoas que nunca tiveram um ataque cardíaco, desenvolver depressão maior aumenta em 50% a 100% as chances de ter um ataque cardíaco no futuro.[12] Em pessoas que já tiveram um ataque cardíaco, estar deprimidas dobrou as chances de terem outro ataque cardíaco no ano seguinte.

E isso não para com a depressão. Pessoas diagnosticadas com esquizofrenia e transtorno bipolar têm 53% mais chances de desenvolver uma doença cardiovascular prematura.¹³ Isso mesmo depois de controlar os fatores de risco, como a obesidade e a diabetes. Um estudo de treze anos com quase 1 milhão de veteranos descobriu que indivíduos diagnosticados com TEPT tinham duas vezes mais chances de ter um ataque isquêmico transitório (sintomas temporários de um derrame) e 62% mais chances de ter um derrame.¹⁴

Já sabemos há muito tempo que pessoas portadoras de transtornos mentais graves, como esquizofrenia, transtorno bipolar e depressão crônica profunda, morrem muito mais cedo do que deveriam. Em média, elas perdem entre treze e trinta anos de seu tempo de vida normal.¹⁵ Pesquisas recentes com um banco de dados de uma população dinamarquesa com mais de 7 milhões de pessoas sugere algo ainda mais alarmante.¹⁶ Não são só os transtornos mentais "graves" que diminuem o tempo de vida de uma pessoa. *Todos* os transtornos mentais — até os leves ou comuns, como os transtornos de ansiedade ou o TDAH — estão associados a um tempo de vida reduzido. Em média, homens com transtornos mentais perdem dez anos de vida, e as mulheres perdem sete.

Do que essas pessoas estão morrendo tão cedo? Muitos poderiam pensar que o suicídio é o responsável, mas não é. Embora as taxas de suicídio sejam definitivamente maiores entre pessoas que apresentam transtornos mentais, as mortes prematuras desse grupo são causadas primariamente por ataques cardíacos, derrames e diabetes — distúrbios metabólicos. Acabamos de ver que pessoas portadoras de transtornos mentais apresentam índices muito maiores dessas condições.

Mesmo antes de morrer, sabemos agora que pessoas portadoras de transtornos mentais crônicos parecem estar envelhecendo prematuramente. Podemos ver isso por meio de várias métricas de processos de envelhecimento. Uma dessas métricas é o comprimento dos telômeros, que são as pontas dos cromossomos. Eles tendem a diminuir à medida que as pessoas envelhecem. Telômeros mais curtos foram encontrados em pessoas com doenças que costumam estar associadas ao envelhecimento, como obesidade, câncer, doenças cardiovasculares e diabetes. Eles também eram mais curtos em pessoas com depressão, transtorno bipolar, TEPT e transtornos por uso de substâncias.¹⁷

Transtornos Neurológicos

Embora os transtornos neurológicos e mentais afetem o cérebro e costumem incluir sintomas "mentais", eles são diferentes em uma coisa: os transtornos neurológicos têm pelo menos um teste objetivo ou descoberta patológica que pode ser usada para diagnosticá-los. Esses podem ser uma anormalidade em uma varredura cerebral ou eletroencefalograma, ou podem ser uma descoberta patológica específica no tecido do cérebro ou no fluído que o envolve. Como já mencionado, não há nenhum teste objetivo que possa ser usado no diagnóstico de transtornos mentais.

Doença de Alzheimer

A doença de Alzheimer é a forma mais comum de demência, que é um grupo de transtornos neurológicos que prejudicam o funcionamento do cérebro ao longo do tempo. Os sintomas comuns de todas as demências incluem problemas de memória, mudanças de personalidade e juízo comprometido. O marco das descobertas sobre a doença de Alzheimer são placas e emaranhados no cérebro. À medida que as pessoas vão ficando mais velhas, as chances de desenvolverem a doença de Alzheimer aumenta exponencialmente, dobrando a cada cinco anos depois dos 65 anos. Por volta dos 85 anos, cerca de 33% de todas as pessoas terão a doença de Alzheimer.[18] Existem tipos prematuros da doença de Alzheimer que podem ser causados por mutações genéticas raras ou pela síndrome de Down. Entretanto, para os demais, não é claro o que a causa. Além da idade, alguns dos fatores de risco incluem um histórico familiar da doença, traumatismo craniano... e distúrbios metabólicos.

A obesidade na meia-idade, a diabetes e doenças cardíacas aumentam as chances de desenvolver a doença de Alzheimer. O mesmo vale para os *fatores de risco* no caso dos distúrbios metabólicos, como fumar cigarros, pressão alta, colesterol alto e falta de exercícios. É interessante que um dos fatores genéticos de risco envolve uma variante genética chamada APOE4 — que produz uma enzima relacionada com o metabolismo da gordura e do colesterol.

Coisas que costumam ser consideradas "mentais" também são fatores de risco. Ter depressão no início da vida dobra as chances da pessoa de desenvolver a doença de Alzheimer.[19] A esquizofrenia aumenta drasticamente essas chances também — um estudo com mais de 8 milhões de pessoas descobriu que se uma pessoa com esquizofrenia viver até a idade relativamente jovem de 66 anos, ela terá 20 vezes mais probabilidade de ser diagnosticada com demência do que uma pessoa sem esquizofrenia.[20] E lembra-se do grande estudo com a população dinamarquesa que descobriu os relacionamentos bidirecionais entre todo tipo de transtorno psiquiátrico? A doença de Alzheimer foi incluída na categoria de *transtorno mental orgânico*, o termo usado para classificar sintomas mentais causados por condições médicas, como delirium e outros tipos de demência. Nesse estudo, *todos* os transtornos psiquiátricos aumentavam as chances de se desenvolver um transtorno mental orgânico — um aumento de 50% a 20 vezes mais. Infelizmente, a doença de Alzheimer não foi separada de outros transtornos mentais orgânicos, mas os dois mais comuns foram os delirium e a doença de Alzheimer.

Os primeiros sinais da doença de Alzheimer costumam ser o esquecimento e os sintomas "mentais", como depressão, ansiedade ou mudanças de personalidade. Uma vez que a doença de Alzheimer é diagnosticada, quase todos os pacientes desenvolvem sintomas psiquiátricos — 97% em um estudo.[21] Estes podem incluir qualquer coisa que possamos imaginar — ansiedade, depressão, mudança de personalidade, agitação, insônia, reclusão etc. Cerca de 50% dos pacientes com a doença de Alzheimer desenvolvem sintomas psicóticos, como alucinações e delírios.[22]

Assim, basicamente, todo sintoma psiquiátrico pode surgir com a doença de Alzheimer. Se esse é o caso, o que causa esses sintomas? É o mesmo que faz as pessoas desenvolverem sintomas mentais e transtornos cedo na vida? Uma coisa é certa: essa sobreposição de sintomas idênticos significa que não podemos verdadeiramente lidar com a questão do que causa os transtornos mentais sem estudar a doença de Alzheimer.

Epilepsia

A epilepsia é um transtorno cerebral relativamente raro que também tem um relacionamento bidirecional com transtornos mentais. A epilepsia pode se manifestar em qualquer idade, mas costuma surgir na infância, afetando cerca de 1 em cada 150 crianças. Às vezes ela é causada por uma anormalidade claramente identificada no cérebro, como um derrame, uma lesão cerebral, um tumor ou uma mutação genética rara. Na maioria dos casos, porém, a causa é desconhecida.

Pessoas com epilepsia costumam ter sintomas psiquiátricos. Às vezes esses sintomas resultam em um diagnóstico de um transtorno mental. Em outras ocasiões, porém, supõe-se que esses sintomas sejam causados pelas próprias convulsões. Não há dúvidas de que as convulsões podem gerar emoções, sensações ou comportamentos incomuns. Entretanto, pessoas com epilepsia também têm mais chances de apresentar sintomas mentais mesmo quando não estão tendo convulsões.

Vinte e quatro por cento das crianças com epilepsia também apresentam deficiência intelectual, TDAH ou um diagnóstico de autismo.[23] Os transtornos de ansiedade também são comuns em pessoas com epilepsia, ocorrendo de três a seis vezes mais em comparação com a população em geral.[24] Um estudo descobriu que 55% das pessoas com epilepsia tinham depressão, com um terço de todos os epilépticos relatando pelo menos uma tentativa de suicídio.[25] É interessante que as tentativas de suicídio costumavam acontecer *antes* do diagnóstico de epilepsia.[26] Outros estudos relataram um aumento de seis vezes do transtorno bipolar e um de nove vezes da esquizofrenia.[27] Os dados deixam muito claro que os diagnósticos psiquiátricos são extraordinariamente comuns em casos de epilepsia.

E o contrário? De fato, parece que pessoas portadoras de transtornos mentais têm mais chances de ter epilepsia ou convulsões em geral. De 6% a 27% das crianças com autismo terão convulsões.[28] Sinais de epilepsia apareceram no eletroencefalograma de 16% das crianças com TDAH.[29] Ademais, crianças que já tiveram convulsões têm 2,5 vezes mais chances de *já* terem sido diagnosticadas com TDAH.[30] Mais tarde na vida, um diagnóstico de depressão maior aumentará em seis vezes as chances de terem uma convulsão não provocada.[31]

As convulsões nos oferecem uma pista importante de nossa via comum, ajudando-nos a continuar a ligar os pontos entre os distúrbios metabólicos, mentais e neurológicos: não só existe uma relação entre a epilepsia e os transtornos mentais, como existe uma relação entre a epilepsia e os transtornos mentais.

Já sabemos que a hipoglicemia (baixo nível de açúcar no sangue) pode causar convulsões. Isso costuma ser visto com a diabetes — do tipo 1 e 2. Os diabéticos podem ficar com um nível baixo de açúcar no sangue devido ao excesso de medicamentos ou caso não comam o suficiente. No entanto, os diabéticos têm mais chances de ter convulsões não relacionadas à hipoglicemia grave? Sim. Crianças com diabetes tipo 1 têm três vezes mais chances de desenvolver epilepsia[32] — ou seis vezes mais, se a diabetes começar antes dos 6 anos.[33] Descobriu-se que adultos com 65 anos ou mais com diabetes tipo 2 têm 50% mais chances de desenvolver epilepsia.[34]

O que dizer da obesidade? Talvez você ache que o peso não tem nada a ver com epilepsia, mas um grande estudo mostrou que pessoas que estão extremamente abaixo ou acima do peso têm de 60% a 70% mais chances de desenvolver epilepsia do que pessoas com um peso normal.[35] Que estar acima ou abaixo do peso são fatores de risco pode ser uma surpresa para você, mas, como explicarei mais tarde, ambos os extremos são estressantes para o metabolismo. Ademais, mulheres obesas durante a gravidez têm mais chances de dar à luz crianças que desenvolverão epilepsia, com índices aumentando proporcionalmente segundo o peso da mãe. Mulheres com IMC acima de 40 têm 82% mais chances de ter filhos com epilepsia — quase o dobro das chances da população em geral.[36]

Escondendo-se em Plena Vista

Aqui estamos, encarando o curioso fato de que os transtornos mentais têm um relacionamento bidirecional não só uns com os outros, mas também com esses transtornos médicos aparentemente diferentes. Lembre-se de que relacionamento bidirecional sugere uma possível via comum — algo em comum que está causando ou contribuindo com todos esses transtornos. Seria isso possível?

Muitas pessoas acham que já sabem o motivo de algumas dessas conexões, em especial entre os distúrbios metabólicos e mentais. Já falamos sobre o estigma dos transtornos mentais, mas quando a questão são os distúrbios metabólicos, as pessoas também costumam ser rápidas em julgar. Elas acham que os obesos, os diabéticos ou aqueles que têm ataques cardíacos simplesmente não estão se cuidando. Que estão comendo demais, fumando e/ou não estão fazendo exercícios o suficiente. Em geral, muitos acreditam que essas condições são o resultado de negligência — que são culpa do paciente. De modo similar, parece óbvio para muitos que os transtornos mentais fazem as pessoas não se cuidarem.

Por exemplo, a depressão faz as pessoas perderem energia e motivação. Quando isso acontece, elas ficam sentadas o dia inteiro, assistindo TV e comendo. Elas ganham peso. Não fazem exercícios. Todo o mundo sabe que o "estresse" contribui para hábitos que não são saudáveis. Quase que por definição, as pessoas portadoras de transtornos mentais têm mais estresse do que a maioria, ou pelo menos se sentem assim. Assim, novamente, pessoas com esses sintomas estressantes comem mal e não fazem exercícios o suficiente. Não é nenhuma surpresa que as pessoas portadoras de transtornos mentais têm taxas maiores de distúrbios metabólicos. Aos olhos de muitos, tudo se resume a uma questão de força de vontade e disciplina.

No entanto, o dilema é o seguinte: os índices de todos esses transtornos vêm aumentando vertiginosamente nos últimos cinquenta anos. Obesidade, diabetes, doenças cardiovasculares e transtornos mentais. Por que isso acontece? Tivemos uma epidemia de preguiça ou de comportamentos de saúde autodestrutivos em nossa sociedade? As pessoas não conseguem mais se controlar? Não se importam com sua saúde? Se você respondeu "sim" a essas perguntas, o que é o caso de muitos, outra pergunta permanece: *Por quê?* O que vem causando essa "epidemia da preguiça"?

Como vimos no Capítulo 1, alguns diriam que é culpa da sociedade. O ritmo mais rápido e as exigências desse ritmo. O estresse da vida moderna. E-mails constantes para ler. Postagens nas redes sociais se acumulando e competindo por nossa atenção. O impulso de pegar o celular e estar sempre assistindo, buscando, arrastando ou verificando. Outros talvez digam que o problema está na comida — ingredientes artificiais e alimentos industrializados.

No fim das contas, essas coisas provavelmente *são* fatores contribuintes, mas são as verdadeiras causas? Como chegamos nas "causas" da preguiça, da apatia e do burnout, que fazem as pessoas comer demais e não fazer exercícios, o que faz com que elas desenvolvam transtornos mentais ou metabólicos? Como tudo isso funciona de fato no corpo e no cérebro? E por que nem todos os que estão sujeitos a essas forças acabam diabéticos e deprimidos? E onde as conexões com transtornos neurológicos, reconhecidas como doenças cerebrais físicas, se encaixam em toda essa discussão sobre a vida moderna e maus hábitos de saúde? Embora muitos achem que essas relações mentais e metabólicas sejam fáceis de explicar, quando nos aprofundamos nos detalhes da fisiologia humana, as coisas ficam consideravelmente mais complicadas.

Quando cuidadores conversam com as pessoas sobre mudar seus comportamentos de saúde — comer menos ou fazer mais exercícios —, eles costumam receber respostas similares: "*É muito difícil*" ou "*Não tenho energia suficiente*". Essas respostas são quase sempre recebidas com profunda desaprovação. São vistas como desculpas para a preguiça, sinais de que elas não estão levando o assunto tão a sério ou como falta de disciplina. Mas seria possível que, em vez de serem desculpas, respostas como "É muito difícil" ou "Não tenho energia suficiente" fossem, na verdade, pistas que estão nos dando informações importantes? Poderiam a inércia e a falta de motivação ser *sintomas* de um problema metabólico? Seria possível o caso de essas pessoas *literalmente* não terem energia suficiente?

No fim das contas, isso não só é possível, como existe uma abundância de evidências indicando que é verdade. O metabolismo envolve a produção de energia dentro das células. Como veremos nos próximos capítulos, descobriu-se que pessoas que têm doenças metabólicas ou transtornos mentais têm deficit de produção de energia em suas células. Elas estão dizendo a verdade. Elas realmente não têm energia suficiente.

Não é um problema motivacional. É metabólico.

Não estamos vendo o elefante na sala.

———

Façamos uma breve recapitulação.

- Eu descrevi a situação atual dos assuntos no campo da saúde mental e por que o que estamos fazendo não funciona.
- Analisamos as evidências das sobreposições e dos pontos em comum dos transtornos mentais, bem como os limites de nossos métodos atuais para diferenciar os diagnósticos. Vimos que todo transtorno mental resulta em uma probabilidade muito maior de desenvolver outro transtorno mental — qualquer um deles. Esses relacionamentos bidirecionais sugerem que existe *uma via comum* para todos os transtornos mentais.

- Também analisei as evidências de relacionamentos bidirecionais entre os transtornos mentais e pelo menos três distúrbios metabólicos e dois neurológicos: a obesidade, a diabetes, as doenças cardiovasculares, a doença de Alzheimer e a epilepsia. Isso nos apresenta a possibilidade de que talvez exista uma via comum não apenas para os transtornos mentais, mas para *todos* esses transtornos.

Talvez isso pareça impossível de aceitar. Você talvez esteja gritando: "*Mas essas doenças são diferentes!*" A esquizofrenia não é o mesmo que um transtorno alimentar ou um transtorno de ansiedade leve. As doenças cardiovasculares, o transtorno bipolar, a epilepsia, a diabetes e a depressão são todos diferentes. Eles têm sintomas diferentes. Afetam partes diferentes do corpo. Surgem em idades diferentes. Alguns deles, como um derrame, podem matar as pessoas rapidamente. Outros, como uma depressão leve que dura apenas alguns meses, podem ir e vir sem nenhuma intervenção.

É difícil imaginar todos esses transtornos compartilhando uma via comum. Se *realmente* existe, ela estaria envolvida em muitos dos diferentes aspectos de como o corpo funciona. Seria necessário ligar tudo que já sabemos sobre esses diferentes transtornos — seus fatores de risco e sintomas, os tratamentos que funcionam. Esse é um grande papel para qualquer processo ou função corporal exercer.

Como veremos na Parte II, o metabolismo exerce esse papel.

Sim: chegamos ao ponto em comum, ao fator subjacente que nos permite responder ao nosso emaranhado de perguntas sobre causas e tratamentos, sintomas e sobreposições.

Os transtornos mentais — todos eles — são distúrbios metabólicos do cérebro.

PARTE II

Energia Cerebral

Capítulo 5

Os Transtornos Mentais São Distúrbios Metabólicos

seguinte observação de 1938 dos físicos Albert Einstein e Leopold Infeld é extremamente importante:

> *Criar uma nova teoria não é como destruir o velho celeiro e erigir um arranha-céu no lugar. É mais como subir uma montanha, encontrar pontos de vista novos e mais amplos e descobrir conexões inesperadas entre nosso ponto de partida e seu rico ambiente. Mas o ponto de onde começamos ainda existe e pode ser visto, embora pareça menor e forme uma pequena parte da nossa visão ampla obtida pelo domínio dos obstáculos na nossa aventura montanha acima.*[1]

Para que uma nova teoria seja levada a sério, ela deve incorporar o que já sabemos ser verdade. Não pode simplesmente substituir esse conhecimento prévio; deve ligar o conhecimento e a experiência que já temos a uma compreensão mais ampla — uma que ampliará nossa perspectiva e oferecerá novos insights.

Os profissionais da saúde mental têm vários acampamentos na base da montanha de Einstein e Infeld. Alguns acreditam que os transtornos mentais têm base biológica, que surgem devido a um desequilíbrio químico. Eles receitam remédios e já os viram funcionar. Outros profissionais se concentram nas questões psicológicas e sociais. Eles ajudaram pessoas por meio da psicoterapia e de intervenções sociais e já viram esses tratamentos funcionarem. Eles têm certeza de que pelo menos alguns transtornos mentais envolvem questões psicológicas e sociais; corrigir essas questões sem remédios pode resolver o problema, pelo menos no caso de alguns pacientes. Na verdade, todos esses pontos de vista estão corretos. Que isso é verdade — e como é — pode ser visto claramente do ponto de vista da nossa nova teoria: a teoria da energia cerebral. Essa teoria se baseia em um conceito abrangente — *os transtornos mentais são distúrbios metabólicos do cérebro.*

No mundo médico, novas teorias nos permitem entender melhor as ligações entre tratamentos e transtornos que ainda não podemos explicar. Elas nos ajudam a prever melhor as futuras descobertas de pesquisa e a desenvolver tratamentos mais eficazes para o futuro. A teoria da energia cerebral fará tudo isso para os transtornos mentais. Mas seu impacto se estende além do campo da saúde mental. Essa teoria conecta disciplinas médicas que a maioria das pessoas acha não estarem relacionadas — psiquiatria, neurologia, cardiologia e endocrinologia. E outras. Todas essas disciplinas têm seus próprios acampamentos na base da montanha também. Às vezes elas trabalham umas com as outras, e seus praticantes veem as conexões entre elas, mas, em muitos casos, isso não acontece. Um paciente pode visitar um cardiologista que lhe receita um remédio para o coração, um endocrinologista que cuida de suas receitas para a diabetes e um psiquiatra que lhe receita remédios para o transtorno bipolar, ao passo que esses especialistas nunca se comunicam entre si. Espero que a teoria da energia cerebral mude isso, resultando em uma colaboração melhor entre as especialidades e em um cuidado mais eficaz e abrangente. Dado o que já vimos sobre a ligação entre esses transtornos, esse tipo de comunicação e colaboração parece apenas lógico. Logo, talvez seja possível tratar ou evitar *todas* essas condições com um plano de tratamento integrado. Para provar ou, pelo menos, dar uma forte base à teoria da energia cerebral, os capítulos seguintes mostrarão que:

- As anormalidades metabólicas são encontradas de forma consistente em pessoas com transtornos mentais, mesmo que estas ainda não tenham os reconhecidos transtornos metabólicos da obesidade, diabetes ou das doenças cardiovasculares.
- Basicamente, todos os fatores de risco dos transtornos mentais e metabólicos são os mesmos. Essa lista inclui fatores biológicos, psicológicos e sociais, variando de coisas como dieta e exercícios,

fumo, uso de drogas e álcool e sono... a hormônios, inflamação, genética, epigenética e microbioma intestinal. Essa lista também se estende aos relacionamentos, ao amor, a encontrar um significado, ao objetivo de vida e aos níveis de estresse. Se isolássemos qualquer um desses fatores, veríamos que eles aumentam as chances de a pessoa desenvolver transtornos metabólicos e mentais.

- Todos esses fatores de risco podem ser diretamente ligados ao metabolismo.
- Todos os sintomas dos transtornos mentais podem ser diretamente ligados ao metabolismo ou, mais especificamente, às mitocôndrias, que são as reguladoras mestras do metabolismo.
- Todos os tratamentos atuais do campo da saúde mental, incluindo as intervenções biológicas, psicológicas e sociais, provavelmente funcionam porque afetam o metabolismo.

À medida que exploramos essas linhas de evidência, não só ficará claro que os transtornos mentais na verdade são distúrbios metabólicos do cérebro, como também *por que* isso é importante e o que isso significa para o tratamento.

O Efeito Cascata Metabólico

Sugerir que tantos transtornos diferentes se originam de problemas metabólicos pode parecer improvável. Porém, é interessante que, embora o campo médico agora agrupe obesidade, diabetes e doenças cardiovasculares como transtornos metabólicos, esse nem sempre foi o caso. Afinal, elas têm sintomas bem diferentes e exigem remédios e tratamentos diferentes. Ainda existem várias especialidades que se concentram nesses diferentes transtornos — medicina da obesidade (obesidade), endocrinologia (diabetes), cardiologia (ataques cardíacos) e neurologia (derrames). Porém, todos eles afetam o corpo inteiro, e as pessoas que têm um desses transtornos correm mais risco de ter outro. Nem todos os obesos têm ataques cardíacos ou diabetes. Nem todos os diabéticos são obesos. Nem todas as pessoas que têm um derrame têm diabetes. Mas embora várias pessoas apresentem sinais e sintomas distintos, elas estão interconectadas.

Os efeitos dos transtornos metabólicos no corpo não se limitam ao aumento das chances de desenvolver outros transtornos metabólicos, como obesidade, diabetes, ataques cardíacos e derrames. Como já vimos, essas pessoas têm índices maiores da doença de Alzheimer, epilepsia e problemas mentais também. Mas as pessoas com transtornos metabólicos também têm mais chances de desenvolver várias *outras* doenças que não costumam ser vistas como metabólicas. Essas incluem problemas renais, de nervos, hormonais, de juntas, gastrointestinais, autoimunes e até câncer.

A maioria das pessoas acha que os transtornos metabólicos são problemas simples com soluções simples. Elas acham que sabem qual é a "causa raiz" desses transtornos — comportamentos como comer demais, não fazer exercícios suficientes e/ou fumar cigarros. Desde que as pessoas não comam demais, não façam exercícios de menos ou fumem, estarão bem, metabolicamente falando. Entende? Simples.

Mas quando o assunto é o metabolismo, nada é simples.

Vejamos um exemplo. Mark era um homem de 45 anos aparentemente saudável, magro e em forma que desenvolveu esclerose múltipla (EM), um transtorno autoimune. Para tratar sua EM, ele passou a tomar um remédio chamado prednisona, um corticosteroide. Depois de algumas semanas, ele estava inchado e ganhando peso. Depois de um mês, ele desenvolveu pré-diabetes e passou a tomar um remédio para diabetes. Infelizmente, ganho de peso e um alto índice glicêmico são efeitos colaterais conhecidos da prednisona.

Nos seis meses seguintes, Mark ganhou 20 quilos. Nem todo esse peso veio do nada; seu comportamento — mais especificamente sua dieta e rotina de exercícios — mudou drasticamente. Até receber seu diagnóstico, ele sempre comeu bem e se exercitava vigorosamente várias vezes por semana. Mas corticosteroides, como a prednisona, são conhecidos por aumentar o apetite, e Mark começou a desejar e comer muita *junk food*, algo que nunca havia feito antes. Ele tentou manter sua rotina de exercícios, mas como ganhou peso, isso ficou cada vez mais difícil. Tentou fazer algum exercício, mas não era nada como antes. Os marcadores de risco de Mark para doenças cardiovasculares pioraram, incluindo um aumento de sua pressão arterial e de seus lipídios. Ele agora estava se encaminhando para um ataque cardíaco ou derrame. Ah… e ele também desenvolveu ansiedade e depressão leve. Mas quem não ficaria deprimido e ansioso nessa situação? Seu médico lhe disse para tentar fazer ioga e começar uma dieta. Infelizmente, esse conselho não foi de muita ajuda.

Qual foi a causa raiz dos transtornos metabólicos de Mark? Depois de seis meses de corticosteroides, ele havia desenvolvido diabetes e obesidade. As evidências deixaram bem claro que o culpado era o remédio, e não a força de vontade ou disciplina de Mark. Seus desejos e sua falta de energia eram sintomas de uma disfunção metabólica. Sua depressão e ansiedade também são efeitos colaterais bem conhecidos desse remédio. De certa forma, ele teve sorte por não se tornar maníaco ou psicótico, que também são possíveis efeitos colaterais dele.

Reações como a de Mark acontecem o tempo todo com remédios como a prednisona. Outros remédios também podem causar esses tipos de problemas metabólicos, incluindo muitos remédios psiquiátricos. Mas o ponto aqui não é que nunca devemos tomar esses remédios: transtornos autoimunes como o de Mark podem danificar órgãos permanentemente, e os efeitos colaterais do tratamento são vistos como um preço que vale a pena ser pago, considerando-se a gravidade da doença. O ponto é que os problemas metabólicos não são tão simples nem podem ser evitados apenas com força de vontade. Os remédios são apenas uma das muitas possíveis causas. Por exemplo, uma pessoa que sofreu um abuso horrível durante a infância provavelmente terá níveis alterados de cortisol, o equivalente do corpo à prednisona. Talvez não seja nenhuma surpresa que pessoas com um histórico de trauma tenham mais chances de desenvolver transtornos metabólicos... e transtornos mentais também. E quando uma pessoa desenvolve um problema metabólico, sintomas e mudanças no estilo de vida como os de Mark não são incomuns.

O que É Metabolismo?

Quando ouvem a palavra "metabolismo", muitos imaginam o corpo queimando gordura e calorias. A ideia geral é a de que pessoas com "metabolismo acelerado" são magras e têm dificuldade de ganhar peso, ao passo que as que têm "metabolismo lento" estão acima do peso e engordam com facilidade — mesmo que não comam muito. Isso é tudo que muitas pessoas entendem sobre o metabolismo.

O metabolismo envolve muito mais do que queimar calorias, embora isso faça parte dele. Ele influencia cada aspecto do modo como nosso corpo funciona.

Para produzir energia, nosso corpo precisa de alimento, água, vitaminas, minerais e oxigênio — inspiramos oxigênio e expiramos dióxido de carbono, um resíduo do metabolismo. Quando comemos, o alimento é transformado em carboidratos, gorduras e aminoácidos, além das vitaminas e minerais que supostamente deveriam conter. Tudo isso é absorvido pela nossa corrente sanguínea e despachado pelo corpo. Uma vez que os nutrientes chegam às células e entram nelas, eles são usados como blocos construtores de coisas como proteínas ou membranas. Alguns podem ser armazenados como gordura para dias mais difíceis. Mas a maioria desses nutrientes é transformada em trifosfato de adenosina (ATP), que é a molécula primária de energia das células. O ATP faz o maquinário das células funcionar.

Essa é a versão básica do metabolismo conforme ensinada nas aulas de biologia do ensino médio. A definição em uma única frase seria a seguinte: *Metabolismo é o processo de transformar alimento em energia ou blocos de construção para executar a manutenção das células e fazê-las crescer, bem como realizar uma gestão apropriada e eficiente dos resíduos.* Metabolismo é como nossas células funcionam. Nosso metabolismo determina nossa saúde celular, como nosso corpo e cérebro se desenvolvem e funcionam e como alocamos recursos para células diferentes em momentos diferentes para otimizar nossa sobrevivência. O metabolismo permite que algumas células cresçam e prosperem e que outras sequem e morram em uma análise complexa de custo-benefício que prioriza as células saudáveis e vantajosas à custa daquelas que talvez estejam velhas, fracas ou que simplesmente sejam mais descartáveis. Como o sistema de gestão de recursos do corpo, o metabolismo tem tudo a ver com adaptação. Nosso ambiente está sempre mudando, e o mesmo acontece com as circunstâncias nesse ambiente. Como resultado disso, nosso metabolismo está sempre se transformando para manter o passo com as mudanças à nossa volta. Essas adaptações metabólicas nos permitem prosperar em ambientes ótimos ou simplesmente sobreviver em situações que são estressantes para o corpo, como as de escassez de alimentos. Mas a disponibilidade de alimentos não é a única coisa à qual o metabolismo reage — vários outros fatores exercem influência, como o estresse psicológico, a exposição à luz, a temperatura, o quanto dormimos, os níveis de hormônios e a quantidade de oxigênio disponível para as células. No fim das contas, o metabolismo é a batalha do corpo para permanecer vivo. Muitas autoridades do campo científico da biologia diriam que o metabolismo define a própria vida.

Desequilíbrios Energéticos

O metabolismo é a maneira de nosso corpo criar e usar energia. E podemos pensar nos problemas metabólicos como *desequilíbrios energéticos*.

Problemas metabólicos resultam em problemas na maneira como as células funcionam. Isso vale para todas as células do corpo humano. Por exemplo, quando as células cardíacas estão metabolicamente comprometidas, elas não bombeiam o sangue tão bem. As células cerebrais precisam de um controle exato. Precisam ser ativadas em momentos apropriados e desativadas em momentos apropriados. Quando as células cerebrais estão metabolicamente comprometidas, esse processo de liga/desliga pode ser prejudicado. A exatidão é tudo quando o assunto são as funções cerebrais, e, como veremos, essa falha pode resultar no que conhecemos como sintomas dos transtornos mentais.

O cérebro é o órgão mais complexo do corpo humano. Na verdade, calcula-se que o cérebro de um ser humano adulto tenha cerca de 100 bilhões de neurônios. Além disso, temos de 10 a 50 células gliais adicionais por neurônio. Os neurônios são "células nervosas", e as células gliais costumam ser encaradas como células de suporte dos neurônios. No total, temos cerca de 1 a 5 trilhões de células no cérebro humano. Um grupo de pesquisadores questionou esse cálculo, sugerindo que o número correto esteja mais perto de 86 bilhões de neurônios e 84 bilhões de células gliais, ou 170 bilhões de células no total.[2] Independentemente de quem esteja certo, são muitas células!

O que coordena o funcionamento de todas essas células? Muitos diriam que são os neurotransmissores, os elementos químicos que funcionam como mensageiros das células. Podemos pensar nos neurotransmissores como sinais de "siga" e "pare", em geral categorizados como excitatórios (siga) ou inibitórios (pare). Existem outras variações, mas essas diferenças bastam por hora. Os neurotransmissores vêm sendo o foco primário dos neurocientistas e psiquiatras biológicos por décadas. Mas o que os controlam? Como as células sabem quando liberá-los? Muitos diriam que sua liberação é ativada por neurotransmissores de outras células. Tenho certeza de que você consegue enxergar os problemas dessa resposta. Ela está correta em parte. Entretanto, como veremos no restante deste livro, existem muitos outros fatores que ditam as ações das células cerebrais.

Vimos que as células precisam de energia para funcionar. Essa energia é usada para muitas coisas no corpo todo, incluindo executar funções musculares, criar e regular hormônios e fabricar e liberar neurotransmissores. As partes do corpo que precisam de mais energia tendem a ser aquelas mais afetadas pelos problemas metabólicos. Como você deve imaginar, no topo da lista estão o cérebro e o coração.

Embora o cérebro represente cerca de 2% da massa corporal, ele usa cerca de 20% da energia total do corpo em descanso. As células cerebrais são muito sensíveis a interrupções no fornecimento de energia, e quando há um problema metabólico em algum lugar do corpo, o cérebro costuma ficar ciente disso. Dado que o cérebro é o centro de controle de nosso corpo, ele controla nossa percepção da realidade. Quando nosso corpo tem um problema metabólico em alguma parte, podemos sentir dor, falta de ar, fadiga ou tontura. Se tivermos um problema metabólico no próprio cérebro, os sinais e sintomas podem assumir qualquer forma. Às vezes eles são óbvios, como confusão, alucinações ou total perda de consciência. Em outras ocasiões, eles são mais sutis, como fadiga, dificuldade de se concentrar ou depressão leve.

Às vezes os problemas metabólicos são *graves*, o que significa que são repentinos e drásticos. Eles podem assumir a forma de um ataque cardíaco, um derrame ou até a morte. Um ataque cardíaco, por exemplo, costuma ser causado por um coágulo sanguíneo em uma das artérias que alimentam o coração. Algumas das células cardíacas param de receber sangue e oxigênio suficientes. Isso as impede de produzir energia suficiente. Se o fluxo sanguíneo não for restaurado rapidamente, essas células cardíacas morrerão. Essa seria uma crise metabólica cardíaca. Um derrame é uma crise metabólica cerebral grave. A maior crise metabólica é a própria morte, na qual as células do corpo inteiro param de produzir energia. Muitos caminhos levam a essa falha de produção de energia do corpo inteiro — ataques cardíacos, derrames, envenenamento, acidentes graves, câncer. Todos eles são o resultado de as células do corpo pararem de produzir energia suficiente, e é a falta de produção de energia que resulta na morte.

Ataques cardíacos, derrames e a morte são exemplos de problemas de energia absolutos e graves que resultam na morte celular. No entanto, existem situações menos drásticas nas quais o fornecimento de energia às células fica comprometido: em vez de um interrompimento total da produção de energia, as células simples não estão conseguindo obter energia suficiente. Em vez de morte celular, as células só não estão conseguindo funcionar direito. Alguns desses problemas metabólicos podem durar só por alguns minutos, ao passo que outros podem durar por horas. A hipoglicemia, ou baixo índice glicêmico, é um bom exemplo. Ela costuma ocorrer quando uma pessoa fica um bom tempo sem comer. Em casos leves, isso pode resultar na sensação de fome, irritabilidade, fadiga ou dificuldade de se concentrar. Em casos moderados, pode resultar em dor de cabeça ou depressão. Em casos graves, pode resultar em alucinações, convulsões ou coma. Se progredir, ela *pode* resultar em uma falha metabólica absoluta — morte. Antes que a situação se torne grave, porém, a maioria das pessoas recorre à solução óbvia — elas comem alguma coisa. Isso aumenta o índice glicêmico, e as coisas voltam a funcionar normalmente. Mesmo que não comam nada, o corpo tem recursos que costumam evitar a hipoglicemia grave. Porém, no caso de diabéticos que injetam insulina ou tomam remédios para baixar o índice glicêmico, essas consequências graves são realmente uma possibilidade. Talvez você perceba que os sintomas cerebrais dominam essa lista de efeitos, embora a hipoglicemia ocorra no corpo inteiro.

Outros problemas metabólicos não são graves, mas são transtornos *crônicos* com sintomas duradouros — como diabetes, por exemplo. Muitas pessoas pensam na diabetes como um alto índice glicêmico. Todavia, uma forma paradoxal e interessante de pensar na diabetes seria como uma falta de energia ou um deficit de produção de energia. A glicose é a fonte primária de energia das células. Na diabetes, as células têm dificuldades de transformar a glicose em energia. Os níveis de glicose no sangue podem ser altos, e, às vezes, bem altos; ainda assim, essa glicose tem dificuldades de entrar nas células onde ela pode ser usada. Fazer a glicose sair da corrente sanguínea e entrar nas células exige insulina, um hormônio produzido no pâncreas. Os diabéticos têm falta de insulina ou resistência à insulina — uma condição em que o corpo não responde a esse hormônio. Quando as células não têm glicose suficiente, elas não conseguem produzir energia suficiente. Quando isso acontece, elas não funcionam direito.

Como a glicose é a fonte primária de energia da maioria das células, a diabetes pode afetar muitas partes do corpo. Mas nem todo mundo tem os mesmos problemas. Os sintomas da diabetes podem ser muitos e variar ao longo do tempo. No início, os sintomas costumam ser leves. Eles podem incluir coisas como urinar demais ou perder peso de uma hora para outra. Também podem incluir sintomas mentais, como fadiga ou dificuldades de se concentrar. Ao passo que a doença avança, vários órgãos podem ser afetados. Algumas pessoas desenvolvem problemas nos olhos, nervos ou no cérebro. Outras têm ataques cardíacos ou derrames. Outras têm insuficiência renal ou contraem infecções graves que são difíceis de tratar.

Por que os efeitos mudam de pessoa para pessoa? Por que nem todos os diabéticos têm os mesmos sintomas e problemas nas mesmas partes do corpo? A resposta é complexa — e costuma estar relacionada ao metabolismo.

O metabolismo é afetado por diversos fatores. E ele está sempre mudando. E é diferente em células diferentes do corpo em momentos diferentes. Algumas células podem estar funcionando normalmente, ao passo que outras podem estar morrendo. Algumas células podem começar a apresentar defeitos com o tempo como resultado de uma privação crônica de energia. O metabolismo não é tudo ou nada. É controlado em vários níveis. Alguns fatores afetam muito o metabolismo, ao passo que outros se limitam a partes específicas do corpo. Alguns são específicos de alguns órgãos. E outros são específicos de algumas células.

O Metabolismo É Como o Fluxo do Trânsito

Pense da seguinte forma: o corpo é como uma grande cidade com várias estradas e rodovias. O trânsito é intenso. Cada carro é como uma célula humana. Durante a hora do rush, as coisas podem ficar frenéticas. Se estivéssemos em um desses carros, poderíamos sentir o caos. Há muitas coisas nas quais prestar atenção: semáforos, carros que mudam de pista, alguém no celular entrando na sua pista. Se olhássemos esse trânsito de cima, porém — digamos, de um arranha-céu —, tudo pareceria bem ordeiro. As estradas estão bem organizadas. Os carros e caminhões estão se movendo. Alguns carros param, ao passo que outros seguem em frente. Eles esperam a sua vez e voltam a andar. Os carros diminuem em certas estradas, mas aceleram nas rodovias. Alguns carros mudam de pista, enquanto os outros ao seu redor precisam desacelerar e deixá-los entrar. Certos carros talvez estejam com problemas e fiquem parados no acostamento. Pode haver alguns acidentes de trânsito, o que faz com que outros carros tomem um desvio. Tentar anotar os detalhes de cada carro ao mesmo tempo seria uma tarefa esmagadora — são muitos carros, muitos semáforos e muitos outros fatores a se ter em mente. Mas quando vemos o quadro geral, o trânsito anda. A cidade está funcionando. As pessoas estão indo aonde precisam ir. A cidade está viva. Tem energia; podemos ver o fluxo. É assim que devemos pensar no metabolismo no corpo humano.

Voltando à pergunta que fiz: por que algumas pessoas com diabetes têm sintomas diferentes? E, mais importante para a teoria da energia cerebral: se todos os transtornos mentais são metabólicos, por que nem todos que têm um mesmo transtorno mental apresentam os mesmos sintomas?

Doenças e sintomas são como engarrafamentos. Ou o trânsito flui bem, ou ele para por completo. Uma estrada pode representar o pâncreas. Uma via de acesso pode representar uma região específica do cérebro que controla a atenção e o foco.

O que causa um engarrafamento em determinada estrada ou rodovia? Muitas coisas. Acidentes de carro, obras na estrada, buracos ou semáforos que deixam de funcionar. O design e a manutenção das estradas também exercem influência, bem como os carros e os motoristas. Algumas partes da cidade têm problemas de trânsito com mais frequência. Isso pode acontecer devido a um design ruim, falta de manutenção ou motoristas mais agressivos ou desatentos nessas estradas. As áreas da cidade com problemas regulares de trânsito representam "sintomas" ou "doenças" — lugares em que o trânsito não está "funcionado" direito.

No que se refere a doenças e sintomas humanos, estamos falando sobre partes do corpo ou do cérebro que não estão funcionando direito. Esse costuma ser o resultado de um problema em uma destas três áreas: o desenvolvimento, funcionamento ou manutenção das células humanas. As células precisam se *desenvolver* direito para atender às necessidades do corpo. O *funcionamento* tem a ver com se certificar de que todas as partes estejam fazendo o que deveriam fazer, da maneira correta e no momento correto. A *manutenção* significa manter tudo em bom estado. Da mesma forma, o trânsito precisa de um design e construção apropriados das estradas e pontes (desenvolvimento); todos os carros, motoristas e semáforos devem agir corretamente (funcionamento); e todo o sistema deve receber manutenção regularmente — os carros devem ser revisados; os buracos das estradas, consertados; os semáforos, testados etc. (manutenção).

No fim das contas, nos seres humanos, essas três coisas — desenvolvimento, funcionamento e manutenção das células — dependem de uma coisa: do metabolismo. Se tivermos problemas com o metabolismo, teremos problemas com uma ou mais dessas áreas. Se os problemas forem consideráveis, teremos "sintomas".

Então, o que afeta o metabolismo? Assim como o trânsito na cidade, muitas coisas! Dieta, luz, sono, exercícios, drogas e álcool, genes, hormônios, estresse, neurotransmissores e inflamação, para citar apenas alguns. Contudo, cada uma dessas coisas afeta células diferentes e de formas diferentes. Dependendo da combinação de fatores à qual uma pessoa é exposta, células e órgãos diferentes serão afetados, resultando em sintomas e doenças diferentes. Assim como algumas estradas são mais suscetíveis a engarrafamentos, algumas células são mais suscetíveis a problemas metabólicos. Às vezes algumas partes do corpo funcionarão normalmente em períodos de baixa demanda, mas começarão a apresentar problemas em tempos de aumento de demanda — como um engarrafamento na hora do rush em uma estrada cheia de motoristas.

———

Vimos que o metabolismo define a própria vida; que ele determina como as células funcionam, afeta e é afetado por inúmeros fatores. De certa forma, é óbvio que os transtornos mentais estejam relacionados ao metabolismo. Em essência, *tudo* está! E daí?

Nos próximos capítulos, mostrarei que o metabolismo é realmente a *única* maneira de ligar os pontos dos transtornos mentais. É o menor denominador comum de *todos* os transtornos mentais, de *todos* os fatores de risco dos transtornos mentais e até de *todos os tratamentos* usados atualmente. E o que talvez seja o mais significativo, embora o metabolismo seja complexo, é possível resolver problemas metabólicos, em geral com intervenções bem simples.

Antes de falarmos sobre as evidências de tudo isso, porém, primeiro preciso esclarecer o que *são* os transtornos mentais. Essa pergunta vem assombrando a área da saúde mental há muito tempo e é a base de uma questão em particular — a diferença entre os estados mentais normais (em especial os estressantes e adversos) e um transtorno mental.

Capítulo 6

Condições e Transtornos Mentais

Como vimos na Parte I, um dos dilemas do campo da saúde mental é diferenciar as emoções humanas normais dos transtornos mentais, em especial considerando-se que os sintomas podem ser os mesmos. Todos nós ficamos ansiosos ou levemente deprimidos de tempos em tempos. Se temos uma perda devastadora, como a morte inesperada de um cônjuge, podemos ficar profundamente deprimidos por um tempo. Todas essas são reações normais. Elas estão programadas em nosso cérebro.

Contudo, quando as pessoas são expostas a vários estressores de uma só vez, ou quando eles são extremos ou esmagadores (como ser vítima de um ataque violento), essas reações iniciais que são normais e compreensíveis podem rapidamente levar ao que chamamos de "transtornos mentais". E os diagnósticos são diversos. O trauma ou o estresse extremo podem resultar em transtornos de ansiedade, depressão, TEPT, transtornos alimentares, transtornos por uso de substâncias, transtornos de personalidade e até psicose. Como o estresse e o trauma resultam nesses múltiplos transtornos? E qual é o limite entre uma reação normal à adversidade e um transtorno?

Dois pontos tornam essas perguntas especialmente difíceis de responder: (1) os sintomas são os mesmos e (2) tanto as condições mentais como os transtornos mentais podem resultar em problemas de saúde. Entretanto, diferenciar condições mentais normais e transtornos mentais é de fundamental importância. As condições mentais são reações de adaptação à adversidade. Os transtornos mentais indicam um mau funcionamento do cérebro. Essas diferenças têm consequências diretas no tratamento. Ajudar as pessoas a lidar com a adversidade é bem diferente de tratar um cérebro que não está funcionando direito.

Entendendo o "Normal": O Estresse e a Resposta a Ele

Os estressores são fatores psicológicos e sociais do modelo biopsicossocial — os quais as pessoas costumam encarar como as causas "mentais" dos transtornos mentais.

Muitos clínicos e pesquisadores ainda enxergam os fatores biológicos como algo distinto dos psicológicos e sociais. Por exemplo, eles talvez acreditem que as alucinações aconteçam devido a um desequilíbrio biológico químico, mas a pessoa com esquizofrenia também pode sofrer de baixa autoestima, que é um problema psicológico. Eles podem tentar tratar as duas coisas, mas elas costumam ser encaradas como não relacionadas e distintas. Uma precisa de remédios, e a outra precisa de terapia conversacional. Eu discordo dessa visão dicotômica. Acho que os fatores biológicos, psicológicos e sociais estão interconectados e são inseparáveis. A biologia influencia nossa psicologia e como interagimos com outros. Mas nossa psicologia e nossas interações com outros influenciam nossa biologia. Essas conexões podem afetar todos os sintomas mentais e metabólicos. Para começar a dissecar isso, comecemos por fazer algumas observações abrangentes sobre nossa espécie.

Os seres humanos foram feitos para viver em grupo. Nós procuramos e nos apegamos a outras pessoas — pais, amantes, filhos, amigos, professores e membros da comunidade. Essas conexões formam uma rede de segurança e suporte em nossa vida. Somos biologicamente movidos a querer essas pessoas e até a precisar delas. Porém, temos um dilema: embora precisemos viver com outras pessoas, essas mesmas pessoas são as fontes primárias de nosso estresse psicológico e social. A maioria desses estressores gira em torno de relacionamentos, papéis, recursos e responsabilidades. As pessoas podem ficar estressadas devido ao que se espera delas, problemas financeiros, de desempenho, de relacionamentos ou devido ao status na sociedade. Algumas pessoas precisam lidar com estressores crônicos devidos a status socioeconômico, abuso, negligência, raça, etnia, crenças religiosas, habilidades físicas, habilidades cognitivas, identidade de gênero, orientação sexual, idade e muitos outros fatores. As pessoas podem ser feridas ou ameaçadas por outros. Às vezes fazemos com que outros se sintam inseguros. Às vezes fazemos com que outros sintam que não são bons o suficiente. Existem inúmeras formas de os seres humanos estressarem outros seres humanos. E o interessante é que a ausência de outros seres humanos, ou a solidão, é um poderoso estressor em si.

Todos esses estressores resultam em uma *resposta ao estresse*, um complexo conjunto de mudanças biológicas no cérebro e no corpo. A resposta ao estresse inclui mudanças em quatro campos:

1. O eixo hipotálamo pituitário adrenal (HPA), que faz o cortisol fluir pela corrente sanguínea.
2. O eixo simpático adrenal medular (SAM), que faz a adrenalina (epinefrina e norepinefrina) fluir pela corrente sanguínea.
3. Inflamação.
4. Mudanças na expressão genética, especialmente no hipocampo.[1]

Por sua vez, todas essas mudanças *afetam o metabolismo*. Elas incluem a resposta de uma pessoa à adversidade. Não são transtornos. Elas preparam a pessoa para a condição de "luta ou fuga". Entretanto, na maioria das situações estressantes atuais, nós não lutamos nem fugimos. Em vez disso, ficamos quietinhos no mesmo lugar — mas ficamos com raiva, ansiosos, irritados, sobrecarregados, confusos, amedrontados, magoados ou tristes. Mesmo assim, essas mudanças fundamentais ainda estão acontecendo no nosso corpo e cérebro.

Diferentes situações de estresse resultam em comportamentos e emoções diferentes. Alguns estressores nos fazem querer gritar com alguém, como o motorista que nos corta no trânsito e nos mostra o dedo do meio sem nenhum motivo. Outros estressores podem nos fazer ficar repassando um evento ou não dormir bem, como o sentimento de não estarmos preparados para uma prova importante no dia seguinte. Outros podem nos fazer querer deitar na posição fetal e chorar, como sermos deixados pelo amor de nossa vida. Todas essas situações envolvem a resposta ao estresse. Embora mecanismos semelhantes estejam envolvidos, diferenças claras ativam regiões do cérebro para gerar respostas diferentes.

Embora sejam normais, as respostas ao estresse exigem um preço — *um preço metabólico*. O corpo usa energia para causar essas mudanças, o que significa que menos energia estará disponível para outras funções. Muitas dessas respostas geram um estado de alto alerta. Em algumas situações, a pessoa se sente ameaçada e se prepara para fugir ou discutir com alguém. Em outras situações, ela talvez se sinta ferida, vulnerável ou incapaz e tente se esconder do mundo. Em todo caso, recursos metabólicos estão sendo mobilizados. Nosso coração bate mais rápido. A pressão arterial aumenta. O nível glicêmico aumenta. Os hormônios fluem. Citocinas inflamatórias são liberadas. O corpo reúne recursos e energia para se defender.

Quando o estresse é leve, pessoas resistentes e metabolicamente saudáveis conseguem lidar com ele. Tudo pode acabar em questão de segundos ou minutos.

Todavia, se o corpo estiver metabolicamente comprometido, ou se o estresse for extremo, as pessoas podem ser levadas além de seus limites, o que pode fazer um novo transtorno mental ou metabólico surgir rapidamente. No caso daqueles com transtornos preexistentes, os sintomas podem piorar. Isso mesmo: *o estresse pode agravar todos os transtornos mentais e metabólicos que conhecemos*. Pessoas com depressão podem ficar ainda mais deprimidas. Pessoas com transtorno do uso de álcool podem ter uma recaída. Pessoas com esquizofrenia podem ter alucinações. Pessoas com a doença de Alzheimer podem ficar agitadas ou agressivas. Pessoas com epilepsia podem ter convulsões. O índice glicêmico de pessoas com diabetes pode subir drasticamente. E pessoas com doenças cardiovasculares podem sentir dores no peito ou ter um ataque cardíaco. Algumas pessoas morrem — só com o estresse. Tudo isso já foi comprovado.

Um campo médico à parte tentou entender tudo isso — o campo da medicina psicossomática ou da *medicina mente-corpo*. Muitos profissionais da saúde viram que a relação entre os fatores psicológicos e sociais afeta a saúde do corpo. Os praticantes desse campo entenderam que todos esses fatores de risco exercem um papel na fisiologia humana. Esses fatores costumam ser chamados de *determinantes sociais da saúde*. Muitos fatores sociais, como a pobreza, o abuso ou morar em um bairro com alto índice de criminalidade, podem exercer sérias consequências sobre a saúde e longevidade.

Alguns dos dados mais convincentes sobre isso vêm de estudos de experiências adversas da infância (EAIs), que começaram entre 1995 e 1997 e analisaram o número de experiências adversas que crianças e adolescentes tinham de enfrentar e seus efeitos em longo prazo sobre a saúde, tanto física como mental. Esses estudos prolongados analisaram os estressores no início da vida, como o abuso físico e sexual, negligência, abuso doméstico de substâncias, transtorno mental no lar, exposição a violência doméstica e o divórcio dos pais, e procuraram determinar se essas experiências de vida estavam associadas a condições de saúde posteriores. Uma metanálise de 37 de tais estudos, realizada em 2017, analisou 23 condições de saúde posteriores de mais de 250 mil pessoas e chegou à conclusão de que havia essa associação.[2] Quanto mais EAIs uma criança tinha, maior era a probabilidade de ela ter más condições de saúde no futuro. As EAIs aumentam de 25% a 52% a probabilidade de inatividade física, obesidade e diabetes. Estão associadas a índices de duas a três vezes mais altos de uso de fumo, saúde autoavaliada como ruim, câncer, doenças cardíacas e respiratórias. As EAIs resultam em índices de três a seis vezes mais altos de correr riscos sexuais, má saúde mental, uso problemático de álcool e uso de drogas ilícitas. Também aumentam em sete vezes o risco de ser vítima de violência ou de ser o agressor, em dez vezes o risco de uso problemático de drogas e em trinta vezes o risco de tentativa de suicídio. As EAIs claramente afetam a mortalidade. Um estudo com 17 mil pessoas que analisava especificamente dados de mortalidade calculou que ter seis ou mais EAIs reduz a vida da pessoa em vinte anos, em comparação com aquelas que não têm nenhuma EAI.[3]

  Esses estudos fizeram muitas pessoas chegarem à conclusão de que as EAIs *causavam* as doenças físicas e os transtornos mentais. Alguns especialistas chegaram ao ponto de sugerir que as EAIs, em especial o trauma e abuso infantil, provavelmente eram *a via comum* de todos os transtornos mentais. Mas permita-me lembrar-lhe de que essas são correlações. Elas não são prova de causa. E o mais importante é que nem todo mundo que teve uma infância horrível desenvolve um transtorno mental, e muitas pessoas que acabam tendo um transtorno mental tiveram uma infância muito boa. Contudo, se essas experiências adversas estão exercendo algum papel nesses diferentes transtornos, como isso funciona? O que acontece no corpo e no cérebro e que causa tudo isso?

Recursos Limitados

Durante décadas, os pesquisadores vêm estudando os efeitos biológicos do estresse no cérebro e no corpo para entender melhor esses relacionamentos, esperando identificar as vias de causa e efeito de uma vida estressante que resultam em más condições de saúde.

Já sabemos que quando o corpo está sob estresse, os recursos metabólicos são direcionados ao sistema de luta ou fuga. Isso faz com que haja menos energia disponível para outras funções. Todas as células que já estão com problemas começam a apresentar defeitos. Isso pode resultar em sintomas metabólicos e mentais.

O estresse também prejudica a habilidade do corpo de fazer a própria manutenção. As células realizam essas funções todos os dias. Elas se livram de partes de células danificadas, de várias moléculas de resíduos e de proteínas mal dobradas e fabricam novas para substituí-las em um processo que costuma ser chamado de *autofagia*. *Auto* significa "a si mesmo", e *fagia* significa "comer", então esse termo significa literalmente "comer a si mesmo". Nossas células decompõem essas partes mais velhas em sistemas de descarte de resíduos chamados lisossomos. Parte desse material é reciclado e usado para fabricar novas partes. Descobriu-se que altos níveis de cortisol inibem a autofagia, diminuindo ou impedindo esse processo de manutenção.[4] Descobriu-se também que problemas de autofagia estão relacionados a vários transtornos, incluindo os neurodegenerativos, de neurodesenvolvimento, autoimunes, inflamatórios, câncer, esquizofrenia, transtorno bipolar, autismo, alcoolismo e depressão maior.[5] Sabemos que problemas de autofagia também afetam a neuroplasticidade e a manutenção das células cerebrais.[6]

Além dos problemas com autofagia, quando as células estão sob estresse, a velocidade de seu processo de fabricação de novas proteínas diminui. Parece que isso conserva recursos metabólicos para o sistema defensivo do corpo. Uma maneira de atrasar a fabricação dessas proteínas é por sequestrar moléculas de RNA mensageiro (as instruções para novas proteínas) em pequenas bolhas chamas "grânulos de estresse".[7] Eles vêm sendo associados a transtornos neurodegenerativos, e altos níveis de cortisol estimulam sua produção.[8]

Uma maneira adicional por meio da qual o estresse pode resultar em problemas de manutenção é por meio de interrupções do sono. Já ficou bem estabelecido que o estresse pode resultar em insônia. O sono é de fundamental importância para a saúde física e mental. É durante o sono que o corpo prioriza as funções de manutenção. Quando as pessoas não dormem direito, seu corpo não faz esse trabalho de manutenção. Ademais, a falta de sono em si é estressante e pode resultar em níveis mais elevados de cortisol, o que pode piorar o problema.

Todo esse estresse, independentemente de quando ele ocorre, resulta em envelhecimento prematuro. Já mencionei que todos os *transtornos mentais* estão associados ao envelhecimento, mas o *estresse por si só* pode causar isso. Um estudo procurou quantificar os efeitos do estresse no envelhecimento.[9] Esse estudo recrutou 58 mulheres *saudáveis* na pré-menopausa que eram mães de crianças saudáveis ou cronicamente doentes. A idade média dessas mulheres era de 38 anos, e elas ainda não tinham nenhum problema de saúde identificado. Os pesquisadores avaliaram as três métricas do envelhecimento e pediram às mães para classificar seus níveis percebidos de estresse. As mães com os níveis mais altos de estresse durante períodos mais longos apresentavam sinais de envelhecimento acelerado, em comparação com as mulheres com menos estresse. Em média, elas envelheciam dez anos mais rápido.

O estresse claramente exerce um papel na saúde humana e exige um preço metabólico muito alto. Ele usa energia que poderia ser usada de outra forma para o funcionamento e a manutenção das células. Quando as pessoas ficam estressadas ao extremo ou durante períodos prolongados, seu corpo fica desgastado e começa a apresentar defeito, resultando em vários transtornos físicos e mentais ou simplesmente em envelhecimento. Se o cérebro ou o corpo já estiverem comprometidos e vulneráveis, o estresse pode agravar os sintomas, pois a energia necessária para responder ao estresse estará sendo desviada dessas células vulneráveis.

Práticas de redução de estresse, como exercícios de mindfulness (atenção plena), meditação ou ioga, podem exercer um grande papel no tratamento (mais sobre isso na Parte III). Todavia, essas não são soluções para todo o mundo. Se uma pessoa estiver vivendo em um ambiente adverso, eliminar a resposta ao estresse pode não ser possível ou até aconselhável. Soldados que estão lutando na guerra estão em perigo. E embora seu serviço resulte diretamente em grandes riscos para transtornos mentais e metabólicos, sua resposta aumentada ao estresse os protege. O mesmo se aplica a pessoas que moram em bairros perigosos. Instruir as pessoas em ambientes perigosos a respirar fundo e fazer exercícios de mindfulness não é a resposta. Quando voltam à segurança, essas estratégias podem ser úteis, mas o dano já foi feito.

Ademais, o estresse pode não ser a causa do transtorno mental de uma pessoa. Nesse caso, as técnicas de redução de estresse provavelmente não serão tão úteis.

Entendendo os "Transtornos": Uma Nova Definição de Transtornos Mentais

Como discutimos nos capítulos anteriores, a definição atual de transtornos mentais está cheia de problemas — heterogeneidade, comorbidade e falta de validade. Nenhum dos diagnósticos é um transtorno real e distinto em si.

Os NIH reconheceram isso há algum tempo e desenvolveram uma nova estrutura para encarar os transtornos mentais — os Critérios do Domínio de Pesquisas (RDoC). Os RDoC começam do zero, ignorando os rótulos de diagnósticos e classificações atuais. Antes, sua estrutura se concentra nos domínios do funcionamento — emoções, cognição, motivação e comportamento social. Eles sugerem variações nesses construtos de normal a anormais e incentivam os pesquisadores a explorar esses construtos a partir de uma perspectiva além do rótulo diagnóstico. Em certo ponto, aqueles que propuseram os RDoC pediram uma reforma completa dos critérios de diagnósticos psiquiátricos. No entanto, alterar o campo da saúde psiquiátrica e mental não é fácil, de modo que nossos critérios atuais para dar diagnósticos permanecem, apesar de todas as falhas conhecidas. Os RDoC permanecem apenas do reino da pesquisa nesse ponto. Não obstante, para nossos objetivos, usarei esse modelo para definir os transtornos mentais no contexto da teoria da energia cerebral.

Eles começam ignorando os rótulos de diagnósticos do DSM-5 e se concentram nos sintomas. Isso não significa que alguns dos diagnósticos não sejam úteis. Muitos são. Nossos rótulos de diagnósticos atuais simplesmente descrevem algumas dos modos mais comuns pelos quais o cérebro apresenta defeitos. Afinal, o cérebro funciona ou apresenta defeitos de modos previsíveis, e podemos usar essas narrativas comuns em nosso benefício.

O cérebro humano é como uma máquina — uma bem sofisticada e complicada, mas é uma máquina, no fim das contas. Ele tem muitas "peças" que foram feitas para realizar certas coisas. Algumas são bem diretas, como fazer os músculos se moverem ou sentir e ver. Outras funções do cérebro são mais complexas, como algoritmos de computador sofisticados que são ativados em certas situações. De uma forma ou de outra, todas essas funções cerebrais nos ajudam a sobreviver, nos adaptar aos nossos ambientes ou reproduzir.

Visto que o cérebro humano tem bilhões, talvez trilhões, de células e que cada célula é uma máquina complicada em si, precisamos lidar com um problema potencialmente complicado: com tantas células, parece haver um número quase infinito de modos como essas "peças" poderiam dar defeito. Para melhor ou pior, é aí que o campo da saúde mental vem se concentrando, com pesquisadores tentando entender como essa máquina funciona, passo a passo. Essa é uma tarefa esmagadora, e a noção de mapear por completo algo tão complexo como o cérebro humano e esperar que esse trabalho termine limitou compreensivelmente nosso progresso para entender melhor e tratar os transtornos mentais.

Mas não precisa ser tão complicado. Acontece que todos os sintomas dos transtornos mentais, na verdade, correspondem a condições mentais normais ou funções cerebrais, mas que deram errado: presentes quando não deveriam estar, ausentes quando deveriam estar presentes, ou mais ou menos ativas ou persistentes do que o apropriado. Essas funções cerebrais incluem coisas que se relacionam com emoções, cognição, comportamentos e motivações. Como veremos, mesmo alguns desses sintomas aparentemente bizarros dos transtornos mentais, como delírios e alucinações, podem estar ligados a funções cerebrais normais. Embora não saibamos exatamente como todas essas funções funcionam, sabemos que elas existem. Isso basta para nossos propósitos aqui.

Assim, vamos começar com uma definição simples: um transtorno mental é definido quando o cérebro não está funcionando direito. As funções cerebrais normais se tornam *superativas, subativas ou ausentes*. Um exemplo simples seria ter um ataque de pânico por nenhum motivo claro. O sistema de pânico é benéfico ao enfrentar um perigo. Ele nos faz agir. Quando é ativado por nenhum motivo claro, ele se torna disfuncional e desadaptativo. Algo contrário pode acontecer — as funções cerebrais não se ativam nas situações certas. Pense nos problemas de memória em alguém com demência ou a falta de habilidades sociais em alguém com autismo.

Quando o assunto são transtornos mentais, muitas pessoas diriam que elas não correspondem a funções cerebrais normais. Pode parecer que o cérebro está fazendo coisas únicas e incomuns por nenhum motivo específico. Eu vejo as coisas de outro modo. Como as peças de uma máquina, as "peças" do cérebro estão funcionando ou não. Se estiverem realizando suas funções normais, mas são ativadas na hora errada, podem resultar em sintomas que parecem bizarros. O mesmo vale para quando funções cerebrais normais deixam de ser ativadas ou se duas funções cerebrais não relacionadas são erroneamente ativadas ao mesmo tempo.

Um Exemplo Simples: Três Carros

Deixe-me usar uma analogia para explicar em que sentido acho que as pessoas com transtornos mentais diferem das pessoas que têm reações de estresse "normais", mesmo que seus sintomas sejam os mesmos e possam resultar em problemas de saúde. Descreverei três carros. Todos eles são da mesma marca e modelo. Então, em teoria, eles deveriam ter a mesma duração e "saúde" geral. Cada um deles representa um ser humano.

O Carro A mora na Califórnia, onde os céus são azuis e as estradas estão em ótimas condições. O dono desse carro não dirige muito — talvez duas vezes por semana. O Carro A fica em uma garagem e recebe manutenção regular. O Carro A tem uma vida boa!

O Carro B mora nas montanhas de New Hampshire, onde os invernos podem ser rigorosos e as ruas estão cheias de buracos. O dono dirige esse carro todos os dias e não tem uma garagem para guardá-lo. Quando o inverno chega, o Carro B usa pneus de neve e, às vezes, até correntes de neve. Em uma tempestade, o Carro B usa seus faróis, limpadores de para-brisa, setas, pneus e correntes de neve e seu sistema de tração 4x4. Os freios são usados com frequência para ajudar o motorista a não perder o controle. Nessas situações, a quilometragem do Carro B é bem baixa em comparação com a do Carro A. O Carro B também tem mais problemas de manutenção, dado o difícil ambiente de inverno e condições difíceis de condução. No fim das contas, o Carro B tem mais "problemas de saúde" e acaba tendo uma vida mais curta do que o Carro A.

Os Carros A e B são "normais" — ambos fazem o que deveriam fazer, dadas as circunstâncias ambientais em que se encontram. Eles não têm transtornos. O Carro B tem mais problemas de saúde e vive menos, mas, dadas as adversidades que enfrenta, isso é normal. As adaptações que ele usa, como pneus e correntes de neve, a tração 4x4 e frenagens frequentes, são como respostas ao estresse — depressão, ansiedade, medo, raiva. Elas ajudam o Carro B a passar por ambientes difíceis e são muito úteis. Sem elas, o Carro B estaria em condições muito piores.

Agora, deixe-me falar sobre o terceiro carro. O Carro C mora em Indiana, onde o clima não é tão intenso quanto em New Hampshire e as estradas estão em boas condições. Ele é usado cinco dias por semana, às vezes em um clima bom e às vezes em um clima ruim. Mas o Carro C tem problemas. Ele liga a seta e usa o limpador de para-brisa até no clima ensolarado. As borrachas do limpador de para-brisa estão desgastadas por serem usadas com tanta frequência. Ele acabou arranhando o para-brisa. Às vezes o Carro C liga a tração 4x4 e anda a 40km/h na estrada, mesmo que seja um dia ensolarado e todos os outros carros estejam andando a 100km/h. Quando o Carro C roda à noite, ele não liga os faróis, mesmo que sejam necessários. O Carro C tem um transtorno que pode ser comparado a um transtorno mental. Embora tenha as mesmas características e estratégias adaptativas que os Carros A e B, ele as utiliza nos momentos e nas circunstâncias errados. Ao mesmo tempo, ele não está usando os que deveria usar. O Carro C acaba precisando de bastante manutenção. Ele também se envolve em acidentes de trânsito. O transtorno do Carro C está afetando bastante sua saúde e segurança e sua habilidade de se dar bem com outros carros na estrada. O Carro C acabará tendo uma morte prematura.

Assim... os Carros A e B são "normais", e o Carro C tem um transtorno.

As pessoas que precisam lidar com adversidades, como o Carro B, costumam precisar de ajuda, embora seu cérebro não esteja apresentando defeito. Sua biologia responde às suas experiências de vida adversa de modos "normais", previsíveis e adaptativos. Para ajudá-las, precisamos mudar seus ambientes ou ajudá-las a responder de forma ótima a condições difíceis. Em grande parte, esses são fatores sociais — coisas como guerra, pobreza, insegurança alimentar, abuso, racismo sistêmico, homofobia, misoginia, abuso sexual, antissemitismo e muitas outras "tempestades" sociais.

Mudar a sociedade para que essas tempestades deixem de existir seria o modo ideal de lidar com essas questões. Ao mesmo tempo, ajudar as pessoas a lidar da melhor forma possível com elas pode ser útil.

O cérebro das pessoas com transtornos mentais não está funcionando direito. Elas estão fazendo coisas nas horas erradas, na intensidade errada ou deixando de fazer as coisas que deveriam estar fazendo — como no caso do Carro C. Não precisamos saber exatamente como isso funciona para determinar se existe um problema ou não, assim como não precisamos entender o funcionamento interno de um carro e seu sistema de limpador de para-brisa para saber se existe um problema ou não. Suponho que você esteja pensando que o problema com o Carro C não seja com o carro em si, mas com o motorista do Carro C. E você está certo. Falaremos sobre isso em breve.

É importante destacar que o estresse prolongado ou extremo *pode* resultar em transtornos também. Em certo ponto, o Carro B poderia facilmente desenvolver problemas de manutenção que poderiam fazer as estratégias adaptativas deixar de funcionar — talvez os faróis pudessem parar de funcionar ou os limpadores de para-brisa poderiam se desgastar e deixar de ser eficazes (funções subativas). Ou as setas poderiam ficar sempre ligadas (função superativa). Nesse ponto, o Carro B também teria um transtorno.

Um Exemplo Humano: Dor

Agora tentarei mostrar que isso realmente acontece no corpo humano concentrando-nos em um exemplo simples e direto — a dor. Como a dor é controlada por células nervosas e regiões do cérebro, ela é um exemplo perfeito para a maioria dos sintomas mentais que discutiremos.

A dor é uma experiência normal e saudável dos seres humanos — mesmo que seja desagradável. Ela pode salvar nossa vida. Protege-nos de ferimentos. A dor é controlada por receptores de dor, um nervo que vai da medula espinhal, outro nervo que vai até o cérebro, e então às regiões do cérebro que sentem e processam a dor. A função e disfunção desses neurônios e regiões cerebrais nos dão uma estrutura simples que nos ajudam a entender melhor os transtornos mentais.

Em termos amplos, os problemas no sistema de reconhecimento da dor podem ser divididos em três categorias com base na função das células do sistema de dor — superativa, subativa e ausente.

1. A **superatividade** do sistema de dor acontece quando as pessoas sentem dor com mais frequência ou intensidade do que deveriam. Os clínicos e pesquisadores costumam descrever isso como *hiperexcitabilidade* do sistema de dor. Por exemplo, pessoas com diabetes podem desenvolver neuropatia, e as células nervosas ou as regiões cerebrais que processam a dor podem ser ativadas quando não deveriam ou deixar de ser desativadas quando deveriam. Isso causa dor mesmo quando nada doloroso está acontecendo, o que pode resultar em uma condição de dor crônica e debilitante em algumas pessoas.

2. A **subatividade** pode ocorrer quando as pessoas sentem menos sinais de dor do que deveriam, o que pode acontecer em pessoas com diabetes. Além da hiperexcitabilidade, a neuropatia diabética também pode resultar em sensação reduzida, em especial nos pés. Os nervos não funcionam corretamente, e isso resulta em subatividade do sistema de dor. Sabemos que os nervos ainda estão lá, vivos, porque elas sentem alguma coisa às vezes.

3. A **ausência** de dor pode acontecer com diabetes prolongada ou grave, mas também com outras condições, como lesões na medula espinhal ou derrames. Essas pessoas não sentem absolutamente nada porque as células estão mortas ou extremamente danificadas e, por isso, não funcionam mais.

Esses três cenários — superatividade, subatividade e ausência de função — são todos transtornos. O sistema de dor não está funcionando direito.

Em alguns casos, pode ser difícil diferenciar a dor fisiológica normal daquela relacionada a outros transtornos dolorosos ou somatoformes. Um exemplo é a hérnia de disco na lombar que causa dor. Quando o disco fica com hérnia, isso não é um transtorno. O sistema de dor está fazendo o que deveria fazer. Entretanto, se a dor continua por um período prolongado mesmo depois da cirurgia e diversos remédios, em certo ponto podemos rotulá-la como um transtorno de dor. O que a transforma em um transtorno? Os nervos podem ser danificados devido à pressão da hérnia de disco. Esses nervos lesionados podem se tornar hiperexcitáveis. Podem enviar sinais de dor com muita frequência ou intensidade. O ponto em que a dor deixa de ser uma resposta normal e passa a ser a um transtorno é difícil, talvez impossível, de ser distinguido com base nos testes de diagnóstico atuais. Em alguns casos, não fica claro se ela é normal ou um transtorno. Contudo, quando a dor se torna crônica, grave ou não provocada, podemos chamá-la de transtorno.

Independentemente de a dor ser uma resposta normal a um ferimento ou um transtorno de dor, tratá-la é apropriado em todas as ocasiões. Por exemplo, sabemos que as pessoas sentirão dor ao fazer cirurgia. Isso é normal e esperado. Não obstante, ainda a tratamos para reduzir o sofrimento.

Essa diferença entre normal e anormal é importante. Os médicos que tratam a dor precisam ter boas habilidades clínicas. Precisam entender os muitos motivos pelos quais alguém poderia sentir dor. Precisam avaliar seus pacientes quanto a essas causas antes de supor que eles têm um transtorno de dor. Se um paciente chega com uma dor no pé, ela pode estar sendo causada por uma entorse, um espasmo muscular, um osso quebrado ou por um pedaço de vidro enfiado na pele. Cada causa exige um tratamento diferente. Tratar a dor como se fosse um transtorno poderia trazer algum alívio, mas não resolveria o problema. Na verdade, o problema poderia piorar. Todavia, se nenhuma causa para a dor no pé não for óbvia, o médico poderia diagnosticá-la como um transtorno de dor. Esse mesmo tipo de avaliação detalhada de causa e efeito é necessário ao avaliar se uma pessoa tem um transtorno mental. Novamente, ajudar pessoas a lidar com adversidades é bem diferente de tratar um cérebro que não funciona direito.

Definindo Transtornos Mentais Novamente

Segue uma nova definição simplificada de transtornos mentais: um transtorno mental é definido quando o cérebro não está funcionando direito. Agora, vamos expandir essa definição: um transtorno mental é definido quando o cérebro não funciona direito durante certo período e isso causa sintomas mentais que causam sofrimento ou dificuldades para viver normalmente.

Embora essa seja uma definição curta e concisa, cada parte importa e nenhuma delas pode ser tirada do contexto. Essa definição inclui quatro componentes necessários:

1. O cérebro não está funcionando direito.
2. Isso causa sintomas mentais.
3. Esse defeito ocorre durante certo período.
4. Os sintomas causam sofrimento ou dificuldades para viver uma vida normal.

Embora esses possam parecer conceitos simples, eles podem se complicar rapidamente.

O primeiro componente dessa definição — *o cérebro não está funcionando direito* — parece simples. No entanto, é difícil medir e avaliar isso com base em nossa tecnologia atual, assim como a dor. Temos muitos testes que conseguem medir a saúde e o funcionamento cerebral, como eletroencefalogramas e estudos de neuroimagem. Porém, nenhum deles é sensível e específico o suficiente para diagnosticar com precisão um transtorno mental. Medir o funcionamento de regiões cerebrais microscópicas é difícil. Assim, no mundo real, como podemos saber se o cérebro está funcionando direito?

Isso nos leva ao segundo componente dessa definição — *isso causa sintomas mentais*. Os sintomas são os melhores indicadores do funcionamento anormal do cérebro. Entretanto, assim como a dor, no que se refere aos sintomas dos transtornos mentais, a maioria pode ser funções cerebrais normais e saudáveis nas circunstâncias corretas. Mesmo algo como alucinações pode ocorrer com a maioria das pessoas nas circunstâncias corretas. Todos nós temos alucinações quando sonhamos — vemos e ouvimos coisas que não estão lá. Quando isso acontece na hora errada ou quando deixa de acontecer na hora certa, isso pode ser um transtorno. Podemos classificar os sintomas de acordo com as três categorias básicas que usamos para a dor — superatividade, subatividade e ausência da função.

O terceiro componente — *esse defeito ocorre durante certo período* — reforça que a duração dos sintomas importa. Nosso cérebro deixa de funcionar perfeitamente pelo menos em alguma ocasião, e isso resulta no que chamamos de sintomas. A maioria de nós tem ocasionais lapsos de memória. Às vezes achamos que ouvimos um barulho, que ninguém mais ouviu. Às vezes "acordamos do lado errado da cama" e nos sentimos deprimidos por nenhum motivo claro. Esses são exemplos do cérebro não funcionando direito. Esses não são transtornos mentais, e sim ocorrências comuns que podem acontecer devido a uma variedade de circunstâncias — uma noite mal dormida, uma situação extraordinariamente estressante, uso de álcool e drogas ou simplesmente ter um dia ruim. Em geral, essas são experiências curtas (também relacionadas ao metabolismo) com uma solução cérebro-corpo simples. Os transtornos mentais devem ser problemas *persistentes* com funções cerebrais que resultam em sintomas. A persistência dos sintomas atualmente faz parte de nosso processo de diagnóstico no campo da saúde mental, mas a quantidade de vezes varia segundo o diagnóstico.

Isso nos leva ao quarto componente de nossa definição: *os sintomas causam sofrimento ou dificuldades para viver uma vida normal*. Todos nós temos mudanças de emoções, cognição, motivações e comportamentos ao longo de nossa vida. Aprendemos. Crescemos. Conhecemos pessoas e fazemos mudanças. Passamos por experiências desafiadoras. Sofremos perdas e contratempos. Por si só, essas variações não são transtornos mentais. Só quando uma pessoa sofre com essas mudanças de forma incomum ou quando elas a impedem de viver a vida normalmente é que começamos a considerar a possibilidade de um transtorno mental. Não há dúvida de que essa parte da definição é complicada, e os debates sobre essa questão de sofrimento e dificuldades de viver normalmente são complicados. Duas questões são particularmente importantes:

1. **As pessoas têm o direito de ser únicas, criativas, fazer mudanças na vida e ir contra a cultura convencional.** Ser diferente não é um transtorno mental. Porém, a rejeição das outras pessoas da singularidade pode causar sofrimento. Por exemplo, muitos adolescentes passam por uma fase de rebeldia. Em geral, essa é uma parte normal do amadurecimento e do processo de se separar dos pais. Por si só, isso não caracteriza um transtorno mental. Muitas pessoas fazem dieta e verificam seu peso frequentemente.

Elas começam a pensar mais no que comem e na sua aparência. Isso não caracteriza um transtorno alimentar. Ambas as situações envolvem mudanças de emoções, cognição, motivações e comportamentos, mas uma aflição incomum e a incapacidade de viver normalmente não fazem parte da situação.

2. **Algumas pessoas com transtorno mental não notam isso.** Elas não percebem que, de alguma forma, seus sintomas são anormais. Não reconhecem como seus sintomas afetam seu comportamento e sua capacidade de viver a vida normalmente. Têm dificuldade de entender por que outros veem essas mudanças como incomuns. Talvez digam que são perfeitamente normais. Entretanto, se seus sintomas dificultarem consideravelmente sua capacidade de viver na sociedade, então um transtorno mental deve ser considerado.

É comum que pessoas com alucinações e delírios não notem seu transtorno. Por exemplo, pessoas com paranoia dirão que realmente estão sendo perseguidas — não é "mental", é real. Pessoas com transtornos alimentares dirão algumas vezes o quão felizes estão por estarem perdendo peso e melhorando a aparência. Veem quaisquer mudanças na forma como vivem, como dedicar menos tempo à escola ou aos amigos, como um sacrifício necessário para perder peso e ter uma aparência melhor. Podem ignorar os graves problemas de saúde que são evidentes para os demais. Ambas dirão que suas mudanças de emoções, cognição, motivações e comportamentos são normais e esperadas para qualquer pessoa que está passando por essas circunstâncias. Em geral, negarão qualquer dificuldade de viver normalmente. Assim, seriam esses transtornos mentais? Sim. Eles estão causando uma aflição significativa e/ou dificuldade de viver normalmente (isso poderia incluir problemas de saúde), mesmo que a pessoa não consiga enxergar ou reconhecer isso.

Essa graduação de dilemas faz com que seja difícil, se não impossível, diferenciar entre ser diferente e viver em uma sociedade implacável e rígida e ter um transtorno mental. O campo da saúde mental mudou seu posicionamento em questões como essa ao longo do tempo, tal como classificar a homossexualidade como um transtorno em certo ponto e, depois, reverter essa decisão.

Os Sintomas dos Transtornos Mentais

Agora que chegamos a uma nova definição de transtornos mentais, vamos usá-la descrevendo três cenários abrangentes que podem causar sintomas de transtornos mentais. Eles seguem o modelo descrito para os transtornos do sistema de dor — as funções cerebrais que estão superativas, subativas ou ausentes.

Funções Cerebrais Superativas

A superatividade ou hiperexcitabilidade das células cerebrais e das redes cerebrais já foi documentada em muitos transtornos mentais. Ao pensar nesse fenômeno, procuramos por sintomas ou funções cerebrais que ocorrem com mais frequência ou intensidade do que deveriam ou na hora errada.

Os sintomas de medo ou ansiedade podem ser o resultado da hiperexcitabilidade da amígdala — uma das regiões do cérebro envolvidas na resposta ao medo. Esses neurônios podem ser ativados no momento errado ou nunca serem desativados, o que causa sintomas de ansiedade em momentos inapropriados ou em uma resposta de medo exagerada.

Obsessões e compulsões podem ser o resultado de neurônios e redes hiperexcitáveis dessas regiões do cérebro associadas com o asseio e comportamentos de verificação. Nós normalmente nos asseamos e verificamos as coisas. O TOC acontece quando esses sistemas estão superativos.

Os sintomas psicóticos, como alucinações e desvarios, são encontrados em muitos transtornos mentais e neurológicos. Eles ocorrem em muitas pessoas que nunca são diagnosticadas com nenhum transtorno.

No momento, não sabemos exatamente quais células e regiões cerebrais causam os sintomas psicóticos, apesar de décadas de pesquisas intensas procurando por elas. Contudo, podemos raciocinar para tentar entender o que acontece no cérebro.

A forma mais fácil de entender os sintomas psicóticos é como a hiperexcitabilidade das células cerebrais que processam as percepções. Por exemplo, se as células e as redes cerebrais que percebem os sons estiverem hiperexcitáveis, as pessoas ouvirão coisas que não estão lá — uma alucinação auditiva. Os neurocirurgiões podem fazer as pessoas "alucinarem" estimulando áreas do cérebro com um eletrodo. Células hiperexcitáveis estariam fazendo basicamente a mesma coisa.

O problema pode não estar nos neurônios que percebem o som, mas em outros neurônios que os regulam ou diminuem a velocidade deles. Existe um grupo de neurônios chamado de "interneurônios corticais". Esses neurônios são conhecidos como inibitórios, pois secretam ácido gama-aminobutírico (GABA, segundo sua sigla em inglês), um neurotransmissor que reduz a atividade em suas células-alvo. As anormalidades no funcionamento desses neurônios foram encontradas em muitos transtornos, incluindo na esquizofrenia, na doença de Alzheimer, na epilepsia e no autismo. Essa falta de inibição resultaria na superatividade dos neurônios que eles deveriam inibir.

Outra possibilidade é a de que os sintomas psicóticos estejam relacionados com os sistemas do sono do cérebro. Como mencionado, todos nós temos alucinações e desvarios todos os dias — ao dormir. Quando sonhamos, ouvimos e vemos coisas que não estão lá. Acreditamos em coisas selvagens e loucas. Muitas pessoas têm pesadelos que incluem serem caçadas ou perseguidas. Se essas experiências ocorrem durante o sono, elas são pesadelos, e não transtornos mentais. É possível que as mesmas células e redes cerebrais que criam essas experiências à noite estejam hiperexcitáveis e sendo ativadas erroneamente durante o dia em pessoas com transtornos mentais.

No caso de alguns desvarios que parecem bizarros, como a síndrome de Capgras, em pessoas que acreditam que seus entes queridos foram substituídos por impostores, nós realmente sabemos quais são algumas das redes cerebrais específicas envolvidas nesse processo.[10] Essas áreas do cérebro parecem estar superativas e/ou subativas.

Uma observação importante é que as alucinações não são tão incomuns quanto as pessoas talvez acreditem. Os pesquisadores descobriram que de 12% a 17% das crianças de 9 a 12 anos e 5,8% dos adultos têm alucinações ao longo do dia.[11] Além disso, 37% dos adultos têm alucinações ao adormecer, as quais também são conhecidas como "alucinações hipnagógicas".[12] A maioria dessas pessoas não é diagnosticada com transtornos mentais.

Funções Cerebrais Subativas

Células e regiões cerebrais subativas foram documentadas em muitos transtornos mentais. Esse conceito facilmente explica pelo menos alguns dos sintomas que vemos. Eu diferencio funções subativas de ausentes porque as funções subativas indicam que os neurônios ainda estão vivos e funcionam pelo menos em algumas ocasiões. Isso é importante, pois significa que os sintomas virão e irão. Às vezes as coisas parecerão normais, em outras, porém, a pessoa apresentará sintomas. Veja alguns exemplos:

- Pessoas com TDAH podem ter uma redução na atividade de neurônios de norepinefrina no locus coeruleus. Esses neurônios ajudam as pessoas a se concentrar, planejar e continuar realizando uma tarefa, de modo que uma redução de sua atividade resultaria em sintomas do TDAH.
- Problemas cognitivos, como problemas de memória, podem ser causados por um funcionamento reduzido dos neurônios que estão envolvidos no armazenamento e recuperação de memórias. Obviamente, eles são afetados na doença de Alzheimer, mas também na maioria dos transtornos psiquiátricos crônicos. Pessoas com transtornos mentais crônicos costumam ter dificuldades cognitivas, mesmo que isso não faça parte de seus critérios de diagnóstico.
- Pelo menos um aspecto da depressão pode envolver uma redução da atividade de um sistema cerebral chamado de rede de modo padrão.[13] Isso resulta na diminuição ou desorganização da função cerebral normal.
- "Regulação emocional" é o termo usado para descrever sintomas em vários transtornos diferentes, incluindo de humor, de personalidade e de ansiedade. Existem sistemas cerebrais que foram feitos para nos ajudar a controlar nossas respostas emocionais e regular nosso humor. Em algumas pessoas, essas áreas do cérebro parecem estar subativas, resultando em sintomas como humor instável e explosões de raiva.

Ausência de Funções Específicas do Cérebro

Alguns transtornos mentais envolvem mudanças permanentes nas células e conexões cerebrais. Existem duas causas primárias para isso — *problemas de desenvolvimento* e *morte celular*. Esses problemas costumam estar respectivamente associados com transtornos de *neurodesenvolvimento* e *neurodegenerativos*. A morte celular também pode ocorrer devido a coisas como um derrame ou lesão cerebral, que são diferentes de transtornos neurodegenerativos, mas eles também podem resultar em sintomas mentais.

Existem muitos transtornos de neurodesenvolvimento. O autismo é um exemplo disso. Os neurônios e/ou as conexões entre eles parecem não existir ou, pelo menos, são diferentes.

Os transtornos neurodegenerativos, como a doença de Alzheimer, estão associados ao encolhimento do cérebro e à morte de neurônios. Quando eles morrem, em geral não existe uma maneira de ressuscitá-los.

Em ambos os casos, os neurônios ou as conexões que deveriam existir entre eles não existem, de modo que o cérebro fica incapacitado de realizar essas funções. Os sintomas causados por essas mudanças permanentes estão sempre presentes. Eles não vêm e vão. Os deficits sociais vistos no autismo são fixos. Pelo menos alguns dos deficits cognitivos vistos na doença de Alzheimer também são fixos. Eles não mudam de acordo com o dia. Contudo, tanto o autismo como a doença de Alzheimer também estão associados a sintomas mentais constantes, que não variam — ansiedade, psicose e mudanças de humor, para citar apenas alguns.

Esses três cenários — superatividade, subatividade e a ausência de funções cerebrais — podem ser relacionados a todos os transtornos mentais. No entanto, existem duas situações adicionais que vale a pena mencionar, visto que, à primeira vista, podem não parecer se encaixar tão bem nessas categorias: as adaptações cerebrais multifacetadas e os transtornos comportamentais.

Adaptações Cerebrais Multifacetadas
Às vezes o cérebro responde de forma complicada a situações que envolvem vários sintomas, alguns deles representando a ativação de algumas funções cerebrais e a inativação de outras. Vamos falar sobre a depressão, a hipomania e a resposta ao trauma. Todas elas podem ser normais e adaptativas quando ocorrem na hora certa e sob as circunstâncias apropriadas.

Elas são parecidas com a ativação dos sistemas nervosos simpático e parassimpático, que envolvem um conjunto complexo de funções cerebrais e corporais, algumas sendo ativadas, e outras, desativadas.

A depressão é uma reação normal de muitos estressores, adversidades e perdas. Quase todo mundo já ficou deprimido pelo menos uma vez na vida. Isso não costuma acontecer sem pausa durante duas semanas ou mais, mas é uma resposta cerebral normal. Embora isso possa incluir mudanças de humor, de energia, de apetite e de sono, podem ser bem diferentes com pessoas diferentes. Algumas pessoas parecem ter superatividade do sistema de apetite, e outras parecem ter subatividade, o que as faz comer demais ou de menos, respectivamente. Da mesma forma, algumas pessoas podem dormir demais, e outras não dormem o suficiente. Dividir a depressão em vários sintomas, alguns representando regiões cerebrais superativas ou subativas, provavelmente é o jeito mais eficaz e preciso de entendê-la, embora a depressão costume envolver diversos sintomas.

De muitas maneiras, a hipomania é o oposto da depressão — as pessoas podem se sentir muito bem ou eufóricas, ter um aumento de energia, ser mais produtivas e até passar muito bem dormindo menos. Isso pode ser normal. Na verdade, se isso ocorre à parte, não se trata de um transtorno diagnosticável, segundo o DSM-5. A maioria das pessoas já teve sintomas de hipomania em algum ponto da vida. Isso costuma acontecer quando as pessoas se apaixonam, mas também pode acontecer quando se sentem entusiasmadas com um projeto ou uma conquista, ou quando têm uma iluminação espiritual. De novo, isso pode durar uns cinco dias ou mais, mas pode acontecer, o que sugere que essas funções cerebrais fazem parte da programação de nosso cérebro.

A resposta ao trauma também é normal. Esses sintomas incluem flashbacks e pesadelos, evitar situações que lembram a pessoa do evento, efeitos negativos no humor e pensamentos negativos (similares à depressão), dificuldade para dormir, estar sempre no limite e hiperalerta e outros sintomas. Um grupo de pesquisa estudou mulheres logo depois de serem estupradas e descobriu que 94% delas tinham esse tipo de sintomas nas primeiras semanas.[14] Assim, todas essas respostas podem ser "normais".

Essas adaptações cerebrais multifacetadas se transformam em *transtornos* quando se tornam *superativas*. Elas podem ser ativadas na hora errada, durar por tempo demais ou resultar em sintomas excessivos ou exagerados. Em alguns casos, elas podem ser ativadas do nada, sem nenhum motivo óbvio — uma ativação hiperexcitável do sistema. Em outros casos, podem ser ativadas por um motivo claro, como um grande estressor da vida, mas não se desativarem depois de um período apropriado. Elas ficam "travadas" e "ligadas" quando deveriam estar se desligando. Isso é parecido com os neurônios de dor em muitos transtornos de dor. Às vezes eles podem ser ativados sem nenhum motivo óbvio, mas, às vezes, a menor lesão ou simplesmente se mover do jeito errado pode ativar a dor.

Transtornos Comportamentais

Alguns transtornos são vistos primariamente como comportamentais — em especial o uso de substâncias e os transtornos alimentares. Eles também merecem atenção especial. Lembre-se de que eles apresentam fortes relacionamentos bidirecionais com todos os transtornos mentais. Já mencionei que os transtornos mentais podem ser vistos de forma ampla como funções cerebrais superativas, subativas ou ausentes. Mas esses são comportamentos... com os quais as pessoas "escolhem" se envolver. O que eles têm a ver com o mau funcionamento do cérebro?

Existem três maneiras de encará-los. A primeira é que comer e usar substâncias com o potencial de causar dependência química são comportamentos controlados pelo nosso cérebro. Existem vias óbvias que controlam o desejo, o apetite, a motivação, o autodomínio, a impulsividade e a busca por novidade. Assim, em alguns casos, se essas partes do cérebro estiverem superativas ou subativas, elas podem levar as pessoas a se envolver com esses comportamentos, o que pode resultar em problemas. A segunda possibilidade é a de que muitas pessoas têm sintomas de outros transtornos mentais (devido a regiões cerebrais superativas ou subativas) e usam álcool, drogas ou mudam seus hábitos alimentares para lidar com eles. Isso costuma ser chamado de *hipótese da automedicação*. A terceira possibilidade é a de que algumas pessoas podem estar muito bem e "normais", mas começam a adotar esses comportamentos. Algumas podem começar usando drogas ou álcool simplesmente devido à pressão de colegas. Uma pessoa pode começar a fazer dieta pelo mesmo motivo. Como veremos à frente, todos esses comportamentos exercem efeitos poderosos no metabolismo e no cérebro. Eles podem causar anormalidades metabólicas, o que pode levar à superatividade e subatividade de funções específicas do cérebro, o que pode prender a pessoa em círculos viciosos — os quais chamamos de transtornos alimentares e transtornos por uso de substâncias.

Um Quebra-Cabeças Complicado

Um dos desafios para identificar o que causa os transtornos mentais é que as descobertas mencionadas até aqui, como a redução de atividade da rede de modo padrão resultar em depressão, não são consistentes em pessoas com o mesmo transtorno nem com a mesma pessoa em momentos diferentes. Com exceção de casos de anormalidades de desenvolvimento ou de morte celular, os sintomas vêm e vão, e o mesmo pode acontecer com as descobertas neurocientíficas. É por isso que ainda não temos testes para determinar um diagnóstico. As anormalidades de desenvolvimento também não são consistentes para transtornos específicos. Elas podem afetar vários tipos de células e regiões cerebrais em pessoas diferentes, inclusive pessoas diagnosticadas com o mesmo transtorno. Ao analisar mudanças cerebrais e a forma como o cérebro funciona em transtornos mentais, heterogeneidade e descobertas inconsistentes são a constante.

É muita coisa para encontrar a causa. Não é de se estranhar que o quebra-cabeças dos transtornos mentais venha se mostrando tão difícil de resolver. O que faz com que partes diferentes do cérebro se tornem superativas ou subativas, resultando em sintomas de transtornos mentais? O que faz com que os sintomas venham e vão? O que exatamente causa essas anormalidades de desenvolvimento ou áreas de encolhimento e morte celular? Por que elas são diferentes com pessoas diferentes? Todas essas perguntas precisam ser respondidas por uma teoria que tente apresentar a causa de todos os transtornos mentais. Estou ansioso para compartilhar com você que a teoria da energia cerebral pode fazer isso. E tudo por meio de *uma via comum*.

Capítulo 7

As Magníficas Mitocôndrias

Agora voltamos à discussão sobre o metabolismo para continuar a juntar as peças do quebra-cabeças. Lembre-se do exemplo do trânsito do Capítulo 5, onde cada carro foi comparado a uma célula humana. Eu descrevi o metabolismo como sendo bastante complexo. Ele está sempre mudando e pode ser diferente em células diferentes e em momentos diferentes. Para ser justo, isso não é exatamente *uma via comum*. Está mais para centenas de diferentes vias metabólicas.

Mas o que controla o metabolismo? Como o alimento e o oxigênio sabem aonde ir? O que altera o índice metabólico nas várias células? O que faz com que algumas células diminuam o ritmo e outras o aumentem? O que move essa intricada rede do corpo humano?

Alguns diriam que é o cérebro. Embora ele exerça um papel essencial no metabolismo, ele não pode controlá-lo em todas as muitas células do corpo na hora certa. Como o trânsito da cidade, deve haver algum nível de controle em nível de cada carro ou, no caso do corpo humano, em nível de cada célula. As células recebem estímulos de outras células, dizendo-lhes para parar ou seguir em frente. As células que estão perto umas das outras também emitem sinais que fazem as células vizinhas pararem ou seguirem em frente (pense nisso como as luzes de freio de um carro). Mas alguns desses sinais são enviados pelo corpo todo. Podem se originar de uma célula cerebral ou hepática, mas viajam longas distâncias para afetar células do corpo todo. Esses processos resultam na coordenação do metabolismo, assim como o trânsito também é coordenado em diversos níveis.

Existem muitas coisas que fazem o trânsito fluir. Os vários tipos de estradas e rodovias. Os muitos limites de velocidade em diferentes estradas.

Os sinais de pare e semáforos. Tudo isso é importante para a organização e o fluxo do trânsito da cidade. Mas, no fim das contas, a verdadeira força primária que controla o fluxo do trânsito são os motoristas dos carros. Eles sabem quais são as regras e as seguem. Fazem o carro andar. Fazem o carro parar. Usam as setas. Ficam atentos a problemas. Contornam esses problemas. Levam o carro até seu destino. E, embora os motoristas não saibam o que está acontecendo com todos os outros carros em todas as outras estradas ou rodovias, tudo isso funciona.

Será que as células humanas têm "motoristas" que as fazem parar e seguir em frente? Sim. Os motoristas das células humanas e do metabolismo humano são chamados de *mitocôndrias*. E *elas* são a *via comum* dos transtornos mentais e metabólicos.

Se você já teve aulas de biologia, provavelmente se lembra de que as mitocôndrias são as "usinas de energia da célula". Elas produzem energia para a célula transformando alimento e oxigênio em ATP. Embora não haja dúvidas de que seu papel na produção de energia seja essencial, as mitocôndrias são muito mais do que usinas de energia. Sem elas, a vida como a conhecemos não existiria.

No livro *Power, Sex, Suicide: Mitochondria and the Meaning of Life* [Poder, Sexo e Suicídio: As mitocôndrias e o Significado da Vida, em tradução livre], de 2005, o Dr. Nick Lane conta uma história detalhada e convincente das mitocôndrias e do papel delas na evolução humana.[1] Embora o título do livro talvez sugira uma leitura rápida de cultura popular, Lane apresenta uma história rigorosamente científica das mitocôndrias e do papel delas na saúde humana e na vida em si.

A Origem das Mitocôndrias

De início, a primeira mitocôndria era uma bactéria. Os pesquisadores calculam que as mitocôndrias evoluíram para se tornarem um organismo vivo e independente entre 1 e 4 bilhões de anos atrás. Um artigo de 1998, publicado na *Nature*, sugeriu que ela compartilha muitos dos genes da moderna *Rickettsia prowazekii*, uma bactéria que causa tifo.[2] Há bilhões de anos, outro organismo unicelular, uma *archaea*, engoliu essa mitocôndria ancestral. Em vez de a mitocôndria morrer depois de ser engolida, o que geralmente acontece, ambas viveram. Acredita-se que esse novo organismo evoluiu e se transformou na primeira célula *eucarionte* ou eucariótica (uma célula com um núcleo). O interior da bactéria começou a se concentrar em fabricar energia, e o organismo externo poderia se concentrar em obter alimento. Não se engane — isso é importante. Não é um fato trivial.

Assim, antes de a primeira célula nucleada abrigar o DNA humano e antes de ter outras organelas, havia uma mitocôndria — uma única mitocôndria e uma única célula hospedeira. Juntas, elas estavam determinadas a sobreviver. Na verdade, não apenas sobreviver, mas prosperar. Como todas as formas de vida, estavam nessa para vencer. E venceram!

Com o passar do tempo, foi esse arranjo simbólico que possibilitou a vida multicelular — basicamente toda vida que vemos ao nosso redor hoje em dia. Em todas as células eucariontes, essas bactérias internas evoluíram e se transformaram nas mitocôndrias. Nas plantas e algas (também eucariontes), algumas delas evoluíram e se transformaram no que chamamos hoje em dia de *cloroplastos*. Embora as mitocôndrias e os cloroplastos tenham nomes diferentes, eles são parecidos e funcionam de modo similar, e supõem-se que descenderam da mesma bactéria de bilhões de anos atrás. Ademais, acredita-se que essa união aconteceu apenas uma vez, e que todas as plantas, animais, algas e fungos que existem hoje em dia descenderam desse mesmo organismo. No caso daqueles que acreditam em Deus, esse conceito de um evento simples que deu início à vida como a conhecemos pode ser reconfortante. Para aqueles que não acreditam, esse foi apenas mais um dos eventos incomuns e improváveis que moldaram a evolução nos bilhões de anos seguintes. Independentemente de em que você acredita, esse foi um evento importante da história da vida.

Na evolução, ser o primeiro importa. Por exemplo, quando os genes se sobrepõem entre organismos diferentes, acredita-se que eles são mais importantes do que os genes únicos de espécies específicas. Acredita-se que a singularidade dos genes ocorreu mais recentemente na linha do tempo evolucionária, ao passo que os genes em comum se desenvolveram muito antes. As coisas que persistiram por um longo período são tidas como mais importantes para a vida. Existem pelo menos dois motivos para isso. O primeiro é que a evolução tende a se livrar das coisas que não são essenciais ou que não apresentam vantagens em termos de sobrevivência ou reprodução. Se os organismos evoluem a ponto de não precisarem mais de determinada característica, ela não será mais selecionada e acabará desaparecendo. O segundo é que novos genes e novas características devem se desenvolver em conjunto com os genes e características já existentes e se adaptar a eles. As mitocôndrias estavam em células eucariontes primeiro. De início, eram apenas uma bactéria e uma célula externa. Com o passar do tempo, o núcleo e outras organelas se desenvolveram. Por mais importantes que essas organelas sejam, as mitocôndrias chegaram primeiro. Elas provavelmente influenciaram o desenvolvimento de outras partes da célula e se tornaram indispensáveis. Na verdade, essas outras partes da célula não funcionariam direito sem as mitocôndrias.

As Mitocôndrias Modernas

As mitocôndrias não conseguem mais se replicar fora de uma célula eucarionte. Nos seres humanos, as mitocôndrias transferiram a maior parte de seu DNA para o núcleo da célula, onde fica o DNA humano. Existem cerca de 1.500 genes mitocondriais que agora estão embutidos no DNA humano. Esses 1.500 genes produzem as proteínas que são necessárias para criar ou fazer a manutenção das mitocôndrias, e essas proteínas são compartilhadas com todas as mitocôndrias da célula. Contudo, as mitocôndrias não abriram mão do DNA delas. Todas elas ainda têm 37 genes. As mitocôndrias individuais podem usar esse DNA por conta própria — e assim elas mantêm certo grau de independência, tanto umas das outras como da célula em que residem. Isso é muito incomum na biologia, e o objetivo disso ainda é uma questão de debate. Todavia, o ponto é o seguinte: as mitocôndrias e as células humanas agora estão 100% comprometidas umas com as outras. Uma não pode sobreviver sem a outra.

As mitocôndrias são pequenas. Em média, cada célula humana tem de 300 a 400 mitocôndrias.[3] Isso significa que existem cerca de 10 quatrilhões de mitocôndrias no corpo humano. Elas compõem cerca de 10% de nossa massa corpórea, apesar de seu pequeno tamanho. Em células metabolicamente exigentes — como as células cerebrais —, uma única célula pode conter milhares de mitocôndrias, compondo mais de 40% do volume celular.

As mitocôndrias são ocupadas. Embora pequenas quantidades de ATP possam ser produzidas sem mitocôndrias por meio de um processo chamado *glicólise*, as mitocôndrias produzem a maior parte do ATP, especialmente para as células cerebrais. Em um adulto humano normal, elas produzem cerca de 9×10^{20} das moléculas de ATP por segundo.[4] Um grupo de pesquisadores estudou células cerebrais usando técnicas de imagens especializadas e descobriu que um único neurônio do cérebro humano usa cerca de 4,7 bilhões de moléculas de ATP por segundo.[5] Isso é muito ATP!

As mitocôndrias se movem. Essa descoberta relativamente recente se baseia em novas técnicas de estudo das células vivas.[6] Quando uma célula morre sob o microscópio, nada se mexe, de modo que fica fácil entender por que os pesquisadores não achavam que as mitocôndrias podiam se mover. Outras organelas não costumam fazer isso. A descoberta de que as mitocôndrias realmente se movem em células vivas foi muito inesperada. Se quiser ver um vídeo das mitocôndrias se movendo, você poderá assisti-lo no artigo da *PLOS Biology*, nas Notas.[7] Muitos outros vídeos estão disponíveis online. Existe uma rede de microtúbulos e filamentos que passam pela célula, os quais costumam ser chamados de *citoesqueleto*, e que as mitocôndrias usam para se mover. Muitos mecanismos estão envolvidos, os quais vão além de nosso objetivo aqui, mas o ponto é simples: algumas mitocôndrias se movem.[8] Entretanto, parece que nem todas fazem isso. Algumas ficam apenas em um lugar, ao passo que outras se movem.

Por que elas se movem? Bem, um motivo é que elas parecem ir aos pontos da célula onde as coisas estão acontecendo e onde ela precisa de energia. A energia precisa ser produzida na quantidade certa, no lugar certo e na hora certa, e ela passa por um processo de reciclagem inimaginavelmente rápido que envolve as mitocôndrias. As mitocôndrias que não se movem parecem ficar em lugares onde as coisas estão sempre acontecendo — perto das fábricas que fazem proteínas (*ribossomos*) ou das sinapses em que há bastante atividade, o que é um fato bastante importante relacionado com como o cérebro funciona. Os pesquisadores que estudam as células cerebrais em microscópios já sabem há décadas como identificar onde ficam as sinapses — eles procuram pelas mitocôndrias.

As mitocôndrias são recicladoras rápidas. O ATP é a moeda de troca de energia das células humanas. Quando é usado como energia, um grupo de fosfato é removido, o que o transforma em difosfato de adenosina, ou

ADP. Esse ADP não consegue mais fornecer muita energia, mas se um grupo de fosfato for acrescentado a ele novamente, ele poderá ser usado. É isso o que as mitocôndrias fazem. Elas pegam o ADP e o transformam novamente em ATP ligando um grupo de fosfato e transferindo-o para o citoplasma da célula, onde ele é necessário. Elas dão um ATP e reciclam um ADP simultaneamente. Se houver muita atividade em determinada parte da célula, encontraremos as mitocôndrias lá. Elas precisam fornecer ATP, mas também pegam todo o ADP e o reciclam. Podemos encarar as mitocôndrias como pequenos aspiradores de pó, indo de célula em célula, aspirando ADP e produzindo ATP.

Lembra-se de que eu disse que havia bilhões de moléculas de ATP sendo usadas a cada segundo em apenas uma célula cerebral? Bem, se não houver uma ou duas mitocôndrias (bem... talvez mais do que isso) no lugar e na hora certos para entregar todo esse ATP e reciclar todo o ADP, as coisas começarão a dar errado rapidamente, diminuindo o ritmo ou parando de funcionar.

No entanto, o movimento das mitocôndrias é mais importante do que apenas se certificar de que a energia será fornecida no lugar e na hora certos. Também tem a ver com as interações mitocondriais com outras organelas e umas com as outras. Essas interações são de vital importância para quase todas as funções celulares e até para a expressão genética.

Para demonstrar o papel das mitocôndrias, primeiro precisamos rever algumas informações básicas sobre como os neurônios funcionam. Embora as funções de todas as células sejam complicadas, e as das células cerebrais ainda mais, existem algumas funções básicas que são diretamente reguladas pelas mitocôndrias. Entendê-las melhor me ajudará a ligar o metabolismo e as mitocôndrias com diferentes funções das células cerebrais. Usarei o próximo capítulo para explicar como todos os sintomas dos transtornos mentais estão diretamente relacionadas com as mitocôndrias e com o metabolismo.

Os neurônios têm um potencial de repouso da membrana. Basicamente, isso significa que o interior da célula tem uma carga negativa em comparação com o exterior da célula. Essa carga é de vital importância para o funcionamento da célula. Ela é criada por bombas de íons, que bombeiam sódio, potássio, cálcio e outros íons para dentro ou fora da célula, ou entre compartimentos dentro da célula. Essas bombas precisam de energia.

As células bombeiam muitos íons para se preparar para serem ativadas. Quando uma célula é ativada, ela desencadeia uma sequência de eventos que faz a célula fazer o que tem de fazer, quer isso envolva liberar um neurotransmissor, um hormônio ou fazer alguma outra coisa. É como preparar uma fila de dominós. É trabalhoso prepará-los, mas é fácil derrubá-lo encostando em apenas um deles. Quando eles caem, precisamos prepará-los novamente. Isso exige esforço. As mitocôndrias fornecem quase toda a energia necessária para fazer isso.

O que Mais as Mitocôndrias Fazem?

Os níveis de cálcio exercem um importante papel no funcionamento das células. Níveis elevados de cálcio no citoplasma podem desencadear o acontecimento de várias coisas. De muitas formas, o cálcio é como um botão de "liga/desliga". Quando os níveis estão elevados, a célula está "ligada". Quando os níveis estão baixos, a célula está "desligada". As mitocôndrias estão diretamente envolvidas na regulagem de cálcio. Se as mitocôndrias não conseguem funcionar direito, a regulagem de cálcio é prejudicada — e o mesmo pode acontecer com esse importante botão de "desligar".[9] Assim, as mitocôndrias são essenciais para ligar e desligar as células. Elas fornecem a energia necessária para bombear íons e regulam os níveis de cálcio que funcionam como sinais fundamentais de liga/desliga.

A energia e as mitocôndrias são necessárias para ligar *e* desligar as células. Isso pode parecer paradoxal, mas faz mais sentido se encararmos o botão de "desligar" como freios eletrônicos de um carro que precisam de energia para funcionar. Se não houver energia suficiente para aplicar os freios total e rapidamente nos momentos apropriados, não poderemos controlar esse carro, prejudicando grandemente o fluxo do trânsito. É importante entender essas consequências dicotômicas das disfunções metabólicas e mitocondriais. Algumas células permanecerão ligadas por tempo demais quando estiverem sem energia, ao passo que outras não funcionarão. Voltaremos a falar sobre isso em breve.

Ligar e desligar células é de vital importância. Entender esse funcionamento nos ajudará a explicar grande parte dos sintomas dos transtornos mentais. Todavia, na verdade, as mitocôndrias fazem muito mais do que isso. O papel delas na saúde é uma área de ponta e vigorosa da pesquisa que abrange quase todos os campos da medicina.

Descreveremos alguns dos outros papéis que as mitocôndrias exercem que são importantes para seu relacionamento com a saúde mental.

As Mitocôndrias Ajudam a Regular Amplamente o Metabolismo

Em 2001, um peptídeo chamado *humanina* foi o primeiro registrado a exercer amplos efeitos no metabolismo e na saúde.[10] Parece que o gene desse peptídeo se encontra tanto no DNA mitocondrial como no nuclear. Ele foi descoberto em uma pesquisa sobre a doença de Alzheimer. Desde sua descoberta, dois outros peptídeos, MOTS-c e SHLP1–6, foram descobertos e incluídos em uma nova classe de moléculas chamadas de *peptídeos derivados da mitocôndria*. Os genes desses peptídeos estão no DNA mitocondrial e são produzidos pelas mitocôndrias. Os pesquisadores estão muito interessados neles hoje em dia. Foi comprovado que eles exercem efeitos benéficos em doenças como doença de Alzheimer, derrames, diabetes, ataques cardíacos e certos tipos de câncer. Eles também têm efeitos amplos no metabolismo, na sobrevivência celular e na inflamação.[11] A existência desses peptídeos sugere que as mitocôndrias conseguem se comunicar umas com as outras por meio desses sinais de peptídeos para regular o metabolismo no corpo.

As Mitocôndrias Ajudam a Produzir e Regular Neurotransmissores

Os neurotransmissores foram o foco primário no campo da saúde mental. Acontece que as mitocôndrias exercem um papel fundamental na produção, secreção e regulagem geral deles.

Os neurônios costumam ter um neurotransmissor específico em que eles se especializam em fabricar. Eles produzem serotonina. Outros produzem dopamina. O processo de fabricar um neurotransmissor consume energia e blocos de construção. As mitocôndrias fornecem *ambos*. Elas exercem um papel direto na produção de acetilcolina, glutamato, norepinefrina, dopamina, GABA e serotonina.[12] Uma vez produzidos, os neurotransmissores são armazenados em vesículas, ou pequenas bolhas, até que estejam prontos para ser usados. As vesículas cheias de neurotransmissores viajam pelo axônio para chegar até seu local de liberação final. Isso exige energia. O sinal para liberar os neurotransmissores depende do potencial de repouso da membrana e dos níveis de cálcio já mencionados. Uma vez que esse sinal chega, a liberação dos neurotransmissores em si também exige energia. O que é fascinante é que quando os neurotransmissores são liberados no local, as mitocôndrias vão para outro local da membrana da célula para liberar um novo grupo de neurotransmissores.[13] Uma vez liberados, os neurotransmissores afetarão o tecido-alvo, quer esse seja outra célula nervosa, muscular ou glandular. Depois de serem liberados dos receptores na célula-alvo, eles são reabsorvidos pelos terminais axônicos (um processo chamado *recaptação*), e adivinhe: isso exige energia. Então eles são recaptados para as vesículas para a próxima rodada — mais energia.

As mitocôndrias costumam ser encontradas em grande quantidade nas sinapses. Quando não conseguem chegar às sinapses, os neurotransmissores não são liberados, mesmo que haja ATP disponível.[14] Quando as mitocôndrias não funcionam direito, os neurotransmissores se tornam desequilibrados. Visto que os neurotransmissores são um modo importante de as células nervosas se comunicarem umas com as outras, o desequilíbrio pode prejudicar as funções normais do cérebro.

O papel das mitocôndrias, em regular os neurotransmissores, vai muito além de seu envolvimento na síntese, liberação e recaptação deles. As mitocôndrias têm receptores para alguns neurotransmissores, indicando um ciclo de feedback entre os neurotransmissores e as mitocôndrias. Elas têm também algumas das enzimas envolvidas na degradação dos neurotransmissores, como a monoamina oxidase. Estão envolvidas na regulagem da liberação do GABA e o armazenam dentro delas.[15] Por fim, vários neurotransmissores são conhecidos por regular a função, produção e o crescimento mitocondriais. Obviamente, os neurotransmissores são muito mais do que apenas mensageiros entre as células que afetam o humor. São reguladores essenciais do metabolismo e das próprias mitocôndrias. Voltaremos a falar sobre isso mais tarde.

As Mitocôndrias Ajudam a Regular a Função do Sistema Imunológico

As mitocôndrias também exercem um papel essencial na função do sistema imunológico.[16] Isso inclui combater vírus e bactérias, mas também inclui inflamações menores, as quais vêm sendo encontradas na maioria dos transtornos metabólicos e mentais até certo ponto. As mitocôndrias ajudam a regular como as células imunológicas lidam com imunorreceptores. Quando as células estão sob muito estresse, elas costumam liberar componentes mitocondriais, que servem como um sinal de perigo para o restante do corpo, o qual ativa uma inflamação crônica de baixo nível.[17]

Um estudo analisou tipos específicos de células imunológicas chamadas de macrófagos para ver como elas coordenam os complexos processos de reparação ao curar uma ferida. As células fazem coisas diferentes durante fases diferentes da cura. Até esse estudo, não sabíamos como as células sabiam quando e como trocar de fases. Os pesquisadores descobriram que as mitocôndrias controlavam especificamente esses processos.[18]

As Mitocôndrias Ajudam a Regular as Respostas ao Estresse

Hoje sabemos que as mitocôndrias ajudam a controlar e coordenar a resposta ao estresse no corpo humano. Isso inclui tanto estressores físicos quanto mentais. Os estressores físicos incluem coisas como fome, infecções ou falta de oxigênio. Os estressores mentais são qualquer coisa que nos ameace ou desafie (como vimos no capítulo anterior).

Quando as células estão fisicamente estressadas, elas iniciam um processo chamado de *resposta integrada ao estresse*. Esse é um esforço coordenado pela célula para se adaptar e sobreviver a circunstâncias adversas por meio de mudanças no metabolismo, na expressão genética e em outras adaptações. Muitas linhas de pesquisa mostram que o estresse mitocondrial leva à resposta integrada ao estresse.[19] Se a célula não conseguir lidar com o estresse, uma de duas coisas acontecem — ela ativa sua própria morte, um processo chamado de *apoptose*, ou entra em um modo "zumbi", chamado de *senescência*, que vem sendo associada ao envelhecimento e muitos problemas de saúde, como o câncer.

Até recentemente, não sabíamos como os diferentes aspectos da resposta fisiológica ao estresse são coordenados no corpo e cérebro. Acontece que as mitocôndrias exercem um papel de vital importância! Um estudo brilhante do Dr. Martin Picard e colegas demonstrou isso, e o título dele diz tudo: "As funções mitocondriais modulam as respostas neuroendócrinas, metabólicas, inflamatórias e transcricionais ao estresse psicológico agudo."[20] Esses pesquisadores estavam estudando camundongos e manipularam geneticamente suas mitocôndrias para ver que efeitos isso teria na resposta ao estresse deles. Eles manipularam apenas quatro genes diferentes — dois localizados nas próprias mitocôndrias e dois localizados no núcleo da célula que produzia proteínas usadas exclusivamente nas mitocôndrias. Cada manipulação genética resultou em problemas diferentes na função mitocondrial. Entretanto, mesmo com apenas quatro manipulações, eles descobriram que todos os fatores da resposta ao estresse foram afetados. Isso incluiu mudanças nos níveis de cortisol, no sistema nervoso simpático, nos níveis de adrenalina, na inflamação, nos marcadores metabólicos e na expressão genética do hipocampo. Eles concluíram que as mitocôndrias estavam diretamente envolvidas no controle de todas essas respostas ao estresse, e se as mitocôndrias não estivessem funcionando direito, as respostas ao estresse eram alteradas.

As Mitocôndrias Estão Envolvidas na Produção, Liberação e nas Respostas aos Hormônios

As mitocôndrias são as principais reguladoras dos hormônios. As células que produzem os hormônios exigem mais energia do que a maioria. Elas sintetizam os hormônios, os embalam e os liberam, assim como no caso já descrito para os neurotransmissores. Isso exige bastante ATP, e as mitocôndrias estão lá para entregá-lo.

No caso de alguns hormônios, as mitocôndrias são ainda mais importantes — isso inclui nomes bem conhecidos, como cortisol, estrogênio e testosterona. As enzimas necessárias para iniciar a produção desses hormônios são encontradas apenas nas mitocôndrias. Sem elas, esses hormônios não podem ser produzidos. E tem mais. As mitocôndrias de outras células às vezes têm receptores para esses hormônios. Assim, em alguns casos, esses hormônios podem começar nas mitocôndrias em um tipo de célula e terminar com mitocôndrias em outro tipo.

As Mitocôndrias Criam Espécies Reativas de Oxigênio (EROs) e Ajudam a Limpá-las

As mitocôndrias queimam combustível — seja carboidratos, gorduras ou proteínas. Às vezes a queima de combustível pode gerar resíduos. Quando as mitocôndrias queimam combustível, os elétrons fluem pela cadeia transportadora de elétrons. Esses elétrons são uma fonte de energia que costuma ser usada para fabricar ATP ou calor. Contudo, às vezes eles podem vazar do sistema costumeiro. Quando isso acontece, eles formam o que são chamadas de espécies reativas de oxigênio (EROs),[21] que incluem moléculas como ânion superóxido (O_2^-), peróxido de hidrogênio (H_2O_2), radical hidroxila (•OH) e peróxidos orgânicos. Em certo ponto, os pesquisadores acreditavam que as EROs não passavam de resíduos tóxicos. Agora sabemos que pequenas quantidades de EROs servem para um processo sinalizador útil dentro da célula. Por exemplo, um artigo de 2016, publicado na *Nature,* informou que as EROs eram as principais reguladores da produção de calor e do gasto energético — uma ampla medida do índice metabólico.[22] Porém, grandes quantidades de EROs *são* tóxicas e resultam em inflamação.[23] Talvez você já tenha ouvido falar do termo *estresse oxidativo* — ele é isso! As EROs são conhecidas por causar danos às mitocôndrias e células. Estão associadas ao envelhecimento e a muitas doenças. Dado que as EROs são produzidas bem nas mitocôndrias e são altamente reativas, elas costumam danificar as mitocôndrias primeiro. O DNA mitocondrial fica desprotegido, de modo que grandes quantidades de EROs são conhecidas por causar mutações no DNA mitocondrial. Essas EROs também podem danificar o maquinário mitocondrial em si. Se vazarem das mitocôndrias, elas podem danificar várias partes da célula.

Ademais, as mitocôndrias servem como zeladoras das EROs. Além de produzir EROs, as mitocôndrias também as limpam por meio de um elaborado sistema de enzimas e outros fatores que servem para desintoxicar as EROs.[24] As células têm outros sistemas antioxidantes também, mas as mitocôndrias exercem um papel. Quando o sistema de desintoxicação não funciona direito, os resíduos dessas EROs podem se acumular e causar danos. Isso pode resultar em disfunção celular, também conhecida como envelhecimento, morte celular e doenças.

As Mitocôndrias Mudam de Forma

As mitocôndrias mudam de forma para responder a diferentes fatores ambientais. Às vezes, elas são longas e finas. Outras vezes, são curtas e grossas. Em outras, elas são redondas. Além de mudarem de forma, elas interagem umas com as outras de modos profundos. Elas podem se juntar para formar apenas uma mitocôndria — um processo chamado de *fusão.* Podem se dividir para formar duas mitocôndrias — um processo chamado de *fissão.* Essas mudanças de formatos são muito importantes para o funcionamento celular. Em 2013, dois artigos publicados no periódico *Cell* mostraram que o processo das mitocôndrias de se fundir umas com as outras afetava significativamente o armazenamento de gordura, os hábitos alimentares e a obesidade.[25] As mudanças mitocondriais em formato e sua fusão umas com as outras parece gerar sinais que podem afetar todo o corpo humano. Quando as mitocôndrias não conseguem fazer isso, surgem problemas metabólicos, não apenas nas células afetadas, mas, às vezes, no corpo todo.

As Mitocôndrias São Protagonistas na Expressão Genética

O genoma humano fica no DNA nuclear. Ele fica dentro do núcleo da célula. Antigamente, os pesquisadores achavam que os genes controlavam tudo no corpo humano. Eles supunham que o núcleo era o centro de controle da célula. Agora sabemos que nem sempre é uma questão dos genes em si, mas mais do que faz certos genes serem ativados ou desativados. Esse é o campo da *epigenética*.

As mitocôndrias são as reguladoras primárias da epigenética. Elas enviam sinais para o DNA nuclear de várias formas. Isso costuma ser chamado de *resposta retrógrada*.

Já se sabe há um bom tempo que o índice de ATP e de ADP e os níveis de EROs e de cálcio podem afetar a expressão genética. Tal como você já sabe, todos eles estão diretamente relacionados com a função mitocondrial. No entanto, dado que esses também são marcadores da saúde e função celular em geral, ninguém nunca refletiu demais nisso. Com certeza não encaravam isso como uma maneira das mitocôndrias de controlar diretamente a expressão genética no núcleo.

Em 2002, descobriu-se que as mitocôndrias são necessárias para o transporte de um importante fator epigenético, a proteína nuclear histona H1.[26] Essa proteína ajuda a regular a expressão genética e é transportada do citoplasma para o núcleo, um processo que exige ATP. Contudo, os pesquisadores descobriram que o ATP por si só não é o suficiente. As mitocôndrias devem estar presentes para que essa transferência ocorra. Sem as mitocôndrias, ela não acontece.

Em 2013, descobriu-se que as EROs mitocondriais desativavam diretamente uma enzima chamada de histona demetilase Rph1p, que regula a expressão genética epigenética no núcleo da célula.[27] Descobriu-se que esse processo exerce um papel na extensão do tempo de vida da levedura, e acredita-se que ele exerce um papel nos seres humanos também.

Em 2018, dois estudos adicionais demonstraram ainda mais o papel das mitocôndrias na expressão genética. O primeiro foi um relatório da bióloga molecular Maria Dafne Cardamone e colegas, mostrando que uma proteína, a GPS2, é liberada pelas mitocôndrias em resposta ao estresse metabólico.[28] O estresse metabólico pode ser causado por várias coisas, mas a fome é um exemplo claro. Uma vez que a GPS2 é liberada pelas mitocôndrias, ela entra no núcleo da célula e regula vários genes relacionados com a biogênese mitocondrial e com o estresse metabólico.

Outro grupo de pesquisares, o Dr. Kyung Hwa Kim e colegas, descobriu outra proteína mitocondrial, a MOTS-c, que é produzida pelo DNA mitocondrial e afeta a expressão genética.[29] Isso foi muito inesperado. Por volta de uns vinte anos atrás, todo mundo supunha que o DNA mitocondrial tinha a ver apenas com o maquinário necessário para produzir ATP. A MOTS-c também é produzida em resposta ao estresse metabólico. Depois que a MOTS-c é produzida nas mitocôndrias, ela vai até o núcleo e se liga ao DNA nuclear. Isso resulta na regulação de uma ampla gama de genes — relacionados a respostas ao estresse, metabolismo e efeitos antioxidantes.

Por último, e o mais espetacular, o Dr. Martin Picard e colegas realizaram uma experiência em que manipularam mitocôndrias com mutações nas células e descobriram que, ao passo que aumentavam o número de mitocôndrias disfuncionais, mais problemas epigenéticos e mudanças ocorriam.[30] Isso impactou quase todos os genes expressos nas células. Por fim, em situações nas quais quase todas as mitocôndrias eram disfuncionais, as células morreram. Esse estudo forneceu evidências de que as mitocôndrias não estão apenas envolvidas na expressão de genes relacionados ao metabolismo de energia, mas talvez na expressão de *todos* os genes.

As Mitocôndrias Podem se Multiplicar

Sob as circunstâncias apropriadas, as células produzirão mais mitocôndrias — um processo chamado de *biogênese mitocondrial*. Algumas células acabam ficando com muitas mitocôndrias. Essas células podem produzir mais energia e funcionam com capacidade aumentada. Muitos acreditam que quanto mais mitocôndrias saudáveis houver na célula, mais saudável ela será. Sabemos que o número de mitocôndrias diminui com a idade. Também sabemos que esse número diminui com muitas doenças. As pessoas que são consideradas as "mais aptas" entre nós — os campeões atléticos — têm mais mitocôndrias do que a maioria, e suas mitocôndrias parecem ser mais saudáveis.

As Mitocôndrias Estão Envolvidas no Crescimento e na Diferenciação Celular

O crescimento e diferenciação celular são processos complicados durante os quais uma célula-tronco genérica se torna uma célula especializada. *Diferenciação* significa que as células se tornam diferentes umas das outras e assumem papéis especializados. Algumas se tornam células cardíacas. Outras se tornam células cerebrais. No cérebro, células diferentes assumem papéis variados. As células cerebrais mudam ao longo da vida. Algumas formam novas sinapses. Outras eliminam partes desnecessárias. Algumas crescem e se expandem quando necessário. Isso se chama *neuroplasticidade*.

Esse processo de crescimento e diferenciação envolve a ativação de genes específicos nas células certas e na hora certa. Também envolve muitas vias sinalizadoras. Por último, envolve a produção de blocos de construção para novas células e novas partes de células, tudo em equilíbrio com as necessidades energéticas.

Já sabemos há um bom tempo que as mitocôndrias são essenciais para o crescimento e diferenciação celular. A maioria dos pesquisadores supunha que era uma simples questão de sua função como usinas de energia, visto que o crescimento e a diferenciação celular precisam de energia. Entretanto, pesquisas recentes sugerem um papel muito mais ativo. Sua regulagem dos níveis de cálcio e outras vias sinalizadoras são essenciais para esse processo.[31] Sua fusão umas com as outras parece enviar sinais que ativam genes no núcleo. Quando as mitocôndrias não conseguem se fundir, as células não se desenvolvem corretamente.[32] Outras pesquisas mostraram que o crescimento e a maturação mitocondriais são essenciais para a correta diferenciação celular.[33] E ainda outras pesquisas indicaram um papel direto e essencial das mitocôndrias no desenvolvimento das células cerebrais.[34] O ponto é que as células não se desenvolvem normalmente quando as mitocôndrias não funcionam direito.

As Mitocôndrias Ajudam a Fazer a Manutenção das Células Existentes

No capítulo anterior, falamos sobre a *autofagia* e sobre a manutenção das células. Acontece que as mitocôndrias estão diretamente envolvidas nesse processo também. Elas geram muitos dos sinais, como as EROs e outros fatores metabólicos, que exercem um papel-chave na autofagia. Também interagem com outras partes da célula, como os lisossomos, que estão envolvidos nesse processo. O trabalho de manutenção também exige energia e blocos de construção, e as mitocôndrias estão lá para fornecer ambos.

As mitocôndrias parecem estar em um complexo ciclo de feedback com a autofagia, visto que as mitocôndrias disfuncionais podem ser removidas e substituídas por mitocôndrias saudáveis em um processo chamado de *mitofagia*. As mitocôndrias podem se beneficiar da autofagia, mas também exercem um papel em estimular a autofagia mais amplamente para a célula inteira.[35]

As Mitocôndrias Eliminam Células Velhas e Danificadas

As células morrem todos os dias. Existem dois tipos conhecidos de morte celular — *necrose* e *apoptose*. A necrose ocorre quando uma célula é morta de repente, como uma célula cardíaca morrendo durante um ataque cardíaco. A necrose é ruim. A apoptose ocorre quando as células ficam velhas ou são danificadas. Ela é um processo planejado que costuma ser chamado de *morte celular programada* — o sinal para morrer vem da própria célula. Em geral, a apoptose é vista como uma coisa extremamente boa para a saúde e sobrevivência humana. Ela permite que células velhas sejam substituídas por novas. Isso elimina células danificadas que poderiam se transformar em câncer. Todos os dias, cerca de 10 bilhões de células do corpo humano morrem e são substituídas por novas.[36]

Antes pensávamos que os genes do núcleo controlavam a apoptose. Hoje sabemos que esse não é o caso. Quem faz isso são as mitocôndrias. Quando passam por níveis elevados de estresse e acumulam grandes quantidades de EROs, elas começam a se degradar. Quando isso acontece, elas liberam uma proteína chamada de *citocromo c*, que ativa o que são chamadas de "enzimas da morte". — as *caspases*. Essas enzimas degradam tudo na célula até que ela morra. Muitas partes da célula são recicladas. De certa forma, a autofagia e a apoptose estão relacionadas, mas são processos diferentes. Em geral, a autofagia tem a ver com consertar e substituir partes da célula, mas ela continua viva. A apoptose é a morte da célula inteira. Contudo, ambas são necessárias para a saúde e longevidade, e as mitocôndrias exercem um papel em ambas.

Existem ainda mais tipos de morte celular, as quais estão além do âmbito deste livro. Todavia, uma revisão pode relacionar todas elas às funções das mitocôndrias.[37]

Juntando Tudo

As mudanças são difíceis. Modelos, práticas e estruturas conceituais são difíceis de mudar. Mas e se nossas ideias sobre o controle das células estivessem erradas esse tempo todo?

Voltando à nossa analogia automotiva, eu sugeri que cada célula era como um carro no movimentado trânsito de uma grande cidade. Se olharmos dentro de cada carro, veremos que há muitos motoristas — todas as mitocôndrias. Pode ser mais fácil mudar a metáfora neste ponto e encarar o interior de cada célula como uma fábrica. Ela recebe suprimentos, como a glicose, os aminoácidos e o oxigênio, e realiza uma função. Algumas fabricam neurotransmissores. Outras fabricam hormônios. Algumas são células musculares e fazem o corpo se mexer. As mitocôndrias são os funcionários dentro dessas fábricas (comparar as mitocôndrias a funcionários é uma analogia que Nick Lane usa em seu livro também).[38] Elas têm muitos papéis, bem como muitas tarefas diferentes. Algumas mitocôndrias ajudam a produzir e liberar hormônios ou neurotransmissores. Outras trabalham como zeladoras — ajudando a limpar as EROs e outros resíduos. Algumas ajudam na comunicação com o núcleo — enviando sinais para ativar e desativar genes. Elas regulam o cálcio, as EROs e outros sinais importantes nas células. Trabalham juntas e se comunicam umas com as outras — se fundem umas com as outras, se movem nas células e se comunicam com as mitocôndrias de outras células por meio de hormônios, como o cortisol, e por meio de outros mecanismos, como os peptídeos derivados da mitocôndria. E, claro, fornecem a maior parte da energia — ou ATP — para fazer a fábrica funcionar. Quando os funcionários de uma célula não estão indo bem, eles não só afetam o restante da força de trabalho dessa célula, como também podem afetar os funcionários de outras células.

Ao longo dos últimos vinte anos, grande parte das novas evidências relacionadas com o papel das mitocôndrias nas células foi chocante e inesperada. Quase ninguém imaginava que as mitocôndrias pudessem controlar a regulagem de genes no núcleo — tanto diariamente como durante o crescimento e diferenciação celular. A interação delas com outras organelas e a regulagem que fazem delas, como o retículo endoplasmático e os lisossomos, também foram surpreendentes. Elas eram encaradas como minúsculas fábricas de ATP relativamente insignificantes. Eram descritas às vezes como "pequenas baterias". Muitos pesquisadores ainda acham isso.

Por séculos, os pesquisadores vêm tentando descobrir como as células funcionam. Até recentemente, eles vinham se concentrando primariamente nas partes grandes das células, ignorando bastante as pequenas mitocôndrias. Muitos ainda acham que o núcleo, com seu cobiçado genoma humano, é o centro de controle. Outros acham que tudo se resume à membrana celular externa e aos vários receptores embutidos nela. Diversos neurotransmissores ou hormônios fazem as células fazerem algo. E se houver algo de verdade em ambas as perspectivas, mas a história real for sobre as mitocôndrias — os funcionários? Dados todos os papéis que as mitocôndrias exercem em tantos aspectos da função celular, seria possível que elas fossem a verdadeira resposta para entender como as células funcionam? E se todas as muitas organelas da célula fossem apenas grandes máquinas ou depósitos para serem usados pelas mitocôndrias para realizarem diferentes tarefas na célula? Será que o núcleo poderia ser apenas um grande centro de armazenamento do DNA, as plantas da célula, que seria usado quando necessário pelas mitocôndrias? Será que as outras organelas poderiam ser grandes máquinas feitas para fabricar proteínas (ribossomos) ou descartar resíduos (lisossomos) e usadas pelas mitocôndrias para esses fins? Afinal, as mitocôndrias são as únicas organelas que se movem na célula, interagem umas com as outras e com todas as outras organelas. Elas foram as primeiras a estar nas células. Foram as primeiras organelas. Também foram um organismo vivo independente em algum ponto. De muitas formas, as evidências não podem descartar isso.

Para deixar claro, não estou sugerindo que as mitocôndrias têm um cérebro e tomam decisões independentes em todas essas funções. Antes, estou sugerindo que elas agem como pequenos funcionários robóticos, fazendo o que foram programadas para fazer. São servas antigas e leais das células humanas. Mas como muitos outros servos que não recebem o devido valor, talvez elas mereçam um pouco mais de respeito e reconhecimento por tudo que fazem.

Quer tenha gostado dessa analogia, quer não, mesmo que deseje continuar pensando nas mitocôndrias como nada além do que pequenas baterias, uma coisa é abundantemente clara e incontestável: quando as mitocôndrias não funcionam direito, o mesmo acontece com o corpo e com o cérebro humano.

Capítulo 8

Um Desequilíbrio de Energia Cerebral

No capítulo anterior, fizemos uma revisão das mitocôndrias em toda sua glória. A função delas afeta todas as células do corpo humano. Seu envolvimento em todos os aspectos da função celular, dos neurotransmissores, dos hormônios, da inflamação, da função do sistema imunológico, da regulagem da expressão genética, do desenvolvimento e da manutenção e saúde das células resulta em amplos efeitos pelo corpo e pelo cérebro. Elas são os motoristas das células e do metabolismo. São a força de trabalho do corpo humano.

Mas a questão permanece: temos evidências de que os problemas metabólicos estão relacionados com os transtornos mentais? E como?

Sim! Temos muitas evidências que relacionam os problemas metabólicos com os transtornos mentais.

Como vimos no Capítulo 5, os médicos e os pesquisadores já sabem há mais de um século que os transtornos mentais parecem estar ligados aos transtornos metabólicos, como a diabetes. As evidências diretas de que as anormalidades metabólicas em pessoas com transtornos mentais, mesmo aquelas que não têm obesidade, diabetes ou doenças cardiovasculares, datam de pelo menos da década de 1950. Entre as anormalidades encontradas nos marcadores do metabolismo estão as diferenças nos níveis de ATP, marcadores de oxidorredução (o equilíbrio entre oxidantes, como as EROs, e antioxidantes), hormônios, neurotransmissores e o lactato (um marcador de estresse metabólico). Na década de 1980, descobriu-se que, em geral, administrar lactato nas veias de uma pessoa com transtorno do pânico faria com que ela tivesse um ataque de pânico imediato.[1] Como já mencionado, o desequilíbrio de cortisol também parece exercer um efeito, pelo menos em algumas pessoas, e esse é um hormônio metabólico.

Estudos de neuroimagem forneceram uma quantidade esmagadora de evidências no que se refere às diferenças metabólicas no cérebro de pessoas com transtornos mentais. Imagens por ressonância magnética funcional (fMRI) e por espectroscopia no infravermelho próximo (NIRSI) podem medir mudanças localizadas no fluxo sanguíneo cerebral relacionadas com a atividade neural, que é um marcador indireto do metabolismo e da atividade cerebral. A tomografia por emissão de pósitrons (PET), as imagens de dependência do nível de oxigenação no sangue (BOLD) e a tomografia computadorizada por emissão de fóton único (SPECT) medem alguma métrica do metabolismo — níveis de glicose, oxigênio ou uma molécula radioativa que os pesquisadores injetam na veia de uma pessoa. Todos esses estudos por imagens medem o metabolismo no cérebro, pois o metabolismo é um marcador de atividade cerebral. Quando os neurônios estão ativos, eles usam mais energia. Quando estão em repouso, usam menos.

Esses estudos nos fornecem uma abundância de dados que demonstram as diferenças no cérebro das pessoas com transtornos mentais em comparação com o cérebro de controles saudáveis. Algumas regiões do cérebro estão superativas, ao passo que outras estão subativas. Mais recentemente, os pesquisadores se voltaram para estudos de conectividade funcional do cérebro, que analisam as interações entre duas regiões do cérebro ou mais para tentar determinar quais delas se comunicam umas com as outras para realizar tarefas específicas. Contudo, mesmo com toda essa pesquisa, a heterogeneidade e resultados inconsistentes vêm se mostrando comuns. Se não acredita em mim, a Associação Americana de Psiquiatria publicou um "Documento de Referência sobre Neuroimagens" em 2018, que concluiu: *"Atualmente, não existem biomarcadores de imagens cerebrais que sejam clinicamente úteis para o diagnóstico de qualquer categoria na psiquiatria."*[2]

Entretanto, os pesquisadores que estão fazendo esse trabalho de neuroimagem já sabem há décadas que existem diferenças no metabolismo do cérebro de pessoas com transtornos mentais. À primeira vista, eles talvez achem que a teoria da energia cerebral não lhes ofereça nada de novo. *"É óbvio que os transtornos mentais estão relacionados com o metabolismo! Já sabíamos disso! O metabolismo é tudo na biologia. O que isso tem de novo?"*

Tal como espero que você venha a entender, há algo de novo aqui. E não só novo, mas revolucionário. Ao passo que esses pesquisadores vêm se perdendo na esmagadora complexidade do metabolismo e de como o cérebro funciona, tentando descobrir o que faz algumas regiões do cérebro se tornarem superativas e outras subativas, eles deixaram de enxergar o quadro geral do metabolismo. E o mais importante, deixaram de enxergar o papel das mitocôndrias nisso tudo. Por dar um passo para trás e enxergar o quadro geral (mesmo que esse quadro geral se desenrole a nível microscópico), podemos encontrar novas formas de entender o que está acontecendo com o metabolismo e com a saúde mental e enxergar novas maneiras de lidar com esses problemas.

A Disfunção Mitocondrial e a Saúde Mental

Mas temos evidências de que as mitocôndrias não estão funcionando direito em pessoas com transtornos mentais?

Sim! Temos uma abundância de evidências hoje em dia.

Ao longo das últimas décadas, ficou claro que as mitocôndrias exercem um papel muito maior na saúde humana do que imaginávamos. Quando as mitocôndrias não funcionam direito, o corpo humano não funciona direito. *Disfunção mitocondrial* é o termo que se usa com mais frequência para descrever um problema na função mitocondrial. As doenças que vêm sendo associadas à disfunção mitocondrial são muitas, e a lista inclui *quase todos* os transtornos psiquiátricos. Isso inclui os transtornos metabólicos e neurológicos que já discutimos — obesidade, diabetes, doenças cardiovasculares, doença de Alzheimer e epilepsia. Na verdade, ela inclui até mais transtornos — muitos cânceres e a doença de Parkinson estão entre eles. Não poderei falar em detalhes sobre todos esses diferentes transtornos, mas a estrutura que estou criando se aplicará a eles também.

Os transtornos psiquiátricos específicos com os quais a disfunção mitocondrial vem sendo identificada incluem os seguintes: esquizofrenia, transtorno esquizoafetivo, transtorno bipolar, depressão maior, autismo, transtornos de ansiedade, transtorno obsessivo-compulsivo, transtorno de estresse pós-traumático, transtorno do deficit de atenção com hiperatividade, anorexia nervosa, transtorno do uso de álcool (ou alcoolismo), transtorno do uso de maconha, transtorno do uso de opioides e transtorno de personalidade borderline. A demência e o delirium, em geral encarados como doenças neurológicas, também estão inclusos.

Essa lista não inclui todos os diagnósticos psiquiátricos do DSM-5. Entretanto, isso não necessariamente acontece porque a disfunção mitocondrial não existe nos outros diagnósticos; as pesquisas simplesmente ainda não foram realizadas neles. Contudo, essa lista certamente é grande o suficiente para dizer que a disfunção mitocondrial vem sendo encontrada em uma grande variedade de diagnósticos que incluem praticamente todos os sintomas encontrados na psiquiatria.

Se essas evidências já existem há algum tempo, por que ninguém nunca sugeriu que a disfunção mitocondrial é a via comum dos transtornos metabólicos ou mentais?

Bem... na verdade, sugeriram! Para a maioria das pessoas que estão lendo este livro, isso pode soar como uma informação nova. Todavia, este livro não é o primeiro a destacar a importância das mitocôndrias na saúde e doença humanas.

O Dr. Raymond Pearl publicou um livro sobre o *índice da teoria viva* em 1928, no qual ele afirmava que a longevidade e as doenças do envelhecimento, que incluem a maioria das doenças metabólicas, são causadas pelo índice metabólico. Em 1954, o Dr. Denham Harman propôs a *teoria dos radicais livres do envelhecimento*, que se concentra nas EROs como a causa das doenças relacionadas com a idade. Em 1972, ele desenvolveu mais essa teoria e propôs a *teoria mitocondrial do envelhecimento*, que reconhecia o papel central das mitocôndrias na produção de EROs. Em anos recentes, vem havendo uma explosão de pesquisas sobre as mitocôndrias e a relação delas com a obesidade, diabetes, doenças cardiovasculares e o envelhecimento em si, com dezenas de milhares de artigos de pesquisa publicados na literatura médica.

A literatura psiquiátrica está cheia de artigos de cientistas respeitados que destacam o papel das mitocôndrias nos transtornos mentais. Uma busca de literatura médica de 2021 apresentava mais de 400 artigos relacionados com esquizofrenia e transtorno bipolar, mais de 3 mil relacionados com depressão, mais de 4 mil relacionados com a doença de Alzheimer e mais de 11 mil relacionados com o uso de álcool. Algumas dessas pesquisas pioneiras foram feitas perto de minha casa, originando-se de colegas respeitados e de renome internacional, como os professores Bruce Cohen e Dost Öngür, do Hospital McLean e da Harvard Medical School, onde trabalho há mais de 25 anos.

Em 2017, o Dr. Douglas Wallace, fundador do campo da genética mitocondrial, publicou um artigo no *JAMA Psychiatry*, um dos maiores periódicos psiquiátricos, onde ele audaciosamente afirmava (assim como faço neste livro) que todos os transtornos psiquiátricos são causados por disfunções mitocondriais.[3] Como geneticista, Wallace se concentrou nos genes mitocondriais. Eles sofrem mutação com frequência devido as EROs e à falta de proteção do DNA mitocondrial. Wallace argumentou que o cérebro é o órgão que será mais afetado por um problema de produção de energia relacionado com as mitocôndrias. Ele argumentou que diferentes partes do cérebro poderiam apresentar problemas primeiro — provavelmente porque são mais sensíveis à privação de energia do que outras. Isso faz sentido, visto que a maioria das máquinas tem "elos mais fracos". O mesmo provavelmente acontece com o cérebro. Assim, uma pequena privação de energia poderia resultar em TDAH ou depressão, e uma grande privação de energia poderia resultar em outros transtornos, como esquizofrenia.

A réplica foi ligeira. O Dr. Tamas Kozicz e colegas argumentaram que, embora as pessoas gostassem de explicações "simples", os transtornos psiquiátricos não se prestariam a uma explicação tão simples.[4] Eles reconheceram que a "função mitocondrial subótima" parecia exercer um papel na maioria dos transtornos psiquiátricos. No entanto, concentrar-se apenas na produção energética mitocondrial não explicaria a diversidade de sintomas que vemos nas bilhões de pessoas com transtornos mentais. Ademais, não poderia nem explicar a diversidade de sintomas que vemos em pessoas com doenças genéticas mitocondriais raras. Até mesmo pessoas com a mesma mutação genética mitocondrial podem apresentar sintomas diferentes. Eles argumentaram que os transtornos mentais eram complexos e diferentes demais de pessoa para pessoa para serem explicados por um único fator.

O que esses pesquisadores deixaram de considerar são os muitos outros papéis que as mitocôndrias exercem nas células além da produção de energia. Eles também não reconheceram quantos fatores diferentes afetam a função e saúde das mitocôndrias. Quando elas não funcionam direito, o cérebro também não o faz. Quando o metabolismo do cérebro não está sendo controlado corretamente, o cérebro não funciona corretamente. Os sintomas podem variar bastante, mas a disfunção mitocondrial é *tanto necessária como suficiente* para explicar todos os sintomas dos transtornos mentais.

Definindo Essa Causa Raiz

Como vimos no capítulo anterior, as mitocôndrias fazem muitas coisas diferentes. É difícil definir o que "disfunção" significa, e isso continua sendo um desafio para os cientistas; "disfunção" pode significar muitas coisas em diferentes estudos de pesquisa.

O mesmo acontece com os carros. Se um carro estiver "disfuncional", o que isso significa? Poderia significar que o motor faz barulhos estranhos ao viajar na estrada. Poderia significar que um pneu está murcho, e o carro não consegue transitar na estrada com tanta facilidade. Poderia significar que as luzes e as setas não estão funcionando. Todos esses são problemas diferentes que poderiam se manifestar em um carro. Eles são causados por vários motivos. Mas o ponto é o seguinte: independentemente do que quer que esteja errado com o carro, se estiver na estrada com algum desses problemas, ele provavelmente afetará os outros carros na estrada. Ele provavelmente fará com que os outros carros andem mais devagar ou causará um acidente. O trânsito poderá ficar mais lento ou parar por completo. A estrada poderia "parar de funcionar" por causa de apenas um carro. Na verdade, a esmagadora maioria dos acidentes de trânsito não é causada pelos carros em si, mas pelos motoristas desses carros. Os motoristas também podem ser "disfuncionais". Eles podem estar no celular. Podem dormir no volante. Podem estar bêbados. Podem estar drogados. Podem dirigir agressivamente. Independentemente da causa da disfunção, quer seja o carro ou o motorista, esses imprevisíveis carros e motoristas podem afetar o trânsito de formas similares.

O mesmo acontece com a disfunção mitocondrial. Ela pode ser causada por muitas coisas e resultar em vários problemas para as mitocôndrias e para as células nas quais residem.[5] Medir a função mitocondrial é difícil. Lembra-se do quão pequenas elas são? Em geral, há centenas e, às vezes, milhares delas em cada célula. E as células em si já são pequenas.

A disfunção mitocondrial pode ser o resultado de problemas com as próprias mitocôndrias. Isso inclui mutações genéticas ou a falta de mitocôndrias na célula. Como mencionado, as mitocôndrias têm seu próprio DNA. Ele não fica protegido como o genoma humano; por isso, ele está exposto a mutações. As mitocôndrias produzem EROs, e se produzirem demais, eles podem danificar o DNA mitocondrial ou outras partes. Isso pode resultar em mitocôndrias defeituosas. Quando isso acontece, elas deveriam ser descartadas, recicladas e substituídas por novas. Se isso não acontece, uma célula pode ficar sem força de trabalho. Já foi bem estabelecido que o número de mitocôndrias em nossas células diminui ao passo que envelhecemos, resultando em menos capacidade metabólica para as células.

Quando a força de trabalho diminui, seja devido à idade ou a um defeito nas mitocôndrias, a produtividade diminui. Em geral, conforme o número das mitocôndrias continua a diminuir, a célula morre. Isso resulta no encolhimento de órgãos e tecidos. Ao passo que as células vão morrendo, os órgãos enfraquecem e se tornam mais vulneráveis ao estresse. O cérebro encolhe. As pessoas perdem massa muscular. O coração fica mais fraco. Esse fenômeno também é visto em pessoas com transtornos mentais crônicos. Como já mencionado, o envelhecimento acelerado foi encontrado em pessoas com *todos* os transtornos mentais.

A causa mais importante das deficiências mitocondriais é uma que chamo de *desregulagem mitocondrial*. Muitos dos fatores que afetam a função mitocondrial vêm de fora da célula. Eles incluem neurotransmissores, hormônios, peptídeos, sinais inflamatórios e até coisas como álcool. Pois é! O álcool afeta a função das mitocôndrias. Eu chamo isso de desregulagem, em vez de disfunção, porque, em alguns casos, as mitocôndrias estão funcionando direito, mas seu ambiente rapidamente se tornou hostil, causando problemas — assim como pessoas que fazem o melhor que podem quando estão sob muito estresse.

Definir em quais funções mitocondriais nos concentraremos é muito importante e varia em estudos diferentes. Alguns desses estudos são feitos com as mitocôndrias enquanto ainda estão nas células vivas (*in vivo*), ao passo que outros são feitos só com as mitocôndrias em uma placa de Petri (*in vitro*).[6]

Muitos pesquisadores se concentraram na produção de ATP. Eles podem medir a quantidade de ATP em relação ao ADP no citoplasma da célula e fazer suposições sobre o quão bem as mitocôndrias estão funcionando. As conclusões dessa pesquisa são diretas; o ATP fornece energia para a célula funcionar. Se os níveis estiverem baixos, a célula não funcionará bem. Os níveis de ATP para ADP também são sinais importantes nas células. Esse índice afeta vários aspectos da função celular, incluindo a expressão genética. Níveis reduzidos de ATP também foram encontrados em vários transtornos, incluindo esquizofrenia, transtorno bipolar, depressão maior, alcoolismo, TEPT, autismo, TOC, doença de Alzheimer, epilepsia, doenças cardiovasculares, diabetes tipo 2 e obesidade. Embora a maioria das pessoas encare a obesidade como um excesso de energia, muitas células do corpo e do cérebro das pessoas com obesidade na verdade estão sendo privadas de ATP devido a uma disfunção mitocondrial.[7]

Outros pesquisadores se concentraram no *estresse oxidativo*. Lembre-se: esse é um termo usado para descrever o acúmulo de EROs. Lembre-se também de que as mitocôndrias criam EROs, mas ajudam o corpo a se desintoxicar delas por meio de antioxidantes. Quando as mitocôndrias não estão funcionando direito, as EROs se acumulam e podem causar danos à célula como um todo, mas em geral causam isso às próprias mitocôndrias, resultando em um ciclo de retroalimentação vicioso. Vários estudos obtiveram níveis mais altos de estresse oxidativo em praticamente todos os transtornos metabólicos, neurológicos e mentais sobre os quais estamos falando. Isso vem sendo relacionado ao dano celular e ao envelhecimento acelerado.

Até hoje, as pesquisas sobre o papel das mitocôndrias na saúde e nas doenças vêm apresentando três grandes falhas:

1. **Concentrar-se apenas em uma função.** A maioria dos estudos vem se concentrando em apenas uma função ou aspecto das mitocôndrias. Eles costumam deixar de considerar todas as diversas funções. Algumas funções mitocondriais podem ser normais, ao passo que outras são anormais. Ademais, algumas funções podem afetar outras. Por exemplo, os estudos que analisam a produção de ATP mitocondrial costumam encará-la como o papel primário e, às vezes, como o único papel das mitocôndrias. Quaisquer resultados adversos vistos nas células que estão estudando são

atribuídos a essa falha na produção de ATP. Na verdade, as mitocôndrias que não estão produzindo ATP suficiente podem estar tendo dificuldades de se fundir com outras, podem estar vazando grandes quantidades de EROs ou podem estar tendo dificuldades de administrar os níveis de cálcio na célula. Essas funções podem ser mais importantes para os deficits celulares observados pelos pesquisadores, mesmo que essas funções não sejam medidas. Em alguns casos, a produção de ATP pode estar normal, ao passo que essas outras funções não estão, e os pesquisadores poderiam chegar à conclusão de que as mitocôndrias estão funcionando corretamente quando, na verdade, não estão.

2. **Diferenças entre as células.** As mitocôndrias são afetadas por diversos fatores, tanto dentro quanto fora da célula. A quantidade e a saúde das mitocôndrias não são distribuídas igualmente entre todas as células do corpo e do cérebro. Algumas delas estão em perfeitas condições de saúde e têm mitocôndrias em abundância, ao passo que outras estão com defeito ou não têm mitocôndrias suficientes. Os pesquisadores precisam estudar células específicas para determinar se as mitocôndrias dessas células estão exercendo algum papel em uma doença. Estudar uma célula saudável do sistema imunológico pode não fornecer nenhuma informação quanto ao que está acontecendo em uma célula cerebral com defeito.

3. **O papel dos ciclos de retroalimentação.** A questão do que veio primeiro, o ovo ou a galinha, fez com que muitos pesquisadores se desviassem. A disfunção mitocondrial causa doenças? Ou as doenças causam a disfunção mitocondrial? As mitocôndrias são apenas espectadores inocentes e vítimas de outro processo destrutivo?

Ao pensar nas causas e consequências, as coisas podem ficar confusas. Muitas coisas causam disfunção mitocondrial. Também existem muitas consequências. Falaremos sobre isso em breve. O confuso, porém, é que *as causas podem resultar em consequências, mas as consequências podem resultar em causas.* Quando vemos esse tipo de padrão, precisamos pensar nos ciclos de retroalimentação. Quando o assunto é metabolismo e mitocôndrias, quase tudo é regulado em um ciclo de retroalimentação.

Um exemplo é a pesquisa sobre a doença de Alzheimer. Sabemos que a proteína *beta-amiloide* anormal se acumula no cérebro das pessoas que têm a doença de Alzheimer. Essa proteína vem sendo o alvo primário da pesquisa. Sabemos que quanto mais beta-amiloide estiver presente, maior será a probabilidade de a pessoa desenvolver a doença de Alzheimer. Também sabemos que ela é tóxica para as mitocôndrias e causa disfunção mitocondrial.[8] Muitas pesquisas pararam por aí. Eles acharam que já tinham evidências suficientes de que as mitocôndrias eram espectadores inocentes dessa proteína destrutiva. O que faz a beta-amiloide se acumular? Eles não sabem. Ainda estão procurando pela causa. Contudo, ignoraram que a disfunção mitocondrial pode muito bem ser a causa do acúmulo de beta-amiloide. Temos evidências de que a disfunção mitocondrial começa antes mesmo de a beta-amiloide começar a se acumular.[9] É possível que esse seja um caso de ciclo de retroalimentação positiva. A disfunção mitocondrial causa um problema de manutenção nas células. Isso resulta no acúmulo de beta-amiloide (uma proteína que deveria estar sendo descartada e reciclada). Esse acúmulo de beta-amiloide faz com que a disfunção mitocondrial piore. Esse ciclo de retroalimentação resulta na espiral descendente que chamamos de doença de Alzheimer.

Felizmente, os últimos vinte anos aumentou consideravelmente o número de pesquisas no que se refere ao âmbito da função mitocondrial — os muitos papéis mencionados no capítulo anterior são de diferentes estudos que analisam as muitas funções que as mitocôndrias realizam.

A disfunção ou desregulagem mitocondrial liga tudo o que já sabemos sobre os transtornos mentais e metabólicos de forma coerente. *As mitocôndrias são a via comum.* Para os cientistas ou puristas, um nome melhor para essa teoria poderia ser *a teoria metabólica e mitocondrial dos transtornos mentais,* visto que isso incluiria as muitas tarefas das mitocôndrias e como estas podem ser influenciadas por tudo que afeta o metabolismo. (Falaremos sobre isso na Parte III deste livro.) No entanto, visto que a desregulagem de energia não parece explicar a maioria dos sintomas dos transtornos mentais, a expressão curta e contagiante "teoria da energia cerebral" serve para mim.

Como os Defeitos Mitocondriais Resultam em Transtornos Mentais

Agora explicarei por que a disfunção mitocondrial pode resultar em todas as mudanças e sintomas cerebrais que vemos nos transtornos mentais. As mitocôndrias afetam o desenvolvimento do cérebro, a expressão de vários genes, a formação e destruição de sinapses e a atividade cerebral. Elas afetam *problemas estruturais* e *funcionais*. Ligam grande parte do que já sabemos e colocam tudo em uma via comum. Vamos falar um pouco sobre a parte científica disso.

Tenha em mente que, para entender muito da neurociência atual dos transtornos mentais, preciso explicar por que algumas áreas do cérebro podem estar superativas, ao passo que outras podem estar subativas, resultando em sintomas. Também estou procurando pelos motivos de por que as células poderiam se desenvolver anormalmente e por que algumas acabam encolhendo e morrendo, resultando em funções cerebrais permanentemente ausentes. Esses mecanismos concretos de ação nos ajudarão a entender os sintomas dos transtornos mentais. Eles se alinham com a estrutura descrita no Capítulo 6.

Talvez você se lembre, com base no Capítulo 5, de que eu disse que as doenças humanas costumam se dar devido a problemas em uma dessas três áreas: o desenvolvimento, a função ou a manutenção das células.

No fim das contas, as mitocôndrias exercem um papel nelas.

Agora falarei sobre as cinco grandes consequências da *disfunção e desregulagem mitocondrial* que podem explicar tudo isso: manutenção reduzida das células, funções cerebrais superativas, funções cerebrais subativas, problemas de desenvolvimento e encolhimento e morte celulares.

Manutenção Reduzida das Células

Uma das coisas singulares sobre as células vivas, ao contrário de máquinas não vivas, como os carros, é que elas precisam de energia e de recursos metabólicos para fazerem a própria manutenção. As partes da célula precisam ser consertadas e substituídas em um ciclo constante e sem fim. Tudo isso exige energia e blocos de construção metabólicos. Um estudo calcula que cerca de um terço da produção de ATP do cérebro é usado em funções de manutenção ou "arrumação".[10] Já descrevi os papéis do estresse, do cortisol e das próprias mitocôndrias no processo de autofagia, que é de vital importância na manutenção celular. Mas, como de costume, tem mais nessa história.

As mitocôndrias interagem com outras organelas para facilitar as funções de manutenção rotineiras. Por exemplo, elas interagem com lisossomos. Quando essas interações são evitadas em experimentos, os resíduos se acumulam nos lisossomos.[11] Elas também interagem com o retículo endoplasmático (RE), que tem muitos papéis, incluindo a dobra de proteínas. Muitos transtornos neurodegenerativos estão associados com proteínas mal dobradas pelo RE. Quando essas proteínas mal dobradas se acumulam, um processo chamado de *resposta a proteínas desdobradas* (UPR) tenta atenuar os danos. Um grupo de pesquisadores descobriu que existe uma microproteína na membrana externa das mitocôndrias, a PIGBOS, que exerce um papel essencial na UPR. Quando essa proteína é eliminada, a probabilidade de as células morrerem é muito maior.[12] Isso sugere fortemente que as mitocôndrias exercem um papel essencial nesse processo também. Essas podem ser apenas algumas das maneiras pelas quais a disfunção mitocondrial pode causar problemas na manutenção celular, o que pode resultar em todo tipo de problemas de manutenção e em defeitos estruturais encontrados em pessoas com transtornos mentais.

Em alguns casos, os defeitos estruturais das células podem resultar em ciclos de retroalimentação positiva que afetam o metabolismo e podem dificultar o trabalho das células. Um exemplo específico é a mielina, que é uma camada externa protetora dos neurônios feita para dar suporte às células chamadas de *oligodendrócitos*. A mielina torna mais fácil para os neurônios enviar sinais elétricos. Se um neurônio apresentar defeitos na sua camada de mielina, ele precisará de mais energia para funcionar. Um exemplo extremo disso é a esclerose múltipla, na qual a mielina é destruída por um processo autoimune. A disfunção mitocondrial vem sendo associada a problemas na produção e manutenção de mielina. Em consistência com a teoria da energia cerebral, defeitos na mielina vêm sendo identificados no cérebro de pessoas com esquizofrenia, depressão maior, transtorno bipolar, alcoolismo, epilepsia, doença de Alzheimer, diabetes e até obesidade.[13]

Detritos na célula, outro defeito estrutural e problema de manutenção, podem impedir as mitocôndrias de se mover dentro dela. Por exemplo, a doença de Alzheimer é associada ao acúmulo de uma proteína chamada *tau*, além da beta-amiloide, descrita anteriormente. Os pesquisadores que analisaram os efeitos da proteína tau nas mitocôndrias descobriram que ela limitava bastante a habilidade das mitocôndrias de se mover na célula.[14] Seus caminhos eram obstruídos por detritos, e as proteínas tau interfeririam com o citoesqueleto que as mitocôndrias usam para se movimentar. Quando as mitocôndrias não conseguem se mover em uma célula, ela tem dificuldades de funcionar corretamente, podendo encolher e/ou morrer.

Funções Cerebrais Superativas

Lembra-se da nossa discussão sobre superatividade ou hiperexcitabilidade do Capítulo 6? A disfunção ou desregulagem mitocondrial pode causar isso! Novamente, essa é provavelmente a coisa mais paradoxal sobre a disfunção mitocondrial. Às vezes, quando as mitocôndrias não estão funcionando direito, partes do cérebro podem ficar superativas, em vez de subativas — mesmo quando não têm ATP suficiente.

No mundo real, a hiperexcitabilidade das células, na verdade, é bem comum. Muitas condições médicas são reflexos de células hiperexcitáveis. As convulsões são um exemplo claro e extremo do cérebro. Uma arritmia do coração pode se dever a células cardíacas hiperexcitáveis. Um espasmo muscular é uma célula muscular hiperexcitável. A dor crônica se deve a uma célula nervosa hiperexcitável. Esses são exemplos de células sendo ativadas quando não deveriam ou não parando quando deveriam.

A disfunção mitocondrial pode resultar em superatividade e hiperexcitabilidade. Veja pelo menos três maneiras pelas quais isso pode ocorrer:

1. Lembre-se de que as mitocôndrias estão envolvidas no bombeamento de íons e na regulagem de cálcio, que são necessários para "desligar" as células. Se as mitocôndrias não estiverem funcionando direito, esses processos demorarão mais para serem realizados e as células se tornarão hiperexcitáveis.

2. Às vezes a superatividade ou a hiperexcitabilidade pode acontecer devido à disfunção nas células que deveriam reduzir o ritmo de outras, como as células de GABA. Se as células de GABA não estiverem funcionando direito, então as células que elas deveriam inibir passarão a não ter restrições e se tornarão hiperexcitáveis. Com base no Capítulo 6, lembre-se de que os interneurônios corticais são um desses exemplos, e sua disfunção vem sendo encontrada em muitos transtornos mentais e neurológicos.
3. Já falei sobre como os problemas de manutenção podem alterar a estrutura das células, tais como problemas com mielina ou beta-amiloide. Esses problemas de manutenção podem causar hiperexcitabilidade; por exemplo, a falta de mielina pode fazer íons vazarem em uma célula e ativá-la quando não deveria.

Um grupo de pesquisa demonstrou diretamente que a disfunção mitocondrial causa hiperexcitabilidade, eliminando uma proteína em camundongos, a sirtuína 3, conhecida por ser essencial para a saúde das mitocôndrias. Como era de se esperar, os camundongos desenvolveram disfunção mitocondrial, hiperexcitabilidade e convulsões e tiveram uma morte prematura.[15] Outro grupo de pesquisa transformou as células-tronco de pessoas com transtorno bipolar e controles saudáveis em neurônios e descobriram que os neurônios das pessoas com transtorno bipolar tinham anormalidades mitocondriais e as células estavam hiperexcitáveis.[16] É interessante que o lítio diminuiu essa hiperexcitabilidade.

A hiperexcitabilidade de neurônios vem sendo encontrada em muitos transtornos mentais e metabólicos. Ela causa convulsões e pode ser medida no cérebro de pessoas com epilepsia. A hiperexcitabilidade também vem sendo encontrada no cérebro de pessoas com delirium, TEPT, esquizofrenia, transtorno bipolar, autismo, transtorno obsessivo-compulsivo e doença de Alzheimer. Ela vem sendo medida em roedores saudáveis sujeitos a nada mais do que estresse crônico.[17] A hiperexcitabilidade pode ser difícil de medir, mas não precisamos medi-la de verdade. Em geral, as pessoas podem ver que ela está presente porque alguma coisa está acontecendo com seu corpo ou cérebro que não deveria estar acontecendo. A hiperexcitabilidade de uma célula da dor causa dor. A hiperexcitabilidade das vias de ansiedade no cérebro causa ansiedade. A hiperexcitabilidade de qualquer região do cérebro que gera uma emoção, percepção, cognição ou comportamento humano produz essa experiência.

Funções Cerebrais Subativas

A disfunção ou desregulagem mitocondrial pode diminuir o ritmo ou reduzir a função das células, que precisam de energia para funcionar. As mitocôndrias a fornecem. Elas também são o botão de liga/desliga das células. Controlam os níveis de cálcio e outros sinais. As células cerebrais precisam de energia para fabricar e liberar neurotransmissores e hormônios para funcionar corretamente. A função celular reduzida por si só explica muitos dos níveis alterados de neurotransmissores e hormônios vistos em pessoas com transtornos mentais. Ademais, as mitocôndrias estão diretamente envolvidas na fabricação dos hormônios, como o cortisol, o estrogênio e a testosterona, de modo que, se elas forem disfuncionais ou estiverem desreguladas, os níveis desses hormônios poderão estar desregulados também.

Problemas de Desenvolvimento

Começando no útero até o início da idade adulta, o cérebro humano cresce rapidamente e cria conexões entre os neurônios e outras células cerebrais. Essas conexões são de vital importância, estabelecendo a base, ou "programação", da vida. Existem *janelas de desenvolvimento* — momentos em que a programação do cérebro precisa agir de forma clara. Se o desenvolvimento ocorrer normalmente, essa janela pode se fechar, e o cérebro nunca mais terá a oportunidade de ser "normal". As mitocôndrias são de vital importância para todas essas tarefas. Como já discutimos, elas exercem papéis essenciais no crescimento e diferenciação celular e na formação de sinapses. Quando as mitocôndrias são disfuncionais ou estão desreguladas, o cérebro não se desenvolve normalmente. É importante manter isso em mente no caso de transtornos de neurodesenvolvimento que começam na infância, como o autismo. Até no fim da vida, nosso cérebro muda de modos previsíveis. O crescimento e diferenciação celular, bem como a *neuroplasticidade*, ou a mudança e adaptabilidade dos neurônios, são importantes durante toda a vida. Quando as mitocôndrias não estão funcionando direito, pode haver problemas com tudo isso. Se as células ou as conexões entre elas não existirem, isso pode resultar em funções cerebrais permanentemente ausentes.

Esses sintomas não vêm e vão, porque as células e as conexões necessárias para realizar essas funções simplesmente não existem.

Encolhimento e Morte Celulares

A disfunção mitocondrial pode levar ao encolhimento ou *atrofia* celular. Se a quantidade ou a saúde das mitocôndrias diminuir, a célula fica estressada. Lembre-se de que as mitocôndrias se espalham na célula. Algumas estão se movendo nela, procurando por trabalho para fazer. Se a força de trabalho for reduzida, elas não poderão manter a célula inteira funcionando. Em alguns casos, as mitocôndrias param de ir até as partes periféricas da célula, como os terminais axonais ou os dendritos. Quando elas param de ir lá, essas partes da célula morrem. A inflamação vem em seguida. As micróglias, as células imunológicas do cérebro, começam a trabalhar e absorvem algumas dessas partes mortas da célula.[18] Ao passo que cada vez mais mitocôndrias passam a ter problemas, cada vez mais células encolhem. Se esse processo continuar, a célula morrerá.

Já foi bem documentado que o cérebro das pessoas com transtornos mentais crônicos exibe sinais de encolhimento celular ao longo do tempo. Lembre-se de que elas estão envelhecendo prematuramente. Diferentes regiões do cérebro são afetadas em pessoas diferentes. Algumas áreas, como o hipocampo, costumam ser as mais afetadas, mas até em pessoas com o mesmo diagnóstico, como esquizofrenia, existem muitas diferenças nas regiões afetadas do cérebro.[19] Isso nos leva novamente à *heterogeneidade*. A disfunção e a desregulagem mitocondrial explicam essa heterogeneidade. Dado que diversos fatores afetam a função mitocondrial (sobre a qual falaremos posteriormente, na Parte III), eles também afetam várias áreas do cérebro. Assim, dependendo da mescla de fatores de risco ou de causas que as pessoas têm, o cérebro delas será afetado de forma diferente. Como já mencionado, o tempo e o desenvolvimento também importam. O cérebro de pessoas afetadas aos 14 anos terá diferenças em comparação com pessoas afetadas aos 39 anos.

Vamos juntar tudo isso usando nossa analogia do carro. Um carro tem muitas peças — um tanque de combustível, o combustível que vai no tanque (gasolina), um motor, uma bateria para fornecer energia elétrica, um sistema de direção e um sistema de frenagem para parar. Podem ocorrer problemas em várias peças, o que pode causar vários sintomas. Em alguns casos, o carro pode fazer ruídos estranhos ou andar mais devagar (função subativa) se entrar água no tanque de combustível ou se uma vela estragar. Se a bateria começar a estragar, as luzes podem começar a ficar fracas, os limpadores de para-brisa podem ficar mais lentos, o rádio pode não funcionar ou talvez o carro nem dê a partida (todas funções subativas). Esses são sintomas bem diferentes, mas todos estão relacionados com a energia — e, em geral, com apenas uma causa. Agora vamos transformar esse carro em uma célula viva. De repente, ele precisa de energia para funcionar *e* para fazer a própria manutenção. Sem energia suficiente, os pneus começam a murchar, as rodas ficam bambas e as portas ficam com ferrugem e buracos (problemas de manutenção). O motor e a bateria ficam velhos. O ácido da bateria começa a vazar por toda parte no motor (EROs). Já faz tempo desde a última troca de óleo, e as peças do motor estão sendo danificadas. Essa falta de manutenção faz com que a condição do motor piore (um ciclo de retroalimentação positiva). Em algum momento, esse carro se tornará um perigo para outros carros e para o fluxo do trânsito na estrada. Os freios deixarão de funcionar (hiperexcitabilidade devido a um botão de desligar com defeito). Eventualmente, ele poderá fazer o carro bater e morrer na estrada. O carro poderá ser guinchado até o ferro-velho para ser reciclado (apoptose). Se alguém tentasse dirigi-lo novamente, ele continuaria a representando um perigo para os outros carros na estrada e para o fluxo do trânsito (transtornos metabólicos e mentais).

A Teoria da Energia Cerebral Vira Realidade

Agora vejamos a teoria da energia cerebral em ação. Apresentarei algumas evidências que se concentram em três transtornos mentais diferentes e em como podemos conceitualizar o que está acontecendo para produzir sintomas a partir do ponto de vista mitocondrial e metabólico.

Depressão Maior
Com base em diversos estudos, já sabemos que as mitocôndrias não estão funcionando corretamente em pessoas com depressão crônica.[20] Por

exemplo, várias linhas de evidência descobriram que pessoas com depressão têm níveis mais baixos de ATP, não apenas nas células cerebrais, mas também nas células musculares e nas células imunológicas em circulação. Essa redução na produção de ATP também vem sendo encontrada em modelos animais de depressão. Estudos de autópsia que analisaram o tecido cerebral de pessoas com depressão crônica encontraram anormalidades específicas em proteínas mitocondriais, claramente indicando uma disfunção mitocondrial.[21] E, como já mencionado, os níveis de estresse oxidativo são elevados em pessoas com depressão.

Outra linha de evidência inclui biomarcadores sanguíneos da depressão. Muitos pesquisadores tiraram amostras de sangue de milhares de pessoas com depressão para procurar anormalidades ou diferenças em comparação com controles saudáveis. Vários biomarcadores vêm sendo identificados. Uma metanálise de 46 estudos tentou entender as diferenças para ver se poderia haver uma via ou tema comum. E havia! Os biomarcadores relacionavam-se primariamente ao metabolismo de aminoácidos e lipídios, que estão relacionados à função mitocondrial.[22]

Um biomarcador específico de grande interesse é o acetil L-carnitina (ALC). Essa molécula é produzida dentro das mitocôndrias e é importante para a produção de energia. É fundamental para a função do hipocampo, uma região do cérebro que costuma ser relacionada à depressão. Um grupo de pesquisadores analisou os níveis de ALC em pessoas com e sem depressão e descobriu que as pessoas deprimidas, em média, tinham níveis mais baixos dela.[23] Ademais, com base nos níveis mais baixos de ALC, era possível prever a gravidade da depressão, a cronicidade da doença, a resistência ao tratamento e até um histórico de negligência emocional. Um estudo subsequente em 460 pacientes com depressão descobriu que os níveis de ALC aumentavam com tratamentos com antidepressivos eficazes e que esses níveis poderiam ajudar a prever quem teria uma remissão total.[24] Esses pesquisadores concluíram: "*Novas estratégias focando as mitocôndrias deveriam ser exploradas para aprimorar os tratamentos do Transtorno Depressivo Maior.*"

Talvez a evidência mais direta e impressionante do papel das mitocôndrias na depressão venha de um elegante estudo feito em ratos.[25] Os pesquisadores identificaram ratos que tinham níveis elevados de ansiedade e comportamentos similares à depressão e, então, estudaram uma parte específica do cérebro deles, o núcleo accumbens, para ver se havia alguma diferença na função mitocondrial e/ou em como as células se desenvolviam. Eles encontraram as duas coisas. Os ratos ansiosos/deprimidos tinham menos mitocôndrias por célula, bem como diferenças em como elas usavam o oxigênio para transformar energia em ATP e em como as mitocôndrias interagiam com outra organela, o retículo endoplasmático (RE). Os neurônios em si também pareciam diferentes. Seguindo essa pista, os pesquisadores descobriram que as mitocôndrias desses ratos tinham níveis mais baixos de mitofusina-2 (MFN2), uma proteína em membranas mitocondriais que é importante para sua habilidade de se fundir umas com as outras e com o RE. E esta é a parte impressionante: eles injetaram um vetor viral nos ratos ansiosos/deprimidos que aumentou consideravelmente os níveis de MFN2. E isso mudou tudo! As mitocôndrias começaram a funcionar normalmente, os neurônios começaram a parecer normais e a ansiedade e os comportamentos similares à depressão pararam. Isso sugere fortemente um papel causal das mitocôndrias na depressão e na ansiedade... pelo menos em ratos.

Alguns dos sintomas da depressão se enquadram muito bem na categoria de funções subativas ou de metabolismo reduzido. Mudanças no sono, na energia, motivação e concentração provavelmente estão relacionadas à função das células cerebrais. Temos quase certeza de que a fadiga se estende aos músculos do corpo, dado que a disfunção mitocondrial também vem sendo encontrada nesse caso. Em alguns casos, as pessoas descreverão uma "paralisia de chumbo", uma situação em que elas sentem que seus braços e pernas são feitos de chumbo e é difícil movê-los. A disfunção mitocondrial em seus músculos poderia explicar isso. Se eles não tiverem energia suficiente, as pessoas terão dificuldades para movê-los. A *catatonia* é a versão extrema da insuficiência metabólica — as pessoas podem parecer paralisadas por causa de sua doença e ter muita dificuldade de se mover ou de falar.

Transtorno Bipolar

As evidências diretas de anormalidades metabólicas no transtorno bipolar (e esquizofrenia) datam de 1956, quando os pesquisadores notaram anormalidades no metabolismo de lactato dos pacientes.[26] Existem muitos estudos que documentam a disfunção mitocondrial no transtorno bipolar, com descobertas similares encontradas em pessoas com depressão. No entanto, uma pergunta importante é: o que torna a depressão diferente da mania? Aqueles que já viram pessoas com essas duas condições sabem que existe uma grande diferença.

Em 2018, os pesquisadores publicaram um artigo de revisão intitulado "Um Modelo da Base Mitocondrial do Transtorno Bipolar", no qual propuseram que os estados depressivos parecem ser estados com deficiência de energia, ao passo que os estados maníacos pareciam envolver um aumento na produção de energia do cérebro.[27] Eles citaram vários estudos que mostravam que os estados maníacos estavam associados a um aumento do uso de glicose e lactato no cérebro, ambos sugerindo um aumento na produção de energia mitocondrial. Ademais, o nível de dois neurotransmissores, o glutamato e a dopamina, estava alto em estados maníacos, sugerindo um aumento de atividade desses neurônios. Assim, os estados maníacos parecem ser uma das poucas situações em que as mitocôndrias, pelo menos em algumas células cerebrais, estão produzindo mais energia do que o normal. Embora surpreendente, isso ainda é uma disfunção ou desregulagem mitocondrial. As mitocôndrias deveriam diminuir o ritmo nos momentos certos, como à noite, para permitir o sono. Diferentes células cerebrais deveriam parar em determinados momentos — como o trânsito em uma grande cidade. Em estados maníacos, as mitocôndrias ficam hiperativas em termos de sua produção de energia, e isso faz as células trabalharem quando não deviam. Elas não estão cedendo ou diminuindo o ritmo nos momentos apropriados. Muitas partes do cérebro parecem estar superativas.

Várias linhas de evidência adicionais apoiam esse modelo.[28] Pacientes bipolares exibem níveis de cálcio mais altos do que o normal, em especial quando estão maníacos — em consistência com o mecanismo de hiperexcitabilidade descrito. Na verdade, os pesquisadores confirmaram que existem mudanças na excitabilidade neuronal em pacientes bipolares. Para aqueles que já viram pessoas com depressão ou mania, isso faz total sentido. Pessoas com mania obviamente têm muita energia. Pessoas com depressão obviamente não têm energia suficiente. É fascinante que isso tenha sido encontrado em nível celular. Em pessoas com transtorno bipolar, uma vez que se resolve o episódio maníaco, elas continuam tendo uma disfunção mitocondrial, mas isso resulta em uma produção muito reduzida de energia no geral. Um grupo de pesquisadores identificou recentemente um biomarcador mitocondrial em células sanguíneas que exibiam uma redução significativa no número de mitocôndrias tanto em estados maníacos como em deprimidos, que eram normalizados quando elas se sentiam bem.[29] Isso sugere que a interferência de algo na biogênese ou mitofagia mitocondrial no corpo todo durante os estados de doença, não apenas no cérebro.

Durante os episódios maníacos, um dos maiores perigos com a energia em excesso é seu efeito sobre as células hiperexcitáveis. Estas são as células que têm mitocôndrias com defeito, muito poucas mitocôndrias ou dano estrutural devido a problemas de manutenção. A curta explosão de energia durante uma fase maníaca não é suficiente para corrigir os problemas duradouros associados à disfunção mitocondrial. Não é falta de energia ou de tempo suficiente para consertar as células. Antes, é suficiente para causar grandes problemas, como sintomas psicóticos, ansiedade e agitação. Uma forma fácil de visualizar tudo isso é voltando à nossa analogia do carro. Se um carro estiver em condições ruins, com pneus murchos e desalinhados devido à falta de manutenção, dar mais combustível para esse carro seria, na verdade, algo perigoso. Ele não está pronto para lidar com mais energia ou velocidade. Suas chances seriam maiores de se envolver em um acidente. É isso o que acontece quando damos muita energia a uma célula hiperexcitável.

Transtorno de Estresse Pós-traumático

O TEPT pode ser entendido como um sistema de resposta hiperexcitável ao trauma. Esse sistema é uma resposta normal a eventos que ameaçam a vida, mas que agora está sendo ativado quando não deveria ou deixando de ser desativado quando deveria. No caso de algumas pessoas, esse sistema parece estabelecer um limite baixo para ser ativado. Por exemplo, muitas pessoas com um histórico de trauma terão "gatilhos" claramente identificados que causam seus sintomas. Eles podem ser lugares, pessoas, cheiros, palavras ou até pensamentos.

Duas áreas do cérebro costumam ser afetadas: a amígdala e o córtex pré-frontal medial (mPFC). A amígdala ativa a resposta ao medo, e descobriu-se que ela é hiperexcitável no TEPT. O mPFC é uma área do cérebro que inibe a amígdala. Ao fazer isso, ele pode impedir uma reação de pânico quando a pessoa percebe que não há necessidade disso. Descobriu-se que essa área do cérebro é subativa em pessoas com TEPT, o que significa que elas terão dificuldades de impedir uma reação de pânico. Várias linhas de evidência demostraram disfunção mitocondrial em pessoas com TEPT, incluindo estudos de autópsia que apresentavam anormalidades na expressão genética mitocondrial, reduções no total de mitocôndrias, aumento nos níveis de estresse oxidativo e níveis reduzidos de ATP.[30]

Um Exemplo Unificador

Mas será que todos esses transtornos mentais podem estar realmente sendo causados pela disfunção metabólica e mitocondrial?

Algumas pessoas ainda podem ter dificuldades com essa nova forma de conceitualizar os transtornos mentais, como que se amontoar todos os transtornos na via da disfunção metabólica e mitocondrial fosse um exagero.

Para ajudá-las a lidar com essa questão, deveríamos poder analisar situações em que sabemos que a função mitocondrial é impedida abruptamente e ver basicamente todos os sintomas psiquiátricos surgirem. Acontece que temos um exemplo claro desse teste — o delirium.

O delirium é uma condição séria definida como *uma perturbação mental aguda*. A palavra "aguda" significa que ela acontece rapidamente. A "perturbação mental" pode ser *qualquer* sintoma psiquiátrico — confusão, desorientação, distração, fixação em certos tópicos, alucinações, delirium, mudanças de humor, ansiedade, agitação, reclusão, mudanças drásticas no sono e mudanças de personalidade. Todos esses sintomas de qualquer transtorno psiquiátrico podem ocorrer durante o delirium. Inclusive mudanças no comportamento alimentar e na percepção da imagem corporal que imitam o transtorno alimentar foram observadas durante o delirium.

Assim, o que causa o delirium? A resposta padrão atual é: ninguém sabe ao certo como tudo funciona, mas sabemos que, quando as pessoas estão gravemente doentes, ele pode acontecer. Quase todos os transtornos médicos podem causar delirium. Isso inclui coisas como infecções, câncer, transtornos autoimunes, ataques cardíacos e derrames. Quanto mais graves forem, maior será a probabilidade de causarem delirium. Pessoas internadas em unidades de tratamento intensivo (UTIs) têm muito mais probabilidade de ter delirium, com 35% a 80% dos pacientes gravemente doentes sendo diagnosticados com ele, dependendo do estudo.[31]

Os remédios também podem fazer isso. Pessoas que começam a tomar um remédio novo podem ter reações que causam delirium. Deixar de tomar remédios ou substâncias, mesmo as tóxicas, como no caso de uso pesado de álcool, pode causar delirium. O delirium causado por abstinência de álcool tem até um nome: *delirium tremens*. Ele pode ser bem grave e até colocar a vida da pessoa em risco. Os idosos são particularmente vulneráveis ao delirium. Pessoas com demência preexistente, como a doença de Alzheimer, são ainda mais vulneráveis. Basicamente, existem inúmeras causas para o delirium. Como veremos em breve, todas elas afetam a função mitocondrial.

Como o delirium é diagnosticado? Quando os sintomas do delirium começam, às vezes a causa é óbvia. Em alguns casos, os sintomas iniciais podem ser vistos como uma resposta normal à condição médica. Muitas pessoas que têm ataques cardíacos sentirão ansiedade. É difícil imaginar alguém não ficar ansioso ao se deparar com uma situação de risco de vida. Os médicos costumam dar às pessoas remédios psiquiátricos, como benzodiazepínicos, para diminuir a ansiedade delas. Nessa fase inicial, eles costumam não dar o diagnóstico de delirium ou de transtorno psiquiátrico, mesmo receitando um remédio psiquiátrico. A ansiedade costuma ser vista como uma reação normal compreensível. Entretanto, se esses sintomas de ansiedade são o início do delirium, eles costumam piorar. As pessoas podem desenvolver ataques de pânico e ansiedade grave. Isso pode rapidamente se transformar em confusão, desorientação e alucinações, o que é comum em pessoas frágeis e idosas com ataques cardíacos. Embora esses sintomas possam ser idênticos aos da demência ou esquizofrenia, os médicos não dão esses diagnósticos. Em vez disso, eles dão o diagnóstico de delirium.

Mas como eles encaram essa diferença? A maioria dos profissionais de saúde sabe que o cérebro simplesmente não funciona direito sob o estresse de um ataque cardíaco. Eles atribuirão *todos e quaisquer* novos sintomas psiquiátricos ao ataque cardíaco. Tudo mesmo. Obsessões. Compulsões. Confusão. Depressão. Agitação. Delirium. Tudo! Os profissionais de saúde amontoarão todos os sintomas sob o diagnóstico de delirium. Pessoas com delirium não têm todos os sintomas de cada transtorno mental. Elas podem ter apenas alguns. Algumas desenvolverão sintomas de TOC. Outras parecerão mais deprimidas e retraídas. Outras parecerão maníacas e agitadas. E isso não importa. As combinações de sintomas são irrelevantes. Todas se devem ao delirium.

Às vezes, o delirium pode ocorrer de forma mais gradual. Uma das causas mais comuns do delirium nos idosos é a infecção do trato urinário ou ITU. Isso pode ser mais difícil de reconhecer e diagnosticar. Às vezes, essas pessoas não sabem que têm ITU. O cérebro apresenta os primeiros sinais de um problema, não a bexiga. Idosos que, com exceção da infecção, estavam bem algumas semanas antes podem começar a apresentar confusão e problemas de memória. Em geral, os membros da família ou os profissionais de saúde começam a se preocupar com a doença de Alzheimer. Afinal, os sintomas parecem ser os mesmos. Essas pessoas podem ficam confusas com frequência. Podem se perder dirigindo. Podem ter dificuldades de lembrar do nome das pessoas que veem todos os dias. Depois de consultarem um profissional da saúde, um check-up médico pode lhes revelar o problema — uma ITU. Tratar a ITU pode resolver todos os sintomas. Embora tenham sido causados por uma infecção da bexiga, os sintomas vieram do cérebro. Por quê? Porque o cérebro é o órgão mais sensível à falta de energia ou à disfunção mitocondrial. É o elo mais fraco. Ele quase sempre apresenta pelo menos alguns sinais sutis primeiro.

Como essas diferentes condições médicas basicamente resultam no desenvolvimento de todos os sintomas psiquiátricos? Os especialistas fazem especulações sobre neurotransmissores, respostas ao estresse e inflamação.[32] Tudo isso está certo. Mas como exatamente isso se encaixa e leva a sintomas psiquiátricos? Nesse ponto, a comunidade médica não tem uma teoria coerente, mas a teoria da energia cerebral oferece uma.

Eu não fui o primeiro a sugerir que o delirium se deve a problemas metabólicos. Em 1959, George Engel, o desenvolvedor do modelo biopsicossocial, propôs que o delirium se deve a um metabolismo problemático da energia cerebral ou "insuficiência metabólica cerebral".[33] Muitos pesquisadores expandiram essa hipótese desde então.[34] Por exemplo, estudos de neuroimagens de PET apresentaram uma redução do metabolismo da glicose do cérebro em pessoas com delirium.[35] Muitas condições médicas graves são conhecidas por afetar diretamente o metabolismo e a função mitocondrial. Contudo, dado que a comunidade médica não conseguiu explicar os sintomas mentais, não ficou claro se ou como essas anormalidades metabólicas e mitocondriais podem exercer um papel na causa dos sintomas mentais.

Como o delirium é tratado? O tratamento depende da causa ou das causas subjacentes e dos sintomas específicos. Uma vez que a condição médica que está causando o delirium é identificada, os tratamentos padrão para essa condição são implementados. Isso pode ser um antibiótico para a ITU ou protocolos cardíacos padrão para o ataque cardíaco. O que dizer dos sintomas mentais? Mesmo que os sintomas se enquadrem no rótulo de delirium, nós usamos praticamente tudo da psiquiatria para controlar os sintomas. Medicamentos sedativos são usados com frequência — antipsicóticos, estabilizadores de humor, antidepressivos, remédios antiansiedade e remédios para dormir. Se os sintomas do delirium forem depressão extrema e falta de energia, às vezes são usados estimulantes. Usamos remédios para ajudar com os sintomas, mas, na verdade, esperamos que a condição médica subjacente seja tratada por completo. Os sintomas do delirium costumam desaparecer uma vez que a condição médica é resolvida. Seria um caso temporário de disfunção mitocondrial.

O delirium realmente importa? Uma vez que a condição médica primária é identificada, como o ataque cardíaco, faz realmente diferença se a pessoa está apresentando sintomas mentais? Muitos acham que não. Eles não levam os sintomas mentais muito a sério, os enxergam como problemas irritantes que só dificultam o fornecimento de um bom tratamento. Por exemplo, alguns cardiologistas ignorarão os sintomas mentais no contexto de um ataque cardíaco. Para eles, o problema está a plena vista e é claro — um ataque cardíaco. Se a pessoa está sentindo ansiedade ou não, isso não importa. Se uma pessoa estiver tendo alucinações, eles podem achar que isso também não importa. Para eles, os psiquiatras é que devem lidar com isso, pois isso não tem nada a ver com o coração nem com o trabalho do cardiologista. Infelizmente, esse ponto de vista comum é limitado. Ele ignora uma enorme quantidade de pesquisas que mostra que o delirium importa. Às vezes, ele pode ser a diferença entre a vida e a morte.

Se a teoria da energia cerebral estiver correta, as pessoas com delirium deveriam ter uma disfunção mitocondrial mais difundida ou grave do que as pessoas sem delirium. Os sintomas "mentais" estão nos dando um alerta. Se isso for verdade, uma disfunção mitocondrial mais difundida ou grave deveria significar muitas coisas. Deveria significar que será maior a probabilidade de as pessoas com delirium desenvolverem um transtorno mental, demência ou terem convulsões. Também poderia significar que elas têm mais chances de morrer. Seria algo disso verdade? Na verdade, tudo disso é verdade.

Os transtornos mentais, como os transtornos de ansiedade, a depressão e o TEPT, são comuns após um episódio de delirium. Índices maiores de demência e comprometimento cognitivo vêm sendo consistentemente documentados três, doze e dezoito meses após a alta hospitalar em pessoas com delirium, em comparação com pessoas com a mesma doença, mas que não tiveram delirium.[36] Na verdade, o delirium em pessoas mais velhas resulta em um aumento oito vezes maior de risco de demência subsequente. As células cerebrais hiperexcitáveis também foram bem documentadas, com convulsões sendo a consequência mais grave. Em um estudo com pessoas com delirium, 84% teve eletroencefalogramas (EEGs) anormais, com 15% exibindo atividades claras de convulsão.[37] Pessoas com delirium têm mais chances de morrer prematuramente. Durante uma internação hospitalar, a probabilidade de as pessoas com delirium morrerem prematuramente é duas vezes maior, em comparação com aquelas sem delirium.[38] Depois de receberem alta do hospital, os índices de mortalidade após um ano para pessoas com delirium foram de 35% a 40%, muito mais altos do que para aquelas sem delirium.[39]

Como entender tudo isso? O delirium nos diz que há uma disfunção mitocondrial no cérebro. Às vezes, ela pode ser revertida, e a pessoa se recupera por completo. Mas nem sempre. O que esses dados sugerem é que a disfunção mitocondrial pode persistir ou avançar. As mitocôndrias nas células podem ficar danificadas — uma redução da força de trabalho das células. Isso deixa as células mais vulneráveis à disfunção contínua. Algumas células podem morrer e não ser substituídas. Tudo isso resulta em uma redução da capacidade de reserva de várias regiões do cérebro. Qualquer uma pode resultar em transtornos mentais, na doença de Alzheimer ou em convulsões.

O que dizer das pessoas que exibem sinais de um transtorno mental mais sutil, como a depressão, durante sua internação na UTI? Se a depressão também for causada por disfunção mitocondrial, então devemos esperar que a depressão também esteja associada a índices mais altos de falecimento ou convulsões. Será que isso é verdade? Sim, é. Lembra-se de que falamos sobre a pesquisa que mostrava que pessoas que ficam deprimidas depois de um ataque cardíaco têm duas vezes mais chances de ter outro ataque cardíaco no ano seguinte? E que idosos com depressão têm seis vezes mais chances de ter convulsões? Pesquisas similares foram feitas em pacientes com várias doenças médicas. Depois de ficarem internados na UTI, os pacientes com depressão tinham 47% mais chances de morrer do que aqueles sem depressão nos dois anos seguintes após receberem alta.[40] Essa e outras pesquisas sugerem que *quaisquer* sintomas mentais, mesmo que não tenham sido formalmente diagnosticados como delirium, estão associados a índices mais altos de morte prematura. Pode-se dizer que os sintomas mentais são como os canários nas minhas de carvão; às vezes, eles são o primeiro indício de insuficiência metabólica e mitocondrial.

O que dizer de pessoas com transtornos mentais duradouros? Se os transtornos delas se devem à disfunção mitocondrial, isso deveria deixá-las mais vulneráveis ao desenvolvimento de delirium se, de fato, ele se deve à disfunção mitocondrial. Será que isso é verdade? Sim, é. Lembra-se do estudo com a população dinamarquesa com mais de 7 milhões de pessoas?[41] Esse estudo descobriu que pessoas com transtornos mentais — todos eles — tinham mais probabilidade de desenvolver transtornos mentais "orgânicos", que incluem os diagnósticos de delirium e demência. Com tudo isso, dependendo do diagnóstico, as pessoas tinham de duas a vinte vezes mais chances de desenvolver esses transtornos. Os transtornos mentais crônicas são como uma luz de alerta no carro. Elas nos dão uma visão da saúde metabólica de uma pessoa. Informam-nos que o cérebro não está funcionando direito devido a uma disfunção metabólica ou mitocondrial. Se as ignorarmos, às vezes elas se corrigem. Se elas continuarem e não fizermos caso disso, sintomas e outras doenças costumam surgir.

Se o exemplo do delirium não o convenceu, talvez este o convença — o processo da morte. Em escolas de medicina, os alunos aprendem o mantra do processo da morte — "convulsões, coma, morte". Esta é a sequência de eventos que costuma ocorrer quando as pessoas estão morrendo. Isso deixa o delirium de lado, o que é quase universal. Em geral, as pessoas têm alucinações, ficam desorientadas, têm sintomas de humor ou desenvolvem algum dos outros sintomas mentais. O cérebro delas está apresentando problemas porque as mitocôndrias de suas células cerebrais estão com problemas. O processo da morte é inequivocamente associado à insuficiência mitocondrial. Essa curta sequência de eventos — delirium, convulsões, coma e morte — destaca todas as consequências da disfunção mitocondrial que estamos discutindo. Ela destaca o paradoxo da função celular reduzida e das células hiperexcitáveis no contexto da rápida insuficiência mitocondrial, culminando na morte.

A Questão da Terminologia e Nossa Via em Direção ao Tratamento

A teoria da energia cerebral sugere que todos os transtornos mentais têm a via comum das mitocôndrias. Quando elas não funcionam direito, o cérebro não funciona direito. Se isso é verdade, o quanto importam nossos rótulos de diagnósticos? Como deveríamos chamar os transtornos mentais?

Nossos rótulos de diagnósticos atuais provavelmente continuarão por algum tempo. A mudança é difícil e leva tempo. Ademais, nossos diagnósticos atuais nos dão algumas informações úteis. Eles descrevem muitos dos sintomas que as pessoas apresentam. Os sintomas importam. Eles exigem tratamentos diferentes — pelo menos tratamentos sintomáticos diferentes.

No entanto, dada a sobreposição discutida entre os diagnósticos e o fato de que pessoas com o mesmo diagnóstico podem apresentar sintomas diferentes, obviamente há espaço para melhora. A disfunção ou desregulagem mitocondrial fornece uma explicação para inúmeros sintomas em pessoas diferentes. Vimos que, dependendo de quais células e redes cerebrais estão envolvidas e de quais fatores estão afetando a função das mitocôndrias, as pessoas terão sintomas diferentes. Isso deixa claro que uma mudança na forma de encararmos os transtornos mentais está garantida.

Um modelo simples seria chamar todos os transtornos mentais de delirium. Talvez pudéssemos separar o delirium transiente do crônico. O tipo transiente passa depois de dois ou três meses, mas o tipo crônico dura por mais tempo. Esse rótulo lembraria a todos os clínicos de que eles precisam continuar procurando pela causa ou causas da disfunção cerebral metabólica, em vez de simplesmente administrar tratamentos sintomáticos. Isso seguiria em grande parte os protocolos de tratamento atuais para o delirium, mas ampliaria esses protocolos para todos os que são rotulados atualmente como "mentalmente doentes".

Como alguns resistirão ao uso de "delírio" para se referir a todos os transtornos mentais, poderíamos, alternativamente, chamar todos os transtornos mentais de "disfunção cerebral metabólica" e acrescentar especificadores para cada sintoma diferente que as pessoas estiverem sentindo. Por exemplo, alguém com sintomas proeminentes de ansiedade poderia ser diagnosticado com "disfunção cerebral metabólica com sintomas de ansiedade". Uma pessoa com esquizofrenia poderia ser diagnosticada com "disfunção cerebral metabólica com sintomas psicóticos, depressivos e cognitivos". Em todos os casos, o diagnóstico primário permaneceria o mesmo, "disfunção cerebral metabólica", mas os sintomas mudariam conforme o tratamento ou conforme a doença avançasse ou regredisse. Em vez de haver múltiplos diagnósticos, como costuma ser o caso hoje em dia, as pessoas teriam um transtorno, a disfunção cerebral metabólica, com vários sintomas do mesmo.

A Teoria da Energia Cerebral... em Resumo

Esta é uma rápida revisão da teoria da energia cerebral:

Os transtornos mentais são transtornos metabólicos do cérebro. Quase todas as pessoas acham que o metabolismo se resume à queima de calorias, mas ele é muito mais do que isso. O metabolismo afeta a estrutura e a função de todas as células do corpo humano. Os reguladores do metabolismo incluem muitas coisas, como a epigenética, os hormônios, os neurotransmissores e a inflamação. As mitocôndrias são as reguladoras mestras do metabolismo e exercem um papel no controle desses fatores mencionados. Quando as mitocôndrias não funcionam direito, pelo menos algumas células de nosso corpo ou cérebro não funcionarão direito.

Os sintomas dos transtorno mentais podem ser entendidos como funções cerebrais superativas, subativas ou ausentes. A disfunção ou desregulagem mitocondrial pode causar tudo isso por meio de cinco mecanismos diferentes: (1) a atividade celular pode estar superativa; (2) a atividade celular pode estar subativa; (3) algumas células podem desenvolver anormalidades (resultando em funções cerebrais ausentes); (4) as células podem encolher e morrer (também resultando em funções cerebrais ausentes); e (5) as células podem estar com dificuldades para fazer a própria manutenção (o que contribui para funções cerebrais superativas, subativas ou ausentes). Por exemplo, se as células que controlam a ansiedade estiverem superativas, teremos sintomas de ansiedade. Se as células que controlam a memória estiverem subativas, teremos problemas de memória. Se os problemas metabólicos ocorrerem enquanto somos jovens, o cérebro poderá se desenvolver de forma anormal, o que pode ocorrer no autismo. Se os problemas metabólicos ocorrerem durante um longo período, as células podem encolher e morrer, o que encontramos na maioria dos transtornos mentais crônicos e na doença de Alzheimer. E, por fim, os problemas de manutenção podem deixar as células em condições que não podem ser corrigidas e podem contribuir com qualquer um desses outros problemas.

Assim, você provavelmente está se perguntando o que causa a disfunção ou a desregulagem metabólica e mitocondrial. A resposta é... muitas coisas. A boa notícia é que você provavelmente já está familiarizado com muitas delas. Elas serão o foco da próxima e última seção deste livro. A ótima notícia é que a maioria delas pode ser identificada e corrigida.

PARTE III

Causas e Soluções

Capítulo 9

O que Está Causando o Problema e o que Podemos Fazer?

Chegou a hora de rever os fatores de risco e as teorias conhecidas sobre o que causa os transtornos mentais por meio das novas lentes da energia cerebral ou do metabolismo e das mitocôndrias. Se todos os transtornos mentais são transtornos metabólicos e se as mitocôndrias são realmente a via comum, então todos os fatores de risco para os transtornos mentais devem estar diretamente ligados ao metabolismo e às mitocôndrias, encaixando-se de alguma forma. Precisamos ver evidências de causa e efeito. A maior parte do que estamos a ponto de analisar são fatores de risco bem estabelecidos e irrefutáveis. Até hoje, porém, ninguém conseguiu conectá-los. Nos próximos capítulos, ligarei cada um deles ao metabolismo e às mitocôndrias, provando que o elo que permaneceu perdido por tanto tempo está no campo da saúde mental.

O termo *fator de risco* é apropriado quando as relações de causa e efeito são desconhecidas. A teoria da energia cerebral muda isso. Portanto, começarei a usar o termo *causas contribuintes*, em vez de fatores de risco. No caso da maioria das pessoas, existem diversas causas contribuintes que, coletivamente, acabam resultando em doenças; em geral, não se trata apenas de uma causa raiz.

Uma breve observação sobre a terminologia: nesta seção, me referirei às vezes ao metabolismo e às vezes falarei sobre as mitocôndrias. Eles estão bem relacionados, mas não são a mesma coisa. Voltando à nossa analogia do trânsito, pode ser de ajuda encarar a diferença da seguinte forma: o metabolismo é o fluxo do trânsito, ao passo que as mitocôndrias são os motoristas e trabalhadores dentro dos carros. Como discutido, ao passo que os motoristas são os principais responsáveis pelo fluxo do trânsito, eles não são o único fator. O trânsito também é afetado pelo ambiente, pelo clima e por obstáculos imprevistos, incluindo coisas como dirigir de dia ou de noite; a chuva, a neve ou o granizo; as obras na estrada; e outros fatores que estão além do controle dos motoristas, mas que também exigem uma resposta da parte deles. Assim, as mitocôndrias sempre estarão envolvidas no metabolismo, mas os problemas ou desafios metabólicos nem sempre serão causados por uma "disfunção" mitocondrial. Às vezes, as mitocôndrias estarão fazendo o que deveriam estar fazendo naquelas circunstâncias, mas o ambiente impõe desafios metabólicos. Para dar um exemplo simples, uma mulher pode estar metabolicamente saudável, mas se ingerir um alucinógeno, ela poderá começar a ter alucinações no mesmo instante. A droga desregula o metabolismo e as mitocôndrias dela, causando sintomas, mas seria injusto com as mitocôndrias se disséssemos que elas são "disfuncionais". Elas simplesmente estão fazendo o melhor que podem segundo as circunstâncias, assim como, nos carros, os motoristas podem estar fazendo o melhor que podem debaixo de uma chuva de granizo.

Muitas das causas contribuintes que discutiremos apenas diminuem o ritmo das mitocôndrias e de sua função. Contudo, algumas são ataques diretos. Algumas podem destruir as mitocôndrias nas células. Podem comprometer a habilidade delas de gerar energia ou de realizar outras funções, como se fundir umas com as outras ou enviar sinais ao DNA. Ao passo que algumas dessas causas podem ser menores e, de início, passar despercebidas, junto da ocorrência de ataques adicionais, elas podem resultar em comprometimento mitocondrial suficiente para causar sintomas mentais. Outras podem ser ataques decisivos e catastróficos às mitocôndrias que resultam imediatamente em sintomas mentais graves — como venenos mitocondriais. Esses ataques graves costumam afetar mais do que apenas o cérebro (todas as células do corpo podem ser afetadas, por exemplo), e o resultado às vezes podem ser situações que colocam a vida das pessoas em risco.

Algumas das causas contribuintes estimulam as mitocôndrias e aumentam sua produção de energia, pelo menos em curto prazo. Às vezes, isso pode ser benéfico. Pode aumentar os sintomas de funções celulares reduzidas, como a fadiga. Não obstante, em outras ocasiões, pode causar problemas de excesso de energia. Isso pode ser tão simples quanto à incapacidade de dormir à noite depois de beber café. A cafeína estimula as mitocôndrias. Mas você se lembra das células hiperexcitáveis? Se elas receberem energia demais, isso pode ser um problema — ansiedade, psicose ou convulsões. Por mais diferentes que esses sintomas possam ser, você ficará surpreso em descobrir que, às vezes, um fator pode desencadear todos eles. Estimulantes receitados, como Ritalina ou Adderall, estimulam as mitocôndrias. Eles podem dar um apropriado alívio dos sintomas em algumas pessoas. Contudo, também podem causar ansiedade, psicose ou convulsões em outras.

Estes são três temas importantes para se levar em conta ao revisar as várias causas contribuintes:

1. Todas afetam diretamente o metabolismo e as mitocôndrias.
2. Todas estão associadas a uma grande variedade de sintomas de transtornos mentais. Nenhuma delas é específica de nenhum transtorno ou sintoma. Isso bate com a observação de que *todos* os transtornos mentais têm uma via comum: as mitocôndrias.
3. Todas também estão associadas com os transtornos metabólicos e neurológicos — obesidade, diabetes, doenças cardiovasculares, doença de Alzheimer e epilepsia. Também estão associadas a muitos outros diagnósticos médicos, mas nos concentraremos nestes cinco. Os fatores que discutiremos também podem desencadear a piora desses transtornos "físicos". Isso confirma a observação de que os transtornos mentais têm uma via comum com esses transtornos médicos e neurológicos.

Não apresentarei uma revisão científica exaustiva de cada fator. Existe uma enorme quantidade de dados científicos para comprovar cada um deles. Meu objetivo aqui é fornecer uma visão geral ampla de como essas causas contribuintes se relacionam com o metabolismo, com as mitocôndrias e com a saúde mental.

Vamos começar com os fatores biológicos e terminar com os fatores psicológicos e sociais. Isso não quer dizer que os fatores biológicos são mais importantes. Em muitos casos, não são. Entretanto, revisar os fatores biológicos primeiro nos ajuda a entender como os fatores psicológicos e sociais afetam o metabolismo e as mitocôndrias.

Por que Pessoas Diferentes Têm Sintomas e Transtornos Diferentes — e Por que Continuam Tendo Conexões

Comecei a abordar essa questão na Parte II, mas vale a pena rever duas perguntas ao passo que começamos a analisar as causas contribuintes específicas e seus tratamentos. A primeira é:

Se todos os transtornos mentais são causados por uma disfunção ou desregulagem mitocondrial, por que há tanta variabilidade nos sintomas? Como as mitocôndrias defeituosas ou a carga metabólica fazem uma pessoa acabar com depressão e outra com TOC, por exemplo?

Temos duas respostas primárias:

1. **Diferenças em vulnerabilidades preexistentes.** Todas as pessoas são diferentes. Isso inclui até gêmeos idênticos. Até quando o código genético é o mesmo para duas pessoas, elas ainda são diferentes. No fim das contas, somos o produto de nossa estrutura biológica (genética) *e* de nossas experiências passadas e nossa exposição ao ambiente. Natureza *e* criação. *Experiências e exposição* incluem as experiências psicológicas e sociais que tivemos, mas também incluem as exposições metabólicas ambientais. Estas começam na concepção. Nosso corpo está respondendo constantemente ao ambiente e a seu acesso a nutrientes, oxigênio, hormônios, temperatura, luz e muitos outros fatores. Tudo isso afeta nosso metabolismo e nossas mitocôndrias, mas fatores específicos afetam determinadas células e deixam de afetar outras. Ao longo do tempo, desenvolvemos partes de nosso cérebro e corpo que são fortes e resistentes, mas outras que são mais fracas e vulneráveis a defeitos. A insuficiência metabólica de células ou de redes cerebrais específicas é o que causa sintomas mentais, de modo que essas áreas de vulnerabilidade influenciam quais sintomas desenvolveremos primeiro. Basicamente, nosso metabolismo é tão forte quanto nosso elo mais fraco.

   Pense nisso como os músculos de seu corpo. Alguns dos seus músculos são mais fortes do que outros. Se você precisasse levantar alguma coisa muito pesada — um grande estressor —, seus músculos mais fracos provavelmente cederiam primeiro. Isso pode diferir de pessoa para pessoa. Se três pessoas erguerem o mesmo objeto pesado, a primeira pode ter uma entorse no pulso; a segunda, na perna; e a terceira, nas costas. O mesmo estressor — sintomas diferentes — que exigirá tratamentos diferentes devido a vulnerabilidades diferentes.

2. **Diferenças de estímulos.** As células e as mitocôndrias dentro delas são afetadas por diversos estímulos, os quais afetam diferentes partes do corpo e do cérebro em momentos diferentes. Nos capítulos a seguir, discutiremos as causas contribuintes que afetam as mitocôndrias de uma ou de outra forma. A maioria delas é de fatores de risco bem conhecidos para transtornos mentais. Alguns afetarão as células do corpo e do cérebro. No entanto, a maioria não fará isso. Muitos desses fatores afetam apenas algumas células, mas deixam de afetar outras. Quando se deparam com várias situações ou tarefas, diferentes partes do corpo ou regiões cerebrais necessitarão de quantidades de energia diferentes. Se a energia fosse distribuída igualmente entre o corpo e o cérebro, isso não só seria um desperdício de energia no caso das células que não precisam dela, como seria um desvio da preciosa energia das células que precisam dela. Isso significa que algumas dessas causas contribuintes afetarão algumas regiões do cérebro e deixarão de afetar outras, o que pode resultar em sintomas diferentes.

Essas respostas nos levam diretamente à segunda pergunta:

Se existem claras diferenças nas vulnerabilidades individuais e em outros fatores que resultam em disfunções distintas, de que forma todos os transtornos mentais e metabólicos estão relacionados? Por que ter problemas metabólicos em um tipo de célula teria algo a ver com a função de outros tipos de célula?

Para respondê-la, voltemos à nossa analogia do metabolismo: o trânsito em uma cidade. Existem muitos fatores que determinam se o trânsito de uma cidade fluirá suavemente ou não. O mesmo vale para o metabolismo. E, ao mesmo tempo, tudo está interconectado.

Um problema de trânsito pode começar em uma pequena parte da cidade — um único acidente de carro que está bloqueando uma rua movimentada. Da mesma forma, um problema metabólico pode começar em um grupo de células que está causando sintomas relacionados com o que elas fazem. O problema pode começar de forma contida, limitando-se apenas a essas células, devido a vulnerabilidades preexistentes e/ou diversos estímulos, tal como descrito.

Não obstante, se esses problemas continuarem, os sintomas poderão se espalhar. Quando o assunto é trânsito na cidade, se o acidente de carro não for removido rapidamente, o engarrafamento se espalhará, afetando o trânsito em outras partes da cidade. Se os problemas de trânsito forem causados por uma má manutenção das estradas, isso poderá resultar em problemas em longo prazo. O mesmo acontece com o metabolismo. Um problema em uma área do corpo costuma se espalhar ao longo do tempo. Por quê? Porque o metabolismo está altamente interconectado. Ele depende de ciclos de retroalimentação no corpo todo. Assim, se uma área não está indo bem, o restante do corpo poderá ser afetado. Se o problema não for corrigido, ele aumentará e se espalhará aos poucos — às vezes durante anos ou décadas.

Tratamentos e Histórias de Sucesso

Para cada causa contribuinte dos transtornos mentais, descreverei algumas estratégias que podem ser usadas para lidar com os problemas quando possível. Algumas delas são tratamentos padrão, que já existem. (Repetindo: uma nova teoria não substitui o que já sabemos que funciona.) Outras serão novos tratamentos que você talvez nunca tenha levado em consideração. Como princípio, elas se enquadram nas seguintes categorias abrangentes:

1. Tratamentos que removem ou reduzem coisas que estão desregulando as mitocôndrias ou o metabolismo, como uma dieta ruim, problemas para dormir, uso de álcool ou drogas, alguns remédios ou estressores psicológicos/sociais.

2. Tratamentos que corrigem desequilíbrios metabólicos, como desequilíbrios de neurotransmissores ou hormonais.
3. Tratamentos que melhoram o metabolismo. Eu divido essas estratégias em três categorias:
    - Biogênese mitocondrial — Existem formas de aumentar o número de mitocôndrias nas suas células. Aumentar a força de trabalho aumenta sua capacidade metabólica.
    - Mitofagia — Livrar-se de mitocôndrias velhas e defeituosas e substituí-las por mitocôndrias novas e saudáveis também pode ser benéfico. Rejuvenescer a força de trabalho melhora o metabolismo.
    - Autofagia — Reparar o dano estrutural que ocorreu com suas células devido a problemas metabólicos duradouros pode ser essencial para a cura em longo prazo.

No Capítulo 20, apresentarei abordagens amplas e estratégias básicas que você poderá usar para desenvolver um plano de tratamento abrangente. Por favor, não implemente nenhum dos tratamentos que abordaremos até que termine de ler este livro. É preciso entender *todas* as variadas causas contribuintes e suas abordagens de tratamento antes de decidir quais seriam apropriadas para você.

Ao longo dessas explicações, compartilharei histórias de pessoas reais que melhoraram sua saúde mental usando intervenções metabólicas. O nome delas foi alterado para proteger sua privacidade, mas suas histórias são reais.

Capítulo 10

CAUSA CONTRIBUINTE
Genética e Epigenética

Os transtornos mentais são herdados. Já sabemos disso há séculos, o que se tornou um fato baseado em uma enorme quantidade de pesquisas. Essa observação fez com que muitas pessoas chegassem à conclusão de que a causa raiz dos transtornos mentais, pelo menos no caso de algumas pessoas, deveria estar em seus genes. Quando uma família tem um histórico de determinada doença, conclui-se que ela é genética, porque as informações são transmitidas de pais para filhos por meio dos genes. Hoje em dia, sabemos que isso não é assim tão simples.

Genética

De 1990 a 2003, uma comunidade internacional de pesquisadores iniciou um dos maiores empreendimentos científicos de nossos tempos: o Projeto Genoma Humano (PGH). Os pesquisadores começaram a sequenciar e mapear todos os genes humanos — 3 bilhões de letras, ou pares de base, de DNA. O mundo estava animado e cheio de esperança quanto ao potencial de acabar com todo tipo de doenças, especialmente aquelas que achávamos ou sabíamos que eram herdadas. Na psiquiatria, imaginávamos que, com a estrutura genética completa, poderíamos identificar os genes responsáveis por cada transtorno psiquiátrico, descobrir que proteínas eles produziam, desenvolver remédios para lidar com os problemas e até, quem sabe, encontrar curas.

Desde que o PGH foi concluído, os pesquisadores descobriram cerca de 1.800 genes responsáveis por várias doenças e desenvolveram cerca de 2 mil testes genéticos que podem medir o risco genético de uma pessoa para certas doenças. Alguns pacientes podem ser testados para ver se metabolizarão remédios rápido ou devagar demais. Esse esforço foi compensado de diversas formas. Infelizmente, porém, isso não aconteceu na psiquiatria.

A busca pelos genes que causam os transtornos mentais não resultou em grandes descobertas. E não foi por falta de esforço. Os pesquisadores vasculharam o genoma humano, procurando pelos genes de neurotransmissores, pelas enzimas que os formam e seus receptores. Esses eram os alvos mais óbvios — os elementos químicos da teoria do desequilíbrio químico —: serotonina, dopamina e outros. Infelizmente, nenhuma relação significativa foi encontrada entre esses genes e os transtornos mentais.

Então, os pesquisadores decidiram fazer uma varredura do genoma inteiro em busca de genes que poderiam estar relacionados com transtornos mentais por meio de estudos de associação genômica ampla (GWAS). Eles mantiveram a mente aberta e analisaram cada gene, até os que não pareciam estar relacionados com o cérebro ou com a psiquiatria, para encontrar os genes que causavam os transtornos mentais. Depois de buscas exaustivas, os pesquisadores identificaram uma abundância de genes que poderiam estar relacionados com transtornos psiquiátricos, mas não encontraram quase nenhum gene que representava um risco a uma parte significativa das pessoas com transtornos. Alguns genes bem raros *foram* identificados como que de alto risco, mas, no caso da maioria das pessoas com transtornos mentais, esses genes específicos não representavam um risco muito alto. Ademais, descobriu-se que a grande maioria dos genes não era específica a transtornos individuais. Antes, eles aumentavam o risco de diversos transtornos psiquiátricos, metabólicos e neurológicos. Por exemplo, alguns genes de risco para a psicose aumentavam o risco de esquizofrenia, transtorno bipolar, autismo, atraso de desenvolvimento, deficiência intelectual e epilepsia.[1] Assim, um gene aumentava o risco de diversos transtornos. No caso da depressão maior, há um debate no campo, com alguns estudos sugerindo que existem genes que oferecem pequenas quantidades de risco (falarei sobre alguns deles em breve), e outros que sugerem que nenhum gene que representa um risco significativo foi encontrado, apesar de 1,2 milhão de variações genéticas do DNA humano terem sido analisadas.[2]

A decepção de não encontrar respostas genéticas para esses transtornos herdados não se limita à psiquiatria. Também se aplica aos transtornos metabólicos da obesidade, da diabetes e das doenças cardiovasculares. Esses também são comuns em uma mesma família — em geral, nas famílias que têm transtornos mentais. Essas condições também não encontraram uma resposta fácil no DNA humano.

Embora milhares de genes aumentem um pouco o risco, como podemos entender isso no contexto da teoria da energia cerebral? Se as mitocôndrias e o metabolismo explicam todos os transtornos mentais, o que os genes têm a ver com os transtornos mentais?

Para começar, muitos desses genes de risco estão diretamente relacionados com as mitocôndrias e com o metabolismo. Por exemplo, um gene chamado DISC1 aumenta o risco de esquizofrenia, transtorno bipolar, depressão e autismo. Os pesquisadores continuam analisando todos os papéis que essa proteína exerce na função celular, mas ela foi encontrada nas mitocôndrias e é conhecida por sua influência sobre o movimento e a fusão mitocondrial e no contato delas com outras partes da célula. Isso, por sua vez, afeta o desenvolvimento e a plasticidade dos neurônios.[3] Um dos genes de risco mais fortes para os transtornos de humor, o CACNA1C, exerce um grande papel no estresse oxidativo e na integridade e função mitocondriais.[4]

Outro exemplo é o gene APOE, que aumenta o risco da doença de Alzheimer. Esse gene produz uma proteína, a Apolipoproteína E, que está relacionada com a gordura e com o transporte e metabolismo do colesterol. Esse gene vem em três formas: APOE2, APOE3 e APOE4. Cerca de 25% das pessoas têm uma cópia do APOE4, e de 2% a 3% têm duas cópias. As que têm uma cópia têm de três a quatro vezes mais chances de desenvolver a doença de Alzheimer, e as que têm duas cópias têm de nove a quinze vezes mais chances.[5] Em concordância com a teoria da energia cerebral, esse gene afeta bastante o metabolismo e as mitocôndrias. Pessoas com 20 e poucos anos que têm o gene APOE4 provavelmente já apresentam sinais de comprometimento do metabolismo da glicose no cérebro, e esse comprometimento piora ao longo do tempo.[6]

A Apolipoproteína E parece afetar as mitocôndrias diretamente. Os pesquisadores estudaram pessoas que tinham vários tipos de APOE e mediram as proteínas que afetam a biogênese e a dinâmica mitocondrial (a fusão e fissão delas umas com as outras) e o estresse oxidativo.[7] As que tinham alelos de APOE4 tinham níveis mais baixos dessas importantes proteínas mitocondriais, e esses níveis tinham uma correlação direta com os sintomas da doença de Alzheimer. Outro estudo analisou os astrócitos, que são importantes células de suporte do cérebro, e descobriu que o APOE4 dificulta a autofagia, a função mitocondrial e a mitofagia.[8] A boa notícia é que descobriram que administrar uma droga que estimula a autofagia pode reverter algumas dessas anormalidades.

Assim, o APOE4 aumenta o risco de *todos* os transtornos metabólicos e mentais? Ele *realmente* aumenta o risco de doenças cardiovasculares, de *alguns* transtornos mentais e da epilepsia, mas paradoxalmente parece *diminuir* o risco de obesidade e diabetes tipo 2.[9] É aí que entra a complexidade do metabolismo. A Apolipoproteína E não é encontrada igualmente em todas as células humanas do corpo. No cérebro, ela é identificada primariamente nos astrócitos e nas micróglias. Essas células têm funções específicas. Parece que o APOE4 é o resultado de uma diminuição bem lenta e gradual da função delas, e essas células têm uma relação muito mais próxima dos sintomas cognitivos do que quaisquer outros sintomas. Assim, essas "partes" do cérebro são as que se desgastarão e começarão a apresentar defeitos ao longo do tempo, resultando em sintomas específicos. Entretanto, quando começam a falhar por completo, então os outros sintomas mentais da doença de Alzheimer se manifestam por causa das interconexões dessas regiões do cérebro. Assim, como mencionado, este é um exemplo de uma vulnerabilidade preexistente (um gene de risco) e de estímulos variados a células distintas, ambos exercendo um papel na causa de alguns sintomas, mas não de outros. Não obstante, essa linha de pesquisa ainda aponta diretamente para o metabolismo e para as mitocôndrias como a via comum da doença de Alzheimer.

A genética mitocondrial também é complicada, porque as mitocôndrias são influenciadas por genes tanto do núcleo como de dentro das próprias mitocôndrias. Os genes dentro das mitocôndrias são muito suscetíveis a mutações. As mutações genéticas nas mitocôndrias estão ligadas diretamente a vários aspectos da função cerebral, incluindo o comportamento, a cognição, a ingestão de alimentos e à resposta ao estresse.[10] Infelizmente, os genes mitocondriais não foram analisados em grandes estudos populacionais porque a maioria dos pesquisadores concluiu que os genes mitocondriais não são tão importantes.

Até no caso de genes relacionados com outras proteínas que dão suporte a outras funções nas células, eles também afetam o metabolismo.

Os genes contêm as instruções das múltiplas proteínas que compõem o corpo humano. Assim como diversas peças compõem um carro e todas as variações dessas peças em diferentes marcas e modelos de carros, algumas são mais confiáveis e usam melhor o combustível do que outras. Algumas são adaptadas para a adversidade e têm uma vida mais curta, ao passo que outras são adaptadas para eficiência no uso de combustível e longevidade. Dependendo de quais herdamos, elas influenciarão a função de nossas células, nosso metabolismo e nossa saúde em geral. Também podem resultar em variados graus de suscetibilidade à insuficiência metabólica. Quando o assunto é metabolismo, sempre haverá um "elo mais fraco". Quando as partes de uma célula são diferentes, algumas serão mais vulneráveis a falhas do que outras.

Uma vez esclarecido, é quase certeza que, no caso da maioria das pessoas com transtornos mentais, a resposta para seu problema não está nos genes em si. Se os genes não explicam totalmente por que os transtornos mentais são passados de pais para filhos, então o que poderia explicar?

Epigenética

A epigenética, que abordamos brevemente na Parte II, é o campo dedicado ao entendimento do que faz os genes serem ativados e desativados. A maioria de nós tem genes similares. Basicamente, temos as mesmas instruções de como o corpo deveria funcionar. Sim, existem variações óbvias, como altura e cor da pele e do cabelo. Elas são causadas por diferenças nos nossos genes. Mas a maioria de nossos genes são basicamente os mesmos. O corpo humano funciona da mesma forma na maioria das pessoas. No entanto, o que é obviamente diferente é a expressão de todos esses genes.

As células epiteliais, cerebrais e hepáticas têm o mesmo DNA. Contudo, a epigenética é responsável por fazer com que as muitas células do corpo humano sejam diferentes umas das outras. Essas células diferentes expressam genes diferentes.

Durante o dia, os genes são ativados e desativados nas células. Isso muda constantemente com base nas circunstâncias ambientais e nas necessidades do corpo. Em outras palavras, o corpo está sempre se adaptando. Às vezes, ele precisa produzir um hormônio, de modo que esses genes são ativados. Outras vezes, ele precisa consertar uma célula, de modo que esses genes são ativados. Depois que isso é feito, esses genes são desativados. As células não desperdiçam recursos.

Existem mudanças na expressão genética que parecem durar mais do que essas que estão em constante flutuação. Algumas mudanças na expressão genética estão associadas às características das pessoas. Algumas têm grandes músculos, outras são magras, ao passo que outras são obesas. A expressão genética é diferente nessas pessoas durante períodos mais longos, mesmo que todas tenham genes subjacentes similares. Existem padrões específicos de expressão genética que vêm sendo associados a características diferentes, tanto físicas como mentais. Essas mudanças epigenéticas duradouras são uma forma de o corpo desenvolver uma estratégia metabólica e se apegar a ela. A epigenética apresenta um reflexo do que o corpo passou.

Existem muitas maneiras de o corpo controlar a expressão genética. Uma maneira seria modificar o DNA em si aplicando grupos metílicos a partes específicas do DNA. Então esses grupos metílicos influenciam que genes serão ativados ou desativados. Os grupos metílicos podem ser acrescentados ou removidos conforme a necessidade, mas, pelo menos em algumas partes, eles parecem se tornar mais estáveis com o passar do tempo. Outra maneira de o corpo influenciar a expressão genética é por meio de histonas, que são proteínas envolvidas por DNA. Elas também influenciam quais genes serão ativados ou desativados. Além da metilação e das histonas, existem muitos outros fatores que estão envolvidos na epigenética. E cada vez mais deles estão sendo descobertos a cada ano. Eles incluem fatores como microRNAs, hormônios, neuropeptídios, entre outros. Esse campo pode rapidamente se tornar confuso e esmagador, pois existem diversos outros fatores que estão envolvidos no controle epigenético de nosso DNA.

Não obstante, se dermos um passo para trás e analisarmos o campo a partir de uma perspectiva mais ampla, as coisas se tornam menos confusas. O que influencia a epigenética? O que ativa todos esses diversos fatores para mudar a expressão genética? Quase todos eles giram em torno do metabolismo e das mitocôndrias. Os fatores que aparentemente influenciam a epigenética incluem a dieta, os exercícios, o uso de drogas e álcool, os hormônios, a exposição à luz e o sono — todos relacionados com o metabolismo e com as mitocôndrias (como veremos em breve). Como um exemplo específico, os fumantes tendem a ter menos metilação de DNA do gene AHRR, em comparação com não fumantes.[11] No entanto, se eles pararem de fumar, essa mudança de metilação pode ser revertida.

No fim das contas, é importante encarar a epigenética como as instruções metabólicas para as células. A epigenética apenas reflete os padrões genéticos que permitem que as células façam o seu melhor para sobreviver e lidar com o ambiente delas. No entanto, se elas ficarem presas a um padrão de má adaptação ou se os sinais apropriados não estiverem sendo enviados, isso pode se tornar problemático.

Lembre-se de que as mitocôndrias são as reguladoras da epigenética. Elas influenciam a expressão genética por meio de níveis de EROs, glicose, aminoácidos e ATP. Lembre-se também de que as mitocôndrias parecem controlar a expressão de basicamente todos os genes da célula. Já falamos sobre o estudo que descobriu que, ao passo que o número de mitocôndrias defeituosas aumenta na célula, o número de anormalidades de expressões genéticas também aumenta.

Acontece que os fatores epigenéticos são hereditários. Isso ocorre de várias formas. Vamos falar sobre algumas delas.

Ambiente Uterino
À medida que o feto cresce no útero, ele recebe uma abundância de sinais metabólicos. O alimento, o oxigênio, as vitaminas e os minerais exercem um papel óbvio e essencial. Entretanto, os hormônios, os neuropeptídios, o uso de álcool, de drogas e de remédios por parte da mãe, além de muitos outros fatores, também exercem um papel.

Um exemplo de como a epigenética exerce um papel claro na transmissão de transtornos metabólicos e mentais é a famosa fome do inverno holandês, que aconteceu entre 1944 e 1945 devido à ocupação alemã da Holanda. Os pesquisadores estudaram bebês que foram concebidos ou que estavam no útero durante essa fome e os comparou com a população geral e até com seus próprios irmãos que nasceram quando as mães voltaram a ter acesso normal ao alimento. Os bebês nascidos durante a fome tinham mais chances de desenvolver *transtornos metabólicos e mentais* mais tarde na vida. Esse e outros estudos resultaram na *hipótese do fenótipo poupador,* que propunha que bebês privados da nutrição adequada no útero tinham mais chances de desenvolver obesidade, diabetes e doenças cardiovasculares mais tarde na vida. Infelizmente, essa hipótese desconsidera ou ignora o fato de que esses bebês também tinham mais chances de desenvolver transtornos mentais. Descobriu-se que esses bebês tinham o dobro do risco de terem esquizofrenia e o transtorno da personalidade antissocial, bem como índices mais altos de depressão, transtorno bipolar e dependências químicas.[12] Os pesquisadores vêm estudando o pâncreas para entender os índices elevados de diabetes, o coração para entender os índices elevados de doenças cardiovasculares e o cérebro para entender os transtornos psiquiátricos e neurológicos, mas deixaram de enxergar a *conexão metabólica* entre todos eles.

Primeiros Anos de Vida
Alguns dos fatores que regulam a epigenética, o metabolismo e as mitocôndrias são transferidos para o bebê após o nascimento por meio de comportamentos e experiências nos primeiros anos de vida. Muitos estudos analisaram o comportamento dos cuidadores com crianças nos anos iniciais da vida e seu impacto na saúde em longo prazo. Em geral, eles batem com os estudos de EAIs já descritos. A negligência e a privação do cuidador exercem um profundo efeito na vida inteira da criança. Isso inclui transtornos metabólicos e mentais. Os mecanismos da epigenética exercem um papel em tudo isso.

Um exemplo concreto em nível molecular é a passagem de um fator metabólico das mães para os filhos pelo leite materno. Uma dessas moléculas é a nicotinamida adenina dinucleotídeo ou NAD. Essa é uma coenzima extremamente importante que pode ser obtida da vitamina B3 (niacina), ou o corpo pode produzi-la usando o aminoácido triptofano da proteína. Ela é fundamental para que as mitocôndrias consigam produzir energia, mas também exerce um papel na manutenção do DNA e da epigenética. Sabemos que um baixo nível dessa enzima pode impedir a função mitocondrial e causar mudanças epigenéticas e vem sendo associado ao envelhecimento e muitas doenças.[13] Um grupo de pesquisadores estudou camundongos e os resultados em longo prazo nos seus filhotes depois de dar um suplemento de NAD às mães ou deixar de fazer isso.[14] As mães que ganharam mais NAD perderam mais peso após o parto, um ótimo benefício metabólico. Mas foram seus filhotes que realmente se beneficiaram disso! Eles apresentaram um aprimoramento no controle do nível glicêmico, no desempenho físico e em diversas mudanças cerebrais, incluindo menos ansiedade, uma memória melhor, sinais reduzidos de "desamparo aprendido" (um sinal de depressão), e tiveram até maior neurogênese na idade adulta. Obviamente, receber essa coenzima metabólica/mitocondrial na infância afetou o cérebro e os sintomas "mentais" deles durante toda a vida. Naturalmente, as mães terão níveis diferentes dessa coenzima que elas transferem aos seus bebês.

Transmissão Intergeracional do Trauma

O fenômeno mais estudado de como a epigenética se relaciona com a saúde mental é a *transmissão intergeracional do trauma*. A Dra. Rachel Yehuda, uma das maiores autoridades desse campo, descreveu décadas de pesquisa em um artigo de revisão abrangente: "Transmissão Intergeracional dos Efeitos do Trauma: O Papel Putativo dos Mecanismos Epigenéticos."[15] Esse campo data de 1966, quando uma astuta psiquiatra, a Dra. Vivian Rakoff, percebeu que os filhos de sobreviventes do Holocausto às vezes pareciam ter formas mais graves de transtornos mentais do que seus pais, embora os pais tenham sido aqueles que viveram nos campos de concentração. Ela afirmava que, de alguma forma, essas duas coisas estavam conectadas. Na época, muitos não acreditaram nisso. Aqueles que acreditavam supunham que os pais, de alguma forma, estivessem ensinando seus filhos a terem medo, ansiedade e depressão, e que essa era a razão da conexão. Devia ser uma causa psicológica ou social. Diversos estudos se seguiram e começaram a identificar um padrão de trauma parental e de maus resultados de saúde mental em seus filhos — e até nos netos. Ainda assim, quase todo o mundo supunha que isso era causado pela criação. Os pais deviam estar ensinando seus filhos a serem estressados e a terem medo do mundo.

Essa suposição foi contestada pela primeira vez na década de 1980, quando os pesquisadores descobriram diferenças no modo como as pessoas respondiam ao cortisol. As pessoas expostas ao trauma — *e* seus filhos — exibiam níveis diferentes de sensibilidade a glicocorticoides. Em especial, a exposição a níveis elevados de cortisol no útero parecia "programar" as crianças, resultando em um risco maior de desenvolver transtornos mentais e metabólicos mais tarde na vida. Com a revolução genética e epigenética veio a descoberta de que muitas dessas pessoas exibem diferenças nos padrões de metilação do receptor de glicocorticoide e de outras regiões do DNA (regiões promotoras) associadas ao sistema de resposta ao estresse. Mais recentemente, descobriu-se que até os pais podem passar suas experiências traumáticas por meio de mecanismos epigenéticos no esperma, como as moléculas de microRNA (miRNA), que são conhecidas por modificar a expressão genética. Estudos já demostraram que o esperma de camundongos e o de homens têm miRNAs que são transmitidos à prole. Já foi comprovado que níveis de miRNAs específicos (449 e 34) são diretamente afetados por níveis de estresse datando as experiências da primeira infância dos pais.[16] Em camundongos expostos a eventos estressantes no início da vida, esses níveis foram drasticamente reduzidos no esperma, e seus descendentes machos tinham esses mesmos níveis reduzidos no esperma, comprovando a transmissão transgeracional do estresse. Em estudos com seres humanos, homens receberam um questionário sobre EAIs, e aqueles que tiveram os maiores níveis de eventos de vida estressantes apresentaram os níveis mais baixos desses mesmos miRNAs, com uma redução de até trezentas vezes.

O tempo do estresse parece importar e pode influenciar a função cerebral de diversas formas.[17] A exposição fetal ao estresse materno resulta em índices maiores de dificuldade de aprendizado, depressão e ansiedade mais tarde na vida. Nos primeiros anos de vida, separar uma criança da sua mãe pode resultar em níveis *mais elevados* de cortisol ao longo da vida, ao passo que o abuso grave pode resultar em níveis *mais baixos* de cortisol. Embora paradoxais, ambas as condições impõem uma carga metabólica e podem ser ligadas diretamente às mitocôndrias, visto que estas dão início à produção de cortisol.

Essa linha de pesquisa existe até hoje, mas o que ela comprova claramente é que a epigenética parece exercer um papel significativo na transmissão de transtornos mentais dos pais para os filhos e até para os netos.

O que a Genética e a Epigenética Podem nos Dizer sobre as Causas — e sobre o Tratamento

Embora alguns talvez tenham ficado decepcionados com nossa incapacidade de encontrar genes específicos relacionados com os transtornos mentais, no fim das contas, acho que isso é uma coisa boa. Agora sabemos que existem genes que não são "anormais" que causam transtornos mentais. É muito mais provável que a transmissão dos transtornos mentais de pais para filhos aconteça por meio de mecanismos epigenéticos. O lado bom disso é que a maioria desses mecanismos epigenéticos é conhecida por ser *reversível*!

Os efeitos do estresse no útero e os níveis de microRNA e de NAD podem mudar, e às vezes por meio de simples mudanças no estilo de vida. O outro ponto positivo disso é que, em geral, as pessoas não nascem com "genes ruins" que fazem com que seja impossível para elas serem saudáveis.

Lembra-se de minha analogia dos três carros — A, B e C? Eles eram todos da mesma marca e modelo e, por isso, foram baseados no mesmo projeto (ou genes). Mas eram muito diferentes uns dos outros. Os dois primeiros motivos de haver diferenças na saúde, manutenção e longevidade dos carros eram (1) o ambiente e (2) um motorista disfuncional aplicando estratégias adaptativas nos momentos errados ou deixando de usá-las quando necessário. Em termos humanos, isso significa que as causas primárias dos transtornos mentais costumam não estar em nossos genes, mas no ambiente ou nos motoristas de nossas células: as mitocôndrias. Assim, você provavelmente está se perguntando o que faz com que as mitocôndrias se tornem disfuncionais. Falaremos sobre muitos desses fatores no restante do livro.

Até no caso de pessoas que têm o alelo do gene APOE4 — um que causa problemas para a função mitocondrial ao longo do tempo — existe esperança de cura. Nem todos aqueles que têm esse gene desenvolvem a doença de Alzheimer. Mencionei o estudo que descobriu que um aumento da autofagia pode diminuir a intensidade do problema. Falaremos mais sobre os tratamentos nos capítulos seguintes, incluindo alguns que aumentam especificamente a autofagia. Mas, por hora, entenda que os transtornos mentais, inclusive aqueles como o transtorno bipolar e a esquizofrenia, provavelmente não são causados por defeitos genéticos que são permanentes e fixos. Os problemas metabólicos são reversíveis.

Capítulo 11

CAUSA CONTRIBUINTE

Desequilíbrios Químicos, Neurotransmissores e Remédios

Agora voltaremos à teoria do desequilíbrio químico. A teoria da energia cerebral não questiona as observações de que os desequilíbrios dos neurotransmissores exercem um papel nos transtornos mentais nem os testes clínicos que apresentaram uma melhora dos sintomas usando remédios que afetam os neurotransmissores. E certamente não pretendo questionar a experiência do mundo real de diversas pessoas que foram ajudadas, ou até salvas, por remédios psiquiátricos. Tudo isso é verdade e se baseia em uma abundância de evidências. Entretanto, como destaquei, a teoria do desequilíbrio químico deixa muitas perguntas sem resposta e se mostrou incapaz de restaurar a vida de muitas pessoas.

A teoria da energia cerebral oferece novas maneiras de entender os desequilíbrios dos neurotransmissores e os efeitos dos remédios. As mitocôndrias e o metabolismo explicam a subatividade e a superatividade/hiperexcitabilidade de células cerebrais específicas que causam esses desequilíbrios e o problema da falta ou do excesso de atividade de neurotransmissores. Contudo, os neurotransmissores também causam seus efeitos nas células-alvo, resultando em estímulo ou inibição das mitocôndrias nessas células. Isso rapidamente se torna como uma fila de dominós, onde um abalo metabólico em um conjunto de células resulta em problemas em outras células.

Muitas pessoas falam sobre neurotransmissores como entidades simples com funções simplórias. A serotonina faz com que nos sintamos bem. A dopamina resulta em psicose e dependências químicas. A norepinefrina nos ajuda a manter o foco. Embora haja alguma verdade nessas declarações, essas visões simplistas dos neurotransmissores e dos transtornos associados com eles beiram o ridículo. O cérebro, os neurotransmissores e os transtornos mentais são muito mais complexos do que isso.

Os neurotransmissores não são simples sinais de liga/desliga entre as células. A pesquisa da última década expandiu bastante nossa visão do papel do metabolismo e da função mitocondrial. Os neurotransmissores e as mitocôndrias estão em um ciclo de retroalimentação uns com os outros. As mitocôndrias afetam o equilíbrio dos neurotransmissores. Os neurotransmissores afetam o equilíbrio e a função das mitocôndrias.

Como mencionado no Capítulo 7, as mitocôndrias exercem um papel fundamental na produção de muitos neurotransmissores, incluindo a acetilcolina, o glutamato, a norepinefrina, a dopamina, o GABA e a serotonina. As mitocôndrias também têm receptores para alguns neurotransmissores importantes bem nas suas membranas, como os receptores de benzodiazepina e GABA. Eles não existem em todas as mitocôndrias de todas as células, mas foram encontrados em pelo menos alguns tipos de células. As mitocôndrias também têm uma enzima importante conhecida pela maioria dos psiquiatras: a monoamina oxidase. Esta enzima está envolvida na degradação e regulação de alguns neurotransmissores muito importantes, como dopamina, epinefrina e norepinefrina. Todos esses neurotransmissores afetam diretamente a função das mitocôndrias, e estas afetam diretamente o equilíbrio desses neurotransmissores.

A serotonina, um neurotransmissor mais conhecido pelo seu papel na depressão e nos transtornos de ansiedade, tem um papel muito destacado e complexo no metabolismo e na função mitocondrial.[1] Ela é um neurotransmissor primitivo e altamente conservado encontrado em todos os animais, vermes, insetos, fungos e nas plantas. É conhecida por controlar amplamente o apetite, as funções do sistema digestório e o metabolismo dos nutrientes. Cerca de 90% da serotonina no corpo humano é encontrada no sistema digestório, não no cérebro. Pesquisas recentes relataram um papel direto da serotonina na regulagem da produção e função das mitocôndrias nos neurônios corticais, aumentando sua produção de ATP e diminuindo o estresse oxidativo.[2] Assim, a serotonina não só aumenta a função mitocondrial de imediato, como causa a biogênese mitocondrial — uma das formas de melhorar o metabolismo! Além dessa ligação clara e direta, tem mais nessa história. A serotonina é transformada em melatonina, um hormônio importante da regulagem do sono, que também exerce um papel poderoso no metabolismo. A serotonina também é o produto de uma via metabólica importante, a via da quinurenina, que envolve o destino do aminoácido triptofano. Quando as pessoas comem proteínas que contêm triptofano, ele pode ter muitos possíveis destinos. Dois desses destinos importantes são ser convertido em serotonina ou quinurenina. A quinurenina acaba resultando em níveis mais elevados da molécula de vital importância NAD, sobre a qual já falamos. A NAD tem uma influência profunda na saúde e função das mitocôndrias porque ela é essencial para a produção de energia e gestão de elétrons. Problemas com a via metabólica da quinurenina foram encontrados em muitos transtornos psiquiátricos e neurológicos, incluindo depressão, esquizofrenia, transtornos de ansiedade, síndrome de Tourette, demência, entre outros. Obviamente, os remédios que afetam os níveis de serotonina terão um impacto direto no metabolismo e nas mitocôndrias por meio de todos esses mecanismos. Esse fato provavelmente explica por que e como esses remédios funcionam para transtornos como depressão e ansiedade.

O GABA também é um neurotransmissor importante, com diversas funções. Ele é mais conhecido pelo seu papel em transtornos de ansiedade, porque os remédios que aumentam a atividade de GABA, como Diazepam, Clonazepam e Alprazolam, produzem um efeito calmante e antiansiedade. Entretanto, anormalidades na neurotransmissão de GABA também foram encontradas em outros transtornos, incluindo esquizofrenia e autismo. As mitocôndrias influenciam diretamente e às vezes controlam a atividade de GABA. Um grupo de pesquisadores descobriu que os níveis mitocondriais de EROs regulam a força da atividade de GABA.[3]

É interessante que outro grupo de pesquisa apresentou uma ligação mais direta entre o GABA, as mitocôndrias e os sintomas mentais. Esse estudo foi realizado em moscas e envolvia um defeito genético conhecido, mas raro, associado com o autismo e com a esquizofrenia. Os pesquisadores mostraram que as mitocôndrias sequestram GABA dentro de si mesmas, controlando diretamente a liberação dele. Quando esse processo era impedido pelo defeito genético, isso resultava em deficits sociais. Quando os pesquisadores corrigiram os níveis de GABA ou a função das mitocôndrias, os deficits sociais foram corrigidos.

Esses pesquisadores ligaram diretamente um defeito genético conhecido, mas raro, à função mitocondrial, ao GABA e aos sintomas de falta de habilidades sociais.[4]

O GABA não apenas afeta as funções mentais, mas também exerce um papel em transtornos metabólicos, como a obesidade. Um grupo de pesquisadores descobriu que o GABA exerce um papel importante no tecido adiposo marrom, um tipo especial de gordura que é ativada quando ficamos com frio e que também exerce um papel importante no metabolismo em geral do corpo. Problemas com a sinalização entre o GABA e esse tipo de gordura resultam em sobrecarga de cálcio mitocondrial e anormalidades metabólicas, costumeiramente encontradas em pessoas obesas.[5] Assim, esses exemplos ilustram como as mitocôndrias podem controlar a atividade do GABA e como esta pode afetar a função mitocondrial, criando um ciclo de retroalimentação.

Um exemplo final é a dopamina. Ela é liberada pelos neurônios, liga-se aos receptores e costuma ser levada de volta para liberar os neurônios para outra rodada. Contudo, parte dela acaba dentro das células e precisa ser administrada... você adivinhou: pelas mitocôndrias. Elas contêm uma enzima, a monoamina oxidase, que degrada a dopamina. Esse processo estimula diretamente as mitocôndrias a produzir mais ATP.[6] Mas tem mais nessa história. Uma descoberta recente mostrou que a dopamina está diretamente envolvida na regulagem da glicose e do metabolismo.[7] O receptor D2 da dopamina é bem conhecido pela maioria dos psiquiatras porque quase todos os remédios antipsicóticos afetam esse receptor específico. Agora sabemos que os receptores D2 da dopamina não se encontram apenas no cérebro, mas também no pâncreas, e exercem um papel fundamental na liberação de insulina e glicagina. Já sabemos há um bom tempo que os remédios antipsicóticos podem afetar o peso, a diabetes e o metabolismo. A ciência está fazendo a sua parte agora para explicar por quê. No entanto, o mais intrigante é a possibilidade de que esses efeitos na insulina poderiam exercer um papel direto no efeito antipsicótico. Pode não ter nada a ver com os receptores D2 de dopamina no cérebro. No próximo capítulo falaremos mais sobre a insulina e por que isso poderia ser uma possibilidade.

Esses exemplos ilustram algumas das conexões entre os neurotransmissores, as mitocôndrias e o metabolismo.

Remédios Psiquiátricos, Metabolismo e Mitocôndrias

Os remédios que aumentam ou diminuem os níveis de serotonina, GABA ou dopamina obviamente terão um impacto nas mitocôndrias e no metabolismo por meio de mecanismos que já foram descritos. Isso inclui muitos tipos de antidepressivos, remédios antiansiedade e antipsicóticos.

Como exemplo, todos nós sabemos que o Diazepam pode diminuir a ansiedade. Um estudo analisou diretamente o impacto do medicamento sobre a ansiedade e nos comportamentos de domínio social em ratos para determinar exatamente como ele funciona.[8] Os pesquisadores já sabiam que a função mitocondrial reduzida na área do cérebro chamada núcleo accumbens (NAc) causa comportamentos de ansiedade social, de modo que queriam determinar se o Diazepam estava afetando essa área de alguma forma. Eles descobriram que o medicamento funcionava ativando outra área do cérebro chamada área tegmental ventral (ATV), que envia dopamina para o NAc. Esse hormônio aumenta a função mitocondrial no NAc, resultando em níveis mais altos de ATP, e isso diminui a ansiedade e aumenta o domínio social. Quando os pesquisadores bloquearam os efeitos da dopamina, perdeu-se esse efeito terapêutico. Mas o ponto é o seguinte: quando a resposta mitocondrial no NAc foi bloqueada, os efeitos terapêuticos também foram perdidos, embora essas células ainda estivessem recebendo mais dopamina. Esses pesquisadores concluíram que suas descobertas *"destacavam a função mitocondrial como um alvo terapêutico em potencial para disfunções sociais relacionadas com a ansiedade"*.[9]

Vários remédios afetam as mitocôndrias de diversas formas. Um artigo de revisão intitulado "O Efeito de Remédios Neuropsiquiátricos na Função Mitocondrial: Para o Melhor ou Para o Pior"[10] destaca um paradoxo: alguns remédios parecem *melhorar* as funções mitocondriais, ao passo que outros *impedem* as funções mitocondriais.

Os inibidores de monoamina oxidase, um tipo de antidepressivo, aumentam a quantidade de epinefrina, norepinefrina e dopamina fora das mitocôndrias. Eles estimulam a atividade mitocondrial. Descobriu-se que o lítio, um estabilizador de humor, aumenta a produção de ATP, melhora as capacidades antioxidantes e aprimora a sinalização de cálcio nas células, tudo relacionado às mitocôndrias.[11]

Alguns remédios antipsicóticos são conhecidos por causarem graves problemas neurológicos, às vezes permanentes, como tremores, rigidez muscular e discinesia tardia (DT), um transtorno de movimento involuntário. Muitos estudos documentaram problemas na função mitocondrial em nível celular, incluindo uma produção reduzida de energia e aumento de estresse oxidativo, causados por esses remédios.[12] Um estudo analisou o fluído cefalorraquidiano de pacientes com esquizofrenia, alguns dos quais tinham DT, e encontraram uma correlação direta entre os marcadores do metabolismo de energia mitocondrial com problemas e os sintomas da DT.[13] Esses e muitos outros pesquisadores concluíram que a disfunção mitocondrial é a explicação mais provável para esses efeitos colaterais neurológicos.

No meu próprio trabalho com pacientes durante mais de 25 anos, vi em primeira mão como os remédios psiquiátricos podem atrapalhar o metabolismo. Ganho de peso, síndrome metabólica, diabetes, doenças cardiovasculares e até morte prematura são todos efeitos colaterais de muitos desses remédios.

Como entender tudo isso? Se os sintomas mentais são causados pela disfunção/desregulagem mitocondrial, como impedi-las pode diminuir os sintomas mentais?

A resposta tem a ver com as células hiperexcitáveis. Quando uma célula está hiperexcitável, existem duas formas de diminuir os sintomas:

1. Melhorar a função mitocondrial e a produção de energia para que a célula possa se consertar e voltar a funcionar normalmente. Não obstante, essa estratégia vem com o risco de que os sintomas podem piorar inicialmente, visto que, às vezes, as células hiperexcitáveis não conseguem se conter. Consequentemente, quando obtêm mais energia de início, elas podem não estar preparadas para lidar com isso corretamente, e pode ocorrer hiperexcitabilidade.
2. Lidar com essas células por desligá-las — em outras palavras, suprimir a função delas inibindo suas mitocôndrias. Isso

acabará com os sintomas, pelo menos em curto prazo. No entanto, essa estratégia vem com o risco de que a situação poderia piorar com o passar do tempo porque isso pode piorar a disfunção mitocondrial.

Obviamente, essa é uma situação bastante preocupante. Um tratamento que poderia ajudar em curto prazo poderia fazer as coisas piorarem em longo prazo. Infelizmente, o dilema da hiperexcitabilidade nem é tão simples assim. O cérebro é complexo, e o mesmo vale para essa questão. Temos duas outras coisas a considerar:

1. Provavelmente, nem todas as células serão afetadas da mesma forma. Lembre-se de que as células recebem estímulos diferentes. Os remédios afetam células específicas. Algumas delas têm uma função mitocondrial melhorada, ao passo que outras podem não ser afetadas e outras podem ter sua função prejudicada. Nos estudos realizados, os pesquisadores tiveram de escolher células específicas para estudar. Com toda certeza, eles não estudaram todas as células do cérebro e do corpo.
2. Mesmo que os remédios impedissem a função mitocondrial em geral, precisaríamos considerar as consequências de não tratar a pessoa. Células hiperexcitáveis que produzem um monte de neurotransmissores, como o glutamato ou a dopamina, são conhecidas por serem tóxicas para o cérebro. Os benefícios gerais para a pessoa ainda podem compensar os riscos. Um exemplo extremo é quando alguém tem convulsões — claramente sofrendo de um caso de células cerebrais hiperexcitáveis. Pará-las é de vital importância. As pessoas podem morrer se tiverem convulsões por muito tempo. E, de fato, muitos tratamentos para epilepsia, como o Depakote, são conhecidos por impedir a função mitocondrial, o que diminui e, assim esperamos, para a hiperexcitabilidade.[14]

Sei que as pessoas desejam respostas simples para dilemas como esse. *"Então as pessoas deveriam tomar remédios que são conhecidos por impedir a função mitocondrial? Sim ou não?"* Infelizmente, não posso dar uma resposta universal para essa pergunta porque situações diferentes exigem intervenções diferentes. Obviamente, em situações perigosas, em que a vida das pessoas está em jogo, esses remédios podem salvá-las. Todavia, avaliei algumas dessas questões a considerar. A boa notícia é que essas questões podem ser analisadas em estudos de pesquisa, de modo que mais pesquisas possam informar melhor nossas abordagens de tratamento no futuro. No entanto, o que já fica claro é que suprimir a função mitocondrial em longo prazo não é um caminho para a cura. No máximo, é um caminho para diminuir os sintomas.

A teoria da energia cerebral responde várias perguntas que o campo da saúde mental não conseguiu responder até hoje. Ela descreve por que os remédios que têm a serotonina, a norepinefrina e a dopamina como alvo podem ser usados para tratar a depressão. Todos eles melhoram a função das mitocôndrias. Então, a pergunta lógica seria: "Por que nem todos reagem aos mesmos remédios?" Isso nos faz voltar às vulnerabilidades e aos numerosos estímulos a células diferentes. Por exemplo, os sintomas da depressão vêm de muitas regiões do cérebro, não apenas de uma. Os circuitos cerebrais estão conectados e se comunicam uns com os outros. Se uma área não estiver funcionando direito, isso também afetará outras áreas. Algumas responderão mais à serotonina, ao passo que outras responderão mais à norepinefrina, mas ainda estarão conectadas. Assim, se uma região cerebral estiver metabolicamente comprometida, ela afetará outras regiões cerebrais, assim como o engarrafamento em uma parte da cidade faz com que o trânsito se torne mais lento em outras partes dela. Os problemas metabólicos estão conectados e podem se espalhar.

Essa teoria também nos ajuda a entender por que os remédios demoram para funcionar. Por exemplo, os ISRSs provavelmente funcionam por aumentar a biogênese mitocondrial e aprimorar a função das mitocôndrias. Esse processo é demorado; não ocorre da noite para o dia, embora os ISRSs aumentem a serotonina em uma questão de horas. Não é a serotonina em si que resulta em melhora, mas o impacto que ela tem nas mitocôndrias e no metabolismo. Restaurar a saúde metabólica leva tempo — provavelmente de duas a seis semanas —, que também é o tempo que costuma levar para que os ISRSs comecem a surtir efeito.

Também podemos entender por que um remédio pode ser usado para vários transtornos. Por exemplo, os remédios antipsicóticos podem ser usados para esquizofrenia, transtorno bipolar, depressão, ansiedade, insônia e agitação na demência porque eles reduzem a hiperexcitabilidade em muitos tipos de células. Suprimir a função mitocondrial pode acabar com os sintomas problemáticos. Mas todos aqueles que tomaram esses remédios sabem que eles vêm com efeitos colaterais, como função reduzida em áreas cognitivas do cérebro e aumento de apetite. No caso dos idosos, eles até vêm com um alerta de aumento do risco de morte.

Ademais, agora podemos entender por que alguns remédios psiquiátricos podem causar outros sintomas, como antidepressivos que causam ansiedade, mania e psicose em algumas pessoas. Os antidepressivos costumam aumentar a energia no cérebro. Em pessoas com vulnerabilidades preexistentes que já têm células metabolicamente comprometidas, isso pode levar rapidamente a hiperexcitabilidade e sintomas associados.

Além dos remédios psiquiátricos, a teoria da energia cerebral apresenta motivos pelos quais os remédios "metabólicos" também podem exercer um papel na saúde mental. É interessante que os psiquiatras já vêm usando alguns desses há décadas.

Muitos remédios de pressão arterial, como a clonidina, a prazosina e o propranolol, são usados na psiquiatria. Esses remédios são receitados para vários tipos de transtornos, incluindo TDAH, TEPT, transtornos de ansiedade, transtornos por uso de substâncias e síndrome de Tourette.

Um estudo analisou três classes de remédios "metabólicos" em mais de 140 mil pacientes com esquizofrenia, transtorno bipolar ou outros transtornos psiquiátricos para ver se esses remédios exercem algum efeito na automutilação ou na necessidade de internação *psiquiátrica*.[15] Descobriu-se que sim. Essas classes de medicamento incluíam "estatinas" para o colesterol (inibidores de hidroximetilglutaril coenzima A redutase), remédios de pressão arterial (antagonistas do canal de cálcio tipo L) e remédios para diabetes, como metformina (biguanidas). Em toda parte, esses remédios afetaram as métricas "mentais", em especial na redução da automutilação. A teoria da energia cerebral explica por que eles podem ajudar. As estatinas são conhecidas por impedir a função mitocondrial e diminuir a inflamação, os bloqueadores do canal de cálcio diminuem a hiperexcitabilidade reduzindo a quantidade de cálcio nas células, e a metformina também é conhecida por exercer um papel direto na função mitocondrial. No entanto, a metformina deixa as coisas bem confusas rapidamente, visto que os efeitos parecem independer da dosagem. Muitos estudos descobriram que a metformina impede a função mitocondrial, mas alguns relataram um aumento na biogênese mitocondrial e na produção de ATP.[16]

Por fim, gostaria de destacar que diminuir ou parar de tomar remédios psiquiátricos pode ser difícil e perigoso. Isso sempre deve ser feito com a supervisão de um profissional médico. Os sintomas podem piorar rapidamente e novos sintomas podem surgir. Muitos pacientes se tornaram profundamente deprimidos, suicidas, maníacos ou psicóticos ao pararem de tomar seus remédios de repente ou quando diminuíram sua dosagem muito rápido. Isso não quer dizer que as pessoas não podem parar de tomar remédios; apenas que isso não é algo que você deve fazer por conta própria.

Em Resumo

- Os remédios psiquiátricos ajudaram inúmeras pessoas com transtornos mentais. Eles continuarão a exercer um papel nesse sentido para muitos outros.
- A teoria da energia cerebral oferece novas maneiras de entender como e por que os remédios funcionam.
- É importante entender qual efeito seus remédios exercem sobre seu metabolismo e suas mitocôndrias.
- Os remédios que aumentam o metabolismo e aprimoram a função mitocondrial podem melhorar os sintomas de células subativas, mas podem apresentar o risco de aumentar os sintomas relacionados com as células superativas.
- Os remédios que impedem a função mitocondrial devem ser usados com cuidado. Embora entendamos como e por que eles conseguem reduzir os sintomas das células hiperexcitáveis em curto prazo, é possível que eles interfiram com sua habilidade de se curar e recuperar em longo prazo. Em alguns casos, eles

podem até ser a *causa* dos sintomas. Apesar disso, em situações perigosas, em que a vida das pessoas está em jogo, esses remédios podem salvá-las.

História de Sucesso: Jane — Agitada na Casa de Repouso

No início de minha carreira, trabalhei em algumas casas de repouso como consultor psiquiátrico. Uma das pessoas que conheci foi Jane, uma mulher de 81 anos com doença de Alzheimer. Pediram-me para analisar sua "agitação". As enfermeiras relataram que ela ficava acordada à noite, gritando, e que, em algumas ocasiões, dormia por doze horas direto. Sua gritaria perturbava os outros residentes, e eles queriam que eu lhe receitasse algo para interromper esse comportamento. Isso já estava acontecendo havia mais de seis meses, e já lhe haviam receitado cinco tranquilizantes, incluindo dois antipsicóticos e remédios antiansiedade. Nada estava funcionando. Um check-up médico foi realizado, mas não conseguiram encontrar nada errado com ela.

Eu interagi com Jane por cinco minutos na sala de jantar, onde ela estava sentada em uma cadeira de alimentação para adultos. Quando me sentei para conversar com ela, ela não conseguia me entender. Ficava repetindo palavras e expressões aleatórias (uma coisa chamada de "salada de palavras" na psiquiatria), se sujando com a comida e espalhando-a pela cadeira. Eu já havia obtido informações suficientes para chegar a um diagnóstico. Ela estava delirando. A causa mais provável? Os sedativos. Escrevi meu relatório e dei instruções aos médicos para eliminar o máximo de remédios possível, e o mais rápido possível, tendo em mente que alguns deveriam ser cortados aos poucos. O médico acabou cortando a maioria deles de imediato.

Eu voltei depois de três semanas. À medida que caminhava pelo salão, deparei-me com uma idosa que nunca havia conhecido. Ela me perguntou se eu era o Dr. Palmer, e respondi que sim. Ela me abraçou e, com lágrimas nos olhos, me agradeceu bastante por ter salvado a irmã dela. Eu respondi que ela deveria estar enganada; eu não conhecia nem ela, nem a irmã dela. Então, ela me contou que Jane era a irmã dela. Acontece que nos últimos anos, ela vinha visitando Jane três vezes por semana. Elas tinham boas conversas e tomavam refeições, mas os últimos seis meses haviam sido um pesadelo. Jane estava nervosa, confusa e não era mais "humana". Testemunhar isso foi de partir o coração para a irmã. Mas cerca de dez dias antes, segundo o relato da irmã, as coisas começaram a mudar. Jane parou de gritar e conseguia dormir melhor. Ela voltou a reconhecer a irmã e podiam conversar.

Qualquer pessoa que já visitou uma casa de repouso sabe que esse não é um evento raro. Ele representa um dilema comum: as pessoas com demência podem ficar agitadas e disruptivas por vários motivos — uma infecção, falta de sono ou um estressor aparentemente menor, como mudar de quarto. Tudo isso pode causar delirium. Jane provavelmente estava delirando quando seus sintomas começaram seis meses antes, quando a conheci, *antes* de começar a tomar remédios psiquiátricos. Seus gritos e a falta de sono foram os motivos pelos quais esses remédios foram receitados em primeiro lugar. E eles provavelmente ajudaram, pelo menos temporariamente. As enfermeiras e os psiquiatras provavelmente viram que esses remédios sedaram Jane e diminuíram seus gritos, de modo que continuaram a administrá-los. Quando os sintomas voltaram, eles tentaram aumentar as doses ou acrescentar novos remédios.

Na superfície, dava para entender por que Jane acabou tomando tantos remédios. No entanto, vários deles são conhecidos por comprometer a função mitocondrial. Isso significa que eles podem ajudar em curto prazo, mas vêm com o risco de piorar as coisas em longo prazo. Parece que foi isso o que aconteceu com Jane. Quando a vi, o que quer que tenha causado seu delirium inicial provavelmente já havia passado, e ela estava delirando por causa do tratamento que estava recebendo.

A maioria dos profissionais de saúde sabe que os tranquilizantes podem fazer os idosos delirarem. O que será mais difícil para o campo da saúde mental entender é a possibilidade de que isso também pode acontecer com jovens. A teoria da energia cerebral sugere que isso pode acontecer, e minha própria prática clínica dos últimos 25 anos sugere que provavelmente acontece, pelo menos em alguns casos. Falaremos sobre uma dessas pessoas posteriormente.

Isso não quer dizer que os remédios antipsicóticos e os estabilizadores de humor não devam ser usados ou que não possam colocar os sintomas em remissão. Acredito que eles funcionem com algumas pessoas, e continuo receitando-os até hoje. Mas, no caso de Jane, eles obviamente acabaram agravando seus sintomas mentais. Eliminá-los fez com que Jane voltasse para nós.

Capítulo 12

CAUSA CONTRIBUINTE

Hormônios e Reguladores Metabólicos

O s hormônios são mensageiros químicos que são produzidos em um tipo de células e, então, viajam pelo corpo para afetar outras células. O corpo humano produz muitos hormônios. Todos eles afetam a função mitocondrial e causam mudanças epigenéticas nas células-alvo. Os hormônios alteram o metabolismo das células e podem exercer um papel em transtornos mentais e metabólicos.

Como já vimos, as mitocôndrias fornecem energia para a produção e liberação dos hormônios e dão início ao processo de diversos hormônios-chave.

Os níveis de hormônio são afetados por diversos fatores abrangentes. Estes incluem fatores biológicos, psicológicos e sociais. Os hormônios são um mecanismo que o corpo usa para responder ao estresse e a oportunidades no ambiente. Em alguns casos, apenas a liberação normal de hormônios específicos pode afetar o humor, a energia, os pensamentos, as motivações e o comportamento. A testosterona é um exemplo óbvio. Pense nos muitos efeitos que ela pode exercer nos homens. Os desequilíbrios hormonais podem ser causados por diversos fatores, incluindo transtornos autoimunes, estresse, envelhecimento e a disfunção mitocondrial nas células que produzem os hormônios.

Existem muitos reguladores do metabolismo e da função mitocondrial além dos hormônios e dos neurotransmissores. Estes incluem coisas como neuropeptídios, mitocinas, adipocinas, miocinas, moléculas de RNA e outros mensageiros. Por que existem tantos fatores? Porque eles controlam diferentes aspectos da função metabólica em células diferentes sob circunstâncias diferentes. Quando pensamos no controle do trânsito, a maioria dos semáforos de uma cidade é ativada de modo independente uns dos outros. Não obstante, existem alguns semáforos em estradas longas que podem ser coordenados uns com os outros. Esses hormônios e reguladores metabólicos, assim como os vários semáforos, controlam o metabolismo de células diferentes para produzir os efeitos desejados. Existem muitas estradas e efeitos desejados no corpo humano, o que resulta na necessidade de muitos reguladores.

Não revisarei todos os hormônios e a relação deles com a saúde mental e metabólica. Isso seria suficiente para escrever outro livro. Em vez disso, farei uma breve revisão de alguns deles — o cortisol, a insulina, o estrogênio e o hormônio da tireoide — para ilustrar algumas das conexões entre os hormônios, o metabolismo e as mitocôndrias.

Cortisol

Não há dúvidas de que o cortisol, o metabolismo, as mitocôndrias e os sintomas mentais estão interconectados, tal como discutimos nos capítulos anteriores. O cortisol exerce um papel importante na resposta ao estresse. Níveis altos dele vêm sendo associados com todos os transtornos metabólicos e com vários sintomas mentais, incluindo ansiedade, medo, depressão, mania, psicose e comprometimento cognitivo. Altos níveis dele no útero afetam o desenvolvimento fetal e exercem um papel na epigenética, o que pode resultar posteriormente no desenvolvimento de transtornos metabólicos e mentais.

O cortisol sempre começa nas mitocôndrias, que têm uma enzima que inicia a produção. Uma vez que o cortisol é liberado na corrente sanguínea, ele entra nas células e se liga ao receptor de glicocorticoides (RG), que ativa e desativa milhares de genes ligando-se a partes específicas do DNA chamados de elementos de resposta ao glicocorticoide (ERGs). As proteínas desses genes exercem efeitos abrangentes nas células, todos relacionados ao metabolismo. Além dos RGs no citoplasma e dos ERGs localizados no núcleo das células, eles também podem ser encontrados sobre/dentro das mitocôndrias. De determinadas maneiras, seria justo dizer que o cortisol começa e termina com as mitocôndrias.

Em certo ponto da psiquiatria, havia esperança de que o cortisol fosse o primeiro biomarcador definitivo dos transtornos mentais. O teste de supressão com dexametasona, que mediu flutuações no cortisol ao longo do dia, foi amplamente estudado. Infelizmente, os níveis de cortisol podem realmente ser altos demais *ou* baixos demais em distintos pacientes psiquiátricos. Algumas pessoas têm altos níveis durante o dia, ao passo que outras, especialmente com históricos graves de trauma, podem ter níveis anormalmente baixos. A história se complica rapidamente, e ainda existe um debate sobre como e por que isso acontece. Entretanto, meu objetivo é simplesmente ilustrar que o cortisol é um hormônio que liga o metabolismo e as mitocôndrias diretamente aos transtornos metabólicos e mentais. Isso é claro e inquestionável.

Insulina

A maioria das pessoas conhece a insulina pelo seu papel na diabetes. Pessoas com diabetes tipo 1 têm um nível baixo dela porque o pâncreas não está produzindo o suficiente. Pessoas com diabetes tipo 2 são "resistentes à insulina", o que significa que ela não está funcionando de forma eficiente para permitir que a glicose seja usada como uma fonte de energia. Já falamos sobre a forte relação bidirecional entre a diabetes e os transtornos mentais.

As evidências que surgiram nos últimos quinze anos sugerem que as mitocôndrias são reguladoras importantes da produção e secreção de insulina. Elas estão envolvidas no metabolismo da glicose e em sentir o quanto dela está disponível e aumentam a produção e secreção dela conforme a necessidade.[1]

As mitocôndrias são conhecidas por exercer um papel significativo na diabetes tipos 1 e 2, com alguns especialistas especulando que a disfunção mitocondrial poderia ser a causa primária. Várias linhas de evidência dão suporte a esses pontos de vista. Um artigo de revisão que descreve algumas das evidências sugere que as mitocôndrias parecem ser importantes para a causa, as complicações, a gestão e a prevenção da diabetes tipos 1 e 2.[2] A insulina em si estimula as mitocôndrias a produzirem mais ATP e a biogênese mitocondrial, tal como medida no tecido muscular.[3] Entretanto, quando os pesquisadores fizeram esse estudo com pessoas com diabetes tipo 2, esses efeitos foram atenuados ou estavam ausentes. Isso significa que, com o passar do tempo, os diabéticos podem desenvolver ainda mais disfunção mitocondrial devido à sua resistência à insulina — iniciando um ciclo vicioso. Ele sugere que a resistência à insulina pode ser a causa e a consequência da disfunção mitocondrial.

Mas a história da insulina na saúde cerebral só começa com a diabetes. No entanto, ela também exerce um papel poderoso e direto na função cerebral.[4] Os receptores de insulina estão localizados no cérebro inteiro e envolvidos na regulagem do metabolismo do corpo inteiro, do apetite, das funções reprodutoras, das funções hepáticas, do armazenamento de gordura e da temperatura corporal. A insulina cerebral também modula a atividade dos neurotransmissores e a função mitocondrial nas células cerebrais. Mudanças na sinalização de insulina vêm sendo associadas ao comprometimento da função neuronal e da formação de sinapses.

A insulina vem se mostrando capaz de influenciar especificamente os neurônios de GABA, serotonina e dopamina.[5] Um grupo de pesquisadores relatou que a insulina em si pode aumentar a atividade de GABA.[6] Sabemos que a resistência à insulina pode ocorrer no cérebro. Quando acontece, ela pode causar disfunção mitocondrial, o que pode resultar em desequilíbrio de neurotransmissores, que pode ocasionar a superatividade e subatividade de neurônios. Apresentarei algumas evidências que comprovam isso.

Além de estarem localizados nos neurônios, os receptores de insulina também são encontrados em células de suporte, como os astrócitos, que exercem um papel no fornecimento de energia para os neurônios. Essas células podem afetar o humor e o comportamento. Em experimentos com animais, quando esses receptores de insulina foram removidos geneticamente, isso causou mudanças no metabolismo da energia cerebral e em ansiedade e comportamentos depressivos.[7] A resistência à insulina teria efeitos similares.

Outro estudo com animais ligou a insulina cerebral com a disfunção mitocondrial e com anormalidades comportamentais de forma mais direta.[8] Os pesquisadores removeram geneticamente receptores de insulina específicos do cérebro. Isso causou disfunção mitocondrial, medida por uma redução na produção de ATP e aumento de EROs. E, obviamente, os animais exibiram ansiedade e comportamentos depressivos.

Temos evidências de que a resistência à insulina pode estar afetando as pessoas também. A Dra. Virginie-Anne Chouinard e alguns de meus colegas de Harvard e do Hospital McLean fizeram varreduras cerebrais de pessoas com esquizofrenia e transtorno bipolar para analisar os níveis de resistência à insulina no cérebro delas.[9] Eles incluíram pessoas com ataques recentes de psicose, bem como os irmãos delas que não tinham sintomas psiquiátricos e controles saudáveis. Sabemos que os irmãos têm mais chances de desenvolver transtornos mentais, visto que os membros da família deles desenvolveram um. O que eles descobriram foi fascinante. O cérebro das pessoas com psicose tinha resistência à insulina, em comparação com os controles saudáveis, mas os irmãos normais também apresentaram sinais de resistência à insulina, sugerindo que ela poderia ser um fator de risco hereditário. Esses pesquisadores procuraram por diferenças na função mitocondrial entre pacientes com psicose e seus irmãos normais. Tudo isso sugere que a resistência à insulina pode vir primeiro, resultando na disfunção mitocondrial, que leva à psicose. É interessante que nenhum dos grupos (pais, irmãos ou controles) diferia em termos de índice de massa corporal, gordura corporal, níveis de colesterol ou atividade física — de modo que não podíamos dizer que eles tinham resistência à insulina no cérebro analisando apenas a aparência exterior deles ou conversando com eles sobre exercícios.

Um estudo ainda mais convincente acompanhou quase 15 mil crianças à medida que cresciam desde a idade de 1 até 24 anos.[10] Os pesquisadores mediram os níveis de insulina em jejum nas idades de 9, 15, 18 e 24 anos. Também mediram o risco de as crianças desenvolverem psicose. O que descobriram foi alarmante. As crianças que começaram a apresentar níveis persistentemente altos de insulina (um sinal de resistência a ela) a partir dos 9 anos tinham um risco cinco vezes maior de desenvolver psicose, o que significa que estavam exibindo pelo menos alguns sinais preocupantes, e tinham uma probabilidade três vezes maior de já serem diagnosticadas com transtorno bipolar ou esquizofrenia quando completassem 24 anos. Esse estudo comprovou claramente que a resistência à insulina vem primeiro, depois a psicose.

A doença de Alzheimer é conhecida por envolver a resistência à insulina no cérebro. Alguns a estão chamando de "diabetes tipo 3". Surgiram fortes evidências de que o cérebro de pessoas com a doença de Alzheimer não está obtendo energia suficiente da glicose devido à resistência à insulina e que isso resulta em disfunção mitocondrial. As áreas do cérebro mais afetadas tinham mais placas e emaranhados, a marca desse transtorno.[11]

Insulina como Tratamento

Assim, com base em toda essa evidência, a insulina pode exercer um papel no tratamento dos transtornos mentais?

É digno de nota que o uso da insulina na psiquiatria é novo. De 1927 à década de 1960, a terapia por coma insulínico era amplamente usada em tratamentos de transtornos mentais graves. Os clínicos administravam altas doses de insulina nos pacientes até que eles entrassem em coma. Esse processo era repetido algumas vezes por semana. A maioria dos relatórios daquela época sugeriam que esse tratamento era bem eficaz, pelo menos no caso de algumas pessoas. Em certo ponto, ele se tornou o tratamento mais usado para psicose e depressão grave no mundo ocidental. Ele deixou de ser usado por causa do advento dos remédios psiquiátricos. De modo nenhum desejo que ele volte a ser usado. Contudo, a insulina *está* voltando a ser usada no campo da saúde mental.

Os pesquisadores da doença de Alzheimer já vêm usando *insulina intranasal* em testes clínicos há anos. Espirrar insulina no nariz é a forma mais rápida e fácil de fazer com que níveis elevados de insulina cheguem até o cérebro, superando a resistência à insulina. Os resultados iniciais foram promissores. Um teste piloto de insulina intranasal com 105 participantes com comprometimento cognitivo leve ou doença de Alzheimer apresentou uma manutenção das habilidades cognitivas e metabolismo aprimorado da glicose cerebral, conforme medido por imagens de PET ao longo de quatro meses.[12] Infelizmente, um teste posterior maior com 289 pessoas ao longo de 12 meses não apresentou nenhum benefício, mas acredita-se que o dispositivo de administração da insulina talvez não tenha funcionado direito.[13]

Um estudo de pesquisa usou insulina intranasal em 62 pacientes com transtorno bipolar para ver se isso poderia aprimorar a função cognitiva deles ao longo de oito semanas. As pessoas que receberam insulina exibiram melhoria na função executiva, em comparação com os que receberam um placebo.[14]

Claramente, será necessário realizar mais pesquisas antes de a insulina ser inserida na prática clínica, mas alguns pesquisadores estão trabalhando nisso.

No entanto, algo muito mais importante para o tratamento é *medir os níveis de insulina e glicêmico* para identificar problemas como resistência à insulina, hipoglicemia e outros problemas. Embora a correlação entre o que acontece no cérebro e o que pode ser medido no sangue de nossas veias nem sempre seja direta, essas informações podem ser úteis e, às vezes, inestimáveis. Muitos testes e ferramentas estão disponíveis — níveis glicêmicos e de insulina em jejum, testes orais de tolerância à glicose, aparelhos de monitoramento contínuo da glicose, entre outros. Para obtê-los, você precisará fazer arranjos com seu provedor de cuidados de saúde. Caso um problema seja identificado, existe uma boa chance de isso estar exercendo um papel em seus sintomas mentais. Existem muitas formas de lidar com esse problema e que discutiremos nos capítulos a seguir. Mudanças no estilo de vida podem ser uma intervenção poderosa — em especial, dieta e exercícios.

Estrogênio

A maioria das pessoas acha que o estrogênio tem a ver apenas com a capacidade reprodutora das mulheres, mas esse é apenas um de seus papéis principais. O título de um artigo de revisão diz tudo: "Estrogênio: Um Regulador Mestre dos Sistemas Bioenergéticos do Cérebro e do Corpo."[15]

O estrogênio exerce um profundo efeito no metabolismo. Ele é conhecido por exercer um papel importante na saúde mental, na obesidade, na diabetes e nas doenças cardiovasculares. Também afeta diretamente o metabolismo cerebral e exerce amplos efeitos no humor, na cognição e em outras funções cerebrais.

As mitocôndrias produzem estrogênio. Assim como acontece com o cortisol, elas controlam o primeiro passo da síntese dele. As mitocôndrias também contêm receptores de estrogênio. Como o cortisol, às vezes o estrogênio pode começar e terminar com as mitocôndrias. No entanto, a maioria dos receptores de estrogênio não fica nas mitocôndrias, mas na parte externa das células. Eles são encontrados em toda parte do cérebro, nos neurônios e nas células gliais, em homens e mulheres. Também são encontrados no corpo todo. Contudo, muitas das vias sinalizadoras do estrogênio, mesmo quando ele se liga a um receptor fora da célula, acabam convergindo para as mitocôndrias.

Os níveis de estrogênio flutuam durante o mês, no caso das mulheres que menstruam. Muitas delas sentem sintomas "mentais" e "metabólicos" relacionados com as mudanças nos níveis de estrogênio. Isso inclui mudanças de humor, apetite e desejos. De fato, existe um diagnóstico — o transtorno disfórico pré-menstrual (TDPM) — para descrever alguns desses sintomas mentais quando eles são graves. Mas no caso de mulheres diagnosticadas com outros transtornos mentais, os sintomas podem flutuar periodicamente em torno de suas menstruações. Isso vale para todos os sintomas mentais — depressão, ansiedade, sintomas bipolares, sintomas psicóticos, problemas de concentração etc. —, em concordância com a teoria da energia cerebral. Como discutido anteriormente, as mulheres têm duas vezes mais chances de desenvolver depressão do que os homens. Essas flutuações hormonais e seus efeitos no metabolismo das mulheres podem explicar parte disso. Ademais, a perda de sangue da menstruação resulta em perda de recursos metabólicos, como ferro, o que também pode impor um fardo metabólico.

A gravidez e o período pós-parto são momentos de alto risco de sintomas mentais, provavelmente devido a mudanças hormonais e, o mais importante, ao fardo metabólico da gravidez. Os nutrientes e os recursos metabólicos necessários para criar um filho são imensos. Isso deixa o corpo das mulheres metabolicamente vulnerável. Se pararmos para pensar, a gravidez aumenta o risco de a mulher desenvolver transtornos metabólicos e mentais — ganho de peso (mais do que necessário para carregar uma criança saudável), diabetes gestacional, eclâmpsia (que inclui hipertensão e convulsões) e, claro, exacerbações da maioria dos transtornos mentais. A depressão pós-parto é bem conhecida, mas algumas mulheres passam por mania ou psicose pós-parto.

A menopausa está associada à queda dos níveis de estrogênio. Muitas mulheres apresentam sintomas mentais, incluindo depressão, ansiedade, mania e até psicose. As mulheres que tiveram depressão antes da menopausa têm cinco vezes mais chances de ficar deprimidas na época da menopausa. O metabolismo da energia cerebral diminui amplamente. Um estudo analisou 43 mulheres durante sua transação para a menopausa e descobriu que isso não só fazia o metabolismo da energia cerebral diminuir, como estava diretamente correlacionado com uma redução da saúde mitocondrial.[16] Depois da menopausa, sabemos que as mulheres correm um risco maior de desenvolver a doença de Alzheimer em comparação com os homens. Em algumas mulheres, essas anormalidades do metabolismo cerebral podem se corrigir sozinhas ao longo do tempo, mas em outras, elas parecem se tornar permanentes, provavelmente aumentando o risco dessas mulheres de desenvolver transtornos mentais e a doença de Alzheimer. Os pesquisadores encontraram uma relação direta entre a memória, o estrogênio e as mitocôndrias em macacas rhesus.[17] Eles descobriram que as macacas com uma memória ruim tinham mais mitocôndrias deformadas, em forma de rosquinhas, nas sinapses do córtex pré-frontal. Ao induzirem a menopausa cirurgicamente nas macacas, como era de se esperar, elas apresentaram sinais de comprometimento da memória, e o número de mitocôndrias deformadas, em forma de rosquinhas, aumentou. Ao aplicarem a terapia de reposição estrogênica nas macacas, os problemas de memória e as anormalidades mitocondriais delas melhoraram.

Estrogênio como Tratamento

Os contraceptivos orais são usados por milhões de mulheres. Esses comprimidos costumam conter estrogênio e progesterona. Às vezes eles podem causar efeitos adversos ao humor, mas ironicamente também são usados às vezes para tratar sintomas de humor, como o TDPM. Assim, isso pode gerar confusão: eles ajudam ou prejudicam? No fim das contas, provavelmente existem diferenças entre as mulheres, algumas sentindo benefícios e outras sentindo efeitos adversos. Um estudo analisou mais de 1 milhão de mulheres entre as idades de 15 e 34 anos que tomavam comprimidos anticoncepcionais e descobriu que elas, de alguma forma, tinham mais probabilidade de sentir depressão ou de usar antidepressivos, em comparação com as mulheres que não tomavam esses comprimidos.[18] Outro estudo analisou 500 mil garotas de 15 anos e descobriu que as que estavam tomando anticoncepcionais tinham uma probabilidade duas vezes maior de tentar se suicidar e três vezes maior de se suicidar.[19] Os comprimidos anticoncepcionais não têm os mesmos níveis de hormônios que são produzidos de forma natural no corpo, de modo que isso pode explicar essas descobertas. É importante que as mulheres que têm sintomas de humor conversem com seus médicos para administrar o risco de gravidez indesejada e suas necessidades de saúde mental.

A terapia de reposição hormonal após a menopausa pode ajudar algumas mulheres. De fato, com toda essa evidência emergente em relação ao papel do estrogênio no cérebro, as doses de estrogênio talvez precisem ser reavaliadas para otimizar a saúde cerebral.

O Hormônio da Tireoide

O hormônio da tireoide é conhecido como *o* regulador mestre do metabolismo. Até onde os pesquisadores sabem, ele atua sobre cada célula do corpo humano. O hormônio da tireoide aumenta o metabolismo, acelerando as mitocôndrias. Ele exerce um papel profundo no crescimento, no desenvolvimento, na regulagem de temperatura e na função de cada órgão, em especial do cérebro. Quando as pessoas têm hormônio da tireoide demais ou de menos, os problemas são quase sempre evidentes.

Embora ainda estejamos nos esforçando para entender alguns dos mecanismos de ação do hormônio da tireoide, o que é claro e inquestionável são seus efeitos sobre as mitocôndrias. O hormônio da tireoide estimula as mitocôndrias a produzir ATP ou calor de forma direta ou indireta. As mitocôndrias têm receptores do hormônio da tireoide, de modo que, às vezes, o sinal é obtido de forma direta. Entretanto, o hormônio da tireoide também age por meio dos genes do núcleo, os quais afetam as mitocôndrias. O hormônio da tireoide também é conhecido por estimular a biogênese mitocondrial, aumentando o número total de mitocôndrias nas células.[20] Ele também induz a mitofagia — o processo de reparo mitocondrial.[21] Como você já deve saber agora, eles exercem um efeito profundo na saúde humana.

O hipotiroidismo ocorre quando a glândula tireoide está subativa, produzindo menos hormônio da tireoide do a quantidade de que o corpo precisa. Isso costuma acontecer devido a um transtorno autoimune, mas também existem muitas outras causas, e pode resultar em diversos sintomas metabólicos e mentias, incluindo ganho de peso, obesidade, doenças cardíacas, fadiga, confusão mental e depressão. O que muitos não sabem é que ele também está ligado ao transtorno bipolar, à esquizofrenia e à demência.[22] Quando o hipotiroidismo ocorre durante o desenvolvimento, ele pode resultar em grandes deficits neurológicos (cretinismo). A teoria da energia cerebral oferece novas formas de entender tudo isso. Ela liga todas essas doenças aparentemente diferentes por meio de uma via: as mitocôndrias.

O Hormônio da Tireoide como Tratamento

O hormônio da tireoide vem sendo usado como tratamento para transtornos mentais há décadas, mesmo quando as pessoas apresentam níveis normais deles. Ele costuma ser usado em casos de depressão resistente a tratamento e de transtorno bipolar. Não obstante, o campo ainda não consegue explicar como ou por que ele funciona. A teoria da energia cerebral fornece uma explicação óbvia. O hormônio da tireoide não apenas aprimora o metabolismo imediatamente, como também melhora a saúde e aumenta o número de mitocôndrias. Quando aumentamos a força de trabalho, as células funcionam melhor. Contudo, o aprimoramento do metabolismo vem com o risco de superestimular as células, especialmente as hiperexcitáveis. Assim, no caso de algumas pessoas, o hormônio da tireoide pode causar ou exacerbar sintomas indesejados.

Em Resumo

- Os hormônios e outros reguladores metabólicos exercem um papel poderoso na saúde metabólica e mental.
- Se você apresentar sinais ou sintomas de desequilíbrio hormonal, peça ao seu profissional de cuidados de saúde para avaliá-los e tratá-los.
- Se você apresenta sintomas mentais ou metabólicos crônicos sem nenhuma explicação clara para eles, deveria considerar realizar uma avaliação abrangente de sua condição hormonal.
- É importante compilar uma lista dos tratamentos hormonais que você está fazendo, como tratamentos anticoncepcionais e de diabetes, visto que eles podem estar afetando sua saúde mental (para melhor ou para pior).

História de Sucesso: James — "É Minha Tireoide"

Quando o conheci, James era um homem de 54 anos com um histórico de trinta anos de transtorno bipolar. Ele tinha depressão recorrente todo outono, a qual durava até a primavera, apesar de ter experimentado mais de vinte antidepressivos e remédios estabilizadores de humor. Sua depressão era incapacitante, fazendo com que ele se tornasse incapaz de se levantar da cama. Ele também foi diagnosticado com hipotiroidismo, pressão alta, colesterol alto e apneia do sono. Suas doses normais de remédios para a tireoide — suficientes para fazer seus hormônios chegarem no nível "normal" — não haviam feito nada para melhorar sua depressão, mas decidimos experimentar uma alta dose de hormônio da tireoide como tratamento. Isso fez uma grande diferença! Agora seus níveis de hormônio da tireoide estavam anormalmente altos, de modo que tínhamos de ficar atentos a efeitos colaterais, como arritmia cardíaca e osteoporose. No geral, porém, ele aguentou tudo muito bem, e isso mudou sua vida. Suas depressões recorrentes haviam praticamente acabado. Depois de cerca de dez anos de tratamento com uma alta dosagem de hormônio da tireoide, ele conseguiu reduzi-la para uma dose normal e continua tomando essa dose até hoje. James ainda usa uma baixa dose de antidepressivos e remédios para dormir ocasionalmente, mas já não sente depressão grave há anos. Na época em que estava usando esse tratamento com James, eu não sabia como ou por que ele havia funcionado. Agora eu sei: a energia cerebral.

Capítulo 13

CAUSA CONTRIBUINTE

Inflamação

A inflamação exerce um papel importante no metabolismo, na função mitocondrial, na saúde mental e na saúde metabólica. Portanto, ela exerce um papel importante na teoria da energia cerebral.

Começaremos com uma observação abrangente — muitas pessoas acham que a inflamação é uma coisa ruim. Inflamações leves costumam ser encontradas em pessoas com transtornos metabólicos e mentais. Muitos especulam que a neuroinflamação pode ser a causa raiz de pelo menos alguns transtornos mentais e neurológicos. As tempestades de citocina (uma resposta inflamatória superativa) podem matar pessoas com Covid. Inflamações persistentes são um dos primeiros suspeitos da causa da Covid longa, na qual as pessoas exibem sintomas mentais e neurológicos por meses ou anos após a infecção. Transtornos autoimunes acontecem quando a inflamação e o sistema imunológico estão atacando o corpo da própria pessoa. Um "intestino permeável" pode causar inflamação crônica. Por todos esses motivos, ouvimos falar que a inflamação causa grande parte do que nos aflige. Somos orientados a diminuir a inflamação.

Não obstante, a inflamação nem sempre é ruim. Ela acontece o tempo todo. Costuma ser um processo normal que exerce inúmeros papéis benéficos no corpo humano. Está envolvida na luta contra infecções e na cura de lesões. Realiza funções importantes de sinalização. Está envolvida na resposta normal ao estresse. As citocinas inflamatórias são uma forma de enviar sinais de estresse pelo corpo e pelo cérebro. As células microgliais, que são as células imunológicas do cérebro, exercem um papel no desenvolvimento do cérebro, no aprendizado e na memória. Sem a inflamação, morreríamos.

Inflamação, Metabolismo e Estados Mentais

A inflamação é uma forma de o corpo alocar e usar recursos metabólicos, afetando diretamente o metabolismo.

Quando as citocinas inflamatórias são liberadas, o fluxo de sangue aumenta naquela área do corpo, trazendo com ele oxigênio, glicose, aminoácidos e gorduras para serem usados de alguma forma. A inflamação "chama" esses recursos, e o corpo aloca energia e suprimentos. Isso pode ocorrer devido a infecções, lesões ou em resposta à morte de células velhas.

A inflamação pode ativar a produção de mais células imunológicas e anticorpos, que podem salvar nossa vida ao lutar contra vírus, bactérias e células cancerígenas recém-formadas, mas a produção deles consome energia e recursos. O corpo prioriza lidar com essas situações, visto que elas ameaçam a sobrevivência do organismo. Em outras ocasiões, o corpo aloca recursos para realizar mudanças adaptativas, como aumentar o tamanho dos músculos após um treino ou redirecionar recursos metabólicos a regiões específicas do cérebro para aprender algo novo. Mesmo nessas situações, a inflamação chama recursos para esses locais. Em todos esses cenários, menos recursos ficarão disponíveis para todas as outras células do corpo. Em outras palavras, pagamos um preço pela inflamação — um preço metabólico.

Níveis elevados de inflamação podem mudar as emoções, os pensamentos, as motivações e o comportamento. Por exemplo, quando as pessoas têm uma infecção viral ou câncer, os níveis elevados de inflamação também causam alterações mentais. As pessoas ficam letárgicas, retraídas, desmotivadas, menos confiantes e, provavelmente, com mais vontade de deitar na cama e descansar. Todas elas são adaptativas. São normais e saudáveis, embora façam as pessoas se sentirem mal. Essas alterações tornam possível a conservação de recursos metabólicos. O corpo está lutando para sobreviver. Não é hora de sair para brincar, fazer exercícios ou até reproduzir. Todos os recursos disponíveis precisam ser usados para sobreviver. Alguns pesquisares chamaram isso de *comportamento de conservação-retração* e usaram essas observações para entender melhor alguns dos sintomas da depressão.

Mas isso também pode seguir na outra direção. Os estados mentais podem causar inflamação. Um estudo fascinante analisou humanos e macacos que estavam *solitários* e descobriu que a solidão aumentava a resposta ao estresse e induzia a um padrão específico de ativação de células imunológicas.[1] Isso deixava as pessoas e os macacos solitários com inflamação leve crônica. Eles também eram mais vulneráveis a contrair uma infecção viral. Os pesquisadores chegaram ao ponto de administrar um vírus nos macacos, e, como era de se esperar, os macacos solitários apresentaram um comprometimento da resposta imunológica. Isso ajuda a explicar por que um sintoma mental como a solidão vem sendo ligado a altos índices não só de transtornos mentais, mas de doenças cardiovasculares, doença de Alzheimer e morte prematura.[2]

Quando a inflamação ocorre por um período prolongado, ou quando é extrema, o preço metabólico pode ativar ou piorar os transtornos mentais e metabólicos. Quando infecções, alergias, cânceres e transtornos autoimunes surgem, pode haver um aumento do surgimento de novos transtornos mentais ou a piora de sintomas mentais em pessoas com transtornos já existentes. Para dar um exemplo surpreendente, pessoas com nariz escorrendo (rinite) devido a algo como alergia ao feno têm 86% mais chances de desenvolver depressão.[3] Essas condições inflamatórias também são bem conhecidas por causar delirium nos idosos. Da mesma forma, pode haver um aumento nos sintomas de transtornos metabólicos. O índice glicêmico aumenta em pessoas com diabetes. Pessoas com doenças cardiovasculares podem ver um aumento da pressão arterial, sentir dores no peito ou sofrer outro ataque cardíaco.

Um estudo com uma grande população de mais de 1 milhão de crianças na Dinamarca descobriu que crianças internadas devido a infecções graves tinham 84% mais chances de desenvolver um transtorno mental subsequente e 42% tinham mais chances de passar a tomar um remédio psiquiátrico.[4] O maior risco estava dentro de três meses de infecção. Em adolescentes, houve um aumento de dezoito vezes de TOC. Caso você esteja pensando que todas essas crianças estavam apenas "ansiosas" porque foram internadas, os diagnósticos mais comuns incluíam esquizofrenia, TOC, transtornos de personalidade, retardo mental, autismo, TDAH, transtorno opositivo desafiador, transtorno de conduta e transtornos de tiques. Esses são transtornos cerebrais graves, não apenas "ansiedade" devido à internação. E, como é possível notar, os diagnósticos eram variados, não específicos a um transtorno, o que está em harmonia com a teoria da energia cerebral.

Esses são apenas alguns exemplos de pesquisas que comprovam que as condições inflamatórias podem levar ao desenvolvimento ou piora dos transtornos mentais e metabólicos. Mas existe evidência de que as mitocôndrias estão envolvidas?

A Inflamação e as Mitocôndrias

A inflamação e as mitocôndrias estão em um complexo ciclo de retroalimentação. As mitocôndrias estão envolvidas em diversos aspectos da resposta inflamatória normal, ativando-a e desativando-a. A inflamação, por sua vez, pode comprometer a função mitocondrial. Ademais, a disfunção mitocondrial, mesmo causada por outros motivos, pode resultar em inflamação. É tudo um círculo vicioso. Apresentarei algumas evidências que comprovam isso.

As mitocôndrias exercem um papel na inflamação normal. No capítulo sobre as mitocôndrias, já lhe apresentei o estudo que comprova que elas são responsáveis pelas várias fases da cura de feridas em macrófagos. Um artigo científico intitulado "As Mitocôndrias em Respostas Imunológicas Inatas" revisou as muitas formas complexas por meio das quais as mitocôndrias estão direta ou indiretamente envolvidas em muitos dos aspectos da resposta imunológica, incluindo lutar contra vírus e bactérias, mas também exercendo um papel no dano e estresse celular.[5] Outro artigo publicado na *Cell* relatou que as mitocôndrias parecem exercer um papel na morte de células imunológicas quando chega a hora de desativar a resposta imunológica.[6] Se as mitocôndrias não estiverem funcionando direito nessas células, teremos problemas de inflamação e com a função das células imunológicas. Isso pode resultar em uma resposta imunológica e inflamatória superativa ou subativa. Elas foram vistas em muitos transtornos mentais e metabólicos.

A inflamação afeta diretamente a função das mitocôndrias. Por exemplo, descobriu-se que o fator de necrose tumoral (TNF), uma citocina inflamatória, inibe diretamente a função mitocondrial.[7] Um exemplo mais importante é do interferon, outra citocina inflamatória. A produção dele é fortemente influenciada pelas mitocôndrias, mas descobriu-se que ele também inibe diretamente três genes mitocondriais, resultando em alterações na função mitocondrial.[8] Além disso, o interferon suprime diretamente a produção mitocondrial de ATP em algumas células cerebrais.[9] O que faz com que esse exemplo seja importante é que o interferon pode ser dado às pessoas como remédio ao tratar infecções ou cânceres graves. Logo depois de se iniciar a administração de interferon, tudo pode acontecer em termos de sintomas psiquiátricos — basicamente, vale tudo. A lista inclui depressão, fadiga, irritabilidade, insônia, comportamento suicida, sintomas maníacos, ansiedade, sintomas psicóticos, dificuldade de se concentrar e delírio.[10] Todos os transtornos mentais já existentes podem piorar com o interferon. Assim, lá vamos nós de novo. Uma droga, o interferon, pode causar todos os sintomas conhecidos pela psiquiatria. Por quê? Por causa das mitocôndrias.

Existem muitas outras formas pelas quais a inflamação, as células imunológicas e as citocinas podem afetar a função mitocondrial, mas para nossos objetivos aqui, o ponto é que *a inflamação pode causar disfunção mitocondrial*.

A inflamação também pode afetar o desenvolvimento cerebral. Em um feto ou em uma criança pequena, o cérebro pode se desenvolver anormalmente devido a condições inflamatórias. Por exemplo, mulheres grávidas com infecções têm 80% mais chances de ter um filho com autismo.[11] Existem muitos modelos animais de autismo nos quais os pesquisadores injetam moléculas inflamatórias em camundongos fêmeas para induzir autismo nos filhotes. Como podemos ligar tudo isso? As mitocôndrias.

A inflamação também pode ser uma consequência da disfunção mitocondrial. Além de a disfunção mitocondrial em células imunológicas afetar diretamente a resposta inflamatória e imunológica, se as mitocôndrias de outros tipos de células não estiverem funcionando direito, isso pode resultar na inflamação leve crônica que vemos em muitas pessoas com transtornos metabólicos e mentais.

As células que estão metabolicamente comprometidas podem ficar em um estado além da capacidade de serem consertadas. Elas podem ter problemas de manutenção, encolher ou morrer. Podem ter níveis altos de estresse oxidativo. Tudo isso desencadeia a inflamação. As células enviam sinais — os padrões moleculares associados a danos (DAMPs) — indicando que precisam de reparos. As células mortas precisam ser descartadas de forma apropriada. A inflamação serve a esses objetivos. De fato, as próprias mitocôndrias, ou pelo menos partes delas, são conhecidas por serem

DAMPs poderosos. Quando são liberados de uma célula com problemas, eles ativam a inflamação. Nesses casos, a inflamação é uma resposta normal; não é o problema primário, mas um sintoma de um problema metabólico. Interferir com ela provavelmente não mudará nada. Na verdade, em alguns casos, isso pode piorar as coisas, pois interfere com o processo normal de cura. A inflamação leve associada com todos os transtornos mentais e metabólicos provavelmente é uma consequência de uma disfunção metabólica difundida. Para lidar com esse problema, precisamos entender o que está causando os problemas metabólicos em primeiro lugar. Isso pode incluir uma grande variedade de fatores, como uma dieta ruim, estresse, problemas hormonais, falta de sono, uso pesado de álcool e drogas e outras toxinas. Falaremos mais sobre eles em breve. Para lidar com o problema, precisamos lidar com a disfunção metabólica das células. Se conseguirmos restaurar a saúde metabólica, a inflamação parará.

O Papel da Inflamação no Tratamento

Durante décadas, suprimir a inflamação vem sendo uma área de grande interesse para os pesquisadores. Eles vêm estudando agentes antioxidantes e anti-inflamatórios para os transtornos metabólicos e mentais. Bilhões de dólares foram gastos nessa pesquisa. A lista de agentes inclui coisas como vitamina E, ácidos graxos ômega 3, N-acetilcisteína e remédios não esteroides anti-inflamatórios, como ibuprofeno. Depois de tudo isso tendo sido dito e feito, eles não parecem ser tratamentos tão eficazes. Seu uso na depressão, esquizofrenia, doença de Alzheimer, doenças cardiovasculares, obesidade e diabetes vem se mostrando no mínimo decepcionante, embora todos esses transtornos venham sendo associados a níveis mais elevados de inflamação crônica. Uma metanálise relatou pequenos benefícios de *alguns* desses agentes no caso de *alguns* transtornos mentais, mas as melhorias foram mínimas e, em geral, não foram clinicamente significativas.[12] Ademais, visto que a inflamação exerce um papel nas funções cerebrais e corpóreas normais, suprimi-la com remédios poderia resultar em consequências adversas em longo prazo.

Assim, a inflamação faz diferença no tratamento? Faz.

Primeiro, existem muitos fatores de estilo de vida já mencionados que podem causar disfunção metabólica generalizada, a qual pode resultar em inflamação crônica. Lidar com eles pode exercer um papel poderoso na diminuição da inflamação e lidar com os transtornos metabólicos e mentais. Tomar um antioxidante para contra-atacar os efeitos negativos desses fatores de estilo de vida simplesmente não funciona.

Os transtornos autoimunes estão associados a níveis elevados de inflamação e exercem um papel nos transtornos mentais e metabólicos. Lidar com eles é importante. Às vezes, isso pode exigir tratamentos anti-inflamatórios. Em outros casos, pode exigir que se lide com deficiências hormonais. Converse com seu médico sobre tudo isso.

As infecções crônicas também podem ser um problema grave. Quando o corpo não consegue eliminar uma infecção viral ou bacteriana, isso impõe um preço metabólico e pode resultar em problemas. O HIV, a doença de Lyme crônica, a hepatite e outras doenças podem exercer um papel na saúde metabólica e mental. Converse com seu médico para lidar com elas com o máximo de eficiência.

As alergias também podem causar inflamação crônica. Às vezes os alérgenos podem ser evitados, outras vezes, porém, será necessário conversar com seu médico para escolher os tratamentos apropriados.

A higiene dental também pode afetar a inflamação, a qual, por sua vez, pode afetar transtornos metabólicos e mentais. É importante escovar os dentes, passar o fio dental e fazer check-ups odontológicos regularmente. Essa é uma forma de reduzir uma fonte de inflamação no corpo.

Em Resumo

- A inflamação exerce um papel poderoso na saúde mental e metabólica.
- A inflamação sempre afeta o metabolismo, e os problemas metabólicos costumam aumentar os níveis de inflamação.
- No caso de muitas pessoas, uma dieta ruim, a falta de exercícios, a falta de sono, o fumo, o uso de álcool e drogas e outros fatores de estilo de vida são as causas primárias de inflamação leve. Lidar com eles diretamente é mais importante do que tentar diminuir a inflamação por outros meios, como tomar um comprimido antioxidante.

- A inflamação afeta os estados mentais, e os estados mentais podem causar inflamação.
- As mitocôndrias estão direta e indiretamente envolvidas com a inflamação e com a função das células imunológicas.
- A inflamação e as mitocôndrias estão em um complexo ciclo de retroalimentação, e isso pode exercer um papel importante na saúde metabólica e mental.

Capítulo 14

CAUSA CONTRIBUINTE
Sono, Luz e Ritmos Circadianos

O sono, a luz e os ritmos circadianos estão todos interconectados. Eles exercem um papel importante no metabolismo, na função mitocondrial e nos transtornos metabólicos e mentais. Embora a biologia desses tópicos seja complexa, apresento aqui uma visão geral de alto nível e uma amostra das evidências para comprovar que todas essas causas contribuintes exercem um papel na teoria da energia cerebral.

Quando dormimos à noite, nosso corpo e cérebro entram em um estado de "descanso e reparo". O índice metabólico geral e a temperatura corporal abaixam, ao passo que as células realizam funções de manutenção e fazem os consertos necessários e essenciais para nossa saúde em curto e longo prazo. O cérebro passa por muitas mudanças nos neurônios que acreditamos exercerem um papel no aprendizado e na consolidação das memórias. Sem o sono, as células podem entrar em um estado além da capacidade de serem consertadas e começar a funcionar mal.

O sono faz parte da estratégia metabólica geral do corpo. Ele é guiado por ritmos circadianos. O corpo tem "relógios", tanto no cérebro como em praticamente todas as células, que regem muitos processos biológicos. No fim das contas, todos eles se relacionam com o metabolismo. Uma área do hipotálamo chamada núcleo supraquiasmático (NSQ) exerce um papel fundamental. O NSQ detecta luz pelos nossos olhos e gera respostas hormonais e do sistema nervoso. Esses sinais, por sua vez, influenciam os relógios periféricos de todas as células do corpo, ativando e desativando milhares de genes dele. O ritmo circadiano é basicamente regido por duas coisas: luz e alimento. Ele é sincronizado aos ciclos de *luz ou escuridão* e *alimentação ou jejum*.

Uma quantidade ótima de sono para adultos seria de sete a nove horas por noite, mas isso varia de acordo com a pessoa. A idade, o nível de atividade e outros fatores exercem um papel. Bebês e crianças precisam de mais sono, visto que o corpo deles está crescendo. Os idosos precisam de menos sono. Quando ficam doentes, eles precisam de mais sono por um tempo, visto que este ajuda a conservar energia. O sono possibilita que os recursos metabólicos sejam dedicados ao crescimento, à manutenção e às funções de reparo.

Quando a segurança de uma pessoa é ameaçada, o sono precisa ser adiado. O descanso e os reparos nunca serão tão importantes quanto a sobrevivência. Isso inclui não apenas a sobrevivência física, mas nosso status na sociedade. Qualquer coisa que nos preocupe, incluindo a maioria dos estressores psicológicos e sociais, pode atrapalhar nosso sono. Isso é normal, não um transtorno.

Os problemas de sono podem ser definidos como dormir demais ou de menos ou como ter um sono de má qualidade. Todos eles podem impor um fardo metabólico. Os problemas para dormir podem exacerbar todos os transtornos mentais e metabólicos. A falta de sono pode piorar a depressão, a mania, a ansiedade a demência, o TDAH, a esquizofrenia e os transtornos por uso de substâncias. Também pode exacerbar os transtornos metabólicos. O índice glicêmico de diabéticos pode aumentar. Os obesos podem ganhar mais peso. Pessoas que já tiveram um ataque cardíaco podem ter outro. Estes são todos exemplos de problemas de sono piorando transtornos já existentes. No entanto, eles também podem ser as *causas contribuintes* para dar início a esses transtornos. Já houve muitos estudos com pessoas normais e saudáveis sendo privadas do sono. Se a privação de sono for extrema, ela pode resultar em depressão, ansiedade, comprometimento cognitivo, mania e psicose. Estudos genéticos descobriram uma associação entre os genes relógio e o autismo, transtorno bipolar, esquizofrenia, depressão, ansiedade e transtornos por uso de substâncias.[1] Estudos de longo prazo que analisaram pessoas que não conseguiam dormir o suficiente descobriram que elas também tinham mais chances de desenvolver todos os transtornos metabólicos. Ela também pode resultar e exacerbar a epilepsia e a doença de Alzheimer.

O sono está em ciclo de retroalimentação com transtornos mentais e metabólicos. Esses transtornos em si podem causar problemas de sono, os quais podem piorar os transtornos. Já foi bem descrito que os problemas de sono são um sintoma comum na maioria dos transtornos mentais. O que é menos conhecido é que os problemas de sono também são mais comuns em pessoas com obesidade, diabetes, doenças cardiovasculares, doença de Alzheimer e epilepsia.

Existem muitos tipos diferentes de transtornos do sono, incluindo a *apneia obstrutiva do sono*, na qual as vias aéreas das pessoas ficam obstruídas à noite e levam a que estas parem de respirar, e a *síndrome das pernas inquietas*, que acontece quando as pessoas não conseguem parar de mexer as pernas à noite. Contudo, o transtorno do sono mais comum é a boa e velha insônia.

Assim, podemos observar fortes relações bidirecionais entre os transtornos do sono, mentais e metabólicos. Obviamente, alguma coisa está acontecendo. Sabemos que os problemas de sono podem resultar em uma resposta ao estresse e no aumento dos níveis de inflamação. Já falamos sobre como eles podem afetar os transtornos mentais e metabólicos. Entretanto, mais uma vez, tem mais nessa história. Temos diversas linhas de evidências que comprovam a existência de um ciclo de retroalimentação entre as mitocôndrias, o sono e os ritmos circadianos.

O Sono e os Ritmos Circadianos Afetam a Função Mitocondrial

As mitocôndrias estão em sincronia com nossos ritmos circadianos. A produção de energia diminui à noite para nos deixar dormir. E ela aumenta durante o dia para que possamos sair no mundo para trabalhar e brincar.

Os pesquisadores identificaram uma proteína específica, a *DRP1*, que exerce um papel central na fissão mitocondrial e na produção de ATP.[2] O relógio circadiano controla essa proteína, a qual, então, sincroniza a função mitocondrial com nosso ritmo diário. É interessante que a DRP1 é necessária para a retroalimentação do relógio circadiano, sugerindo que as mitocôndrias podem ser influenciadas pelos próprios relógios por meio desse mecanismo de retroalimentação.

Outro estudo analisou camundongos e os efeitos que a privação de sono exerce na função mitocondrial em quatro regiões diferentes do cérebro. Descobri-se que os camundongos privados de sono tinham um comprometimento da função mitocondrial nessas quatro regiões, mas especialmente no hipotálamo, uma área do cérebro conhecida por regular o metabolismo e diversos hormônios, como o cortisol.[3]

Os hormônios também exercem um papel no sono e na função mitocondrial. Níveis anormais de cortisol durante a noite podem ser causados por problemas de sono. Então os níveis de cortisol podem afetar a função cerebral e o comprometimento cognitivo.[4] Descobriu-se que a melatonina, que aumenta à noite e diminui de manhã, estimula diretamente a mitofagia. A falta de mitofagia induzida pela melatonina vem sendo relacionada a deficits cognitivos em camundongos.[5] Essa pesquisa sugere que um sono ruim pode causar a disfunção mitocondrial, que por sua vez resulta em comprometimento cognitivo, que por sua vez causa a doença de Alzheimer. Essa hipótese foi apoiada por outro grupo de pesquisa que privou camundongos de sono por nove meses e, então, analisou a função mitocondrial e o acúmulo de beta-amiloide deles. Como era de se esperar, os camundongos privados de sono apresentaram níveis mais altos de disfunção mitocondrial e acúmulo de beta-amiloide, em comparação com o grupo de controle.[6] Essa pesquisa nos ajuda a entender por que e como a privação crônica de sono é um fator de risco conhecido da doença de Alzheimer.

Mais um exemplo. Lembra-se da NAD? Essa coenzima metabólica é controlada pelos relógios circadianos e influencia diretamente a atividade mitocondrial, resultando na produção de mais ATP.[7] Assim, se nosso ritmo circadiano estiver desregulado, o mesmo acontecerá com nossa produção de NAD, desregulando, por sua vez, nossa função mitocondrial e nossa saúde mental e metabólica.

As Mitocôndrias Exercem um Papel no Controle do Sono

A regulagem do sono envolve diversos neurônios e neurotransmissores, e muitos aspectos específicos ainda estão sendo estudados. Mas de forma alguma esse é um assunto simples.

Entretanto, as pesquisas recentes indicam pelo menos um papel direto das mitocôndrias. Um artigo de 2019 da *Nature* investigou os neurônios que eram conhecidos por induzir o sono em moscas-das-frutas para determinar o que os ativavam e desativavam. Em outras palavras, o que fazia as moscas adormecerem? Os pesquisadores descobriram que são as mitocôndrias. Os níveis de EROs nas mitocôndrias estavam diretamente relacionados a receptores específicos que induziam o sono. Os pesquisadores resumiram a importância dessa descoberta: "*Assim, o metabolismo energético, o estresse oxidativo e o sono — três processos relacionados de forma independente ao tempo de vida, envelhecimento e doenças degenerativas — estão mecanicamente conectados."*[8] O que esses pesquisadores deixaram de lado foram os transtornos mentais, que também estão ligados a tudo isso.

Outro grupo de pesquisadores estudou moscas-das-frutas com defeitos mitocondriais e descobriu que elas também tinham ritmos circadianos e padrões de sono problemáticos, apontando para as mitocôndrias como agentes essenciais.[9] Um estudo em humanos com defeitos mitocondriais descobriu que quase 50% deles tinham problemas respiratórios de transtornos do sono.[10]

O Efeito da Luz nas Mitocôndrias e no Cérebro

A luz estimula as mitocôndrias, e comprimentos de onda de luz diferentes exercem efeitos diferentes. Por exemplo, a luz vermelha tende a estimular a produção de ATP. Por outro lado, a luz azul tende a inibir a produção de ATP, aumentando a produção de EROs.[11] Comprimentos de onda diferentes afetam proteínas diferentes nas mitocôndrias. Se um espectro da luz for aplicado em demasia, as mitocôndrias podem produzir EROs demais. Esse estresse oxidativo pode danificar as próprias mitocôndrias e tudo o mais na célula.

O exemplo mais claro de luz "demais" é nas células epiteliais. Quando as pessoas ficam expostas ao Sol, os fótons de luz estimulam as mitocôndrias da pele. Quando a exposição é excessiva, ela pode resultar em envelhecimento prematuro da pele (verrugas e rugas) ou até em câncer de pele.[12] Acredita-se que as mitocôndrias exerçam um papel importante em tudo isso.

A exposição à luz também afeta o cérebro. Isso ocorre de pelo menos três maneiras:

1. Já falamos sobre o NSQ. Ele detecta a luz pelos nossos olhos e envia sinais circadianos pelo cérebro e pelo corpo. Estes, por sua vez, afetam a função mitocondrial.
2. A exposição à luz na nossa pele aumenta a quantidade de uma molécula chamada ácido urocânico (AUC) em nossa corrente

sanguínea. O AUC chega até o cérebro, onde estimula os neurônios que produzem glutamato. Isso exerce um impacto direto em nossa aprendizagem e memória.[13] Assim, a exposição à luz pode nos ajudar a pensar melhor.

3. Os pesquisadores podem direcionar luz vermelha e infravermelha próxima no couro cabeludo e até dentro do nariz. Esse tratamento é chamado de *fotobiomodulação cerebral*. Essas luzes aumentam a produção de ATP, alteram os níveis de cálcio e estimulam os sinais epigenéticos por meio de ações diretas nas mitocôndrias. Acredita-se que elas aumentam a capacidade metabólica dos neurônios, exercem efeitos anti-inflamatórios e estimulam a neuroplasticidade.[14]

O Efeito do Sono, da Luz e dos Ritmos Circadianos nos Sintomas

Os seres humanos modernos conseguem atrapalhar o sono de muitas formas. Vamos para a cama com nossos telefones. Lemos na cama — com uma luz, é claro. Acordamos no meio da noite e ligamos nossos computadores e televisões. Ficamos acordados até tarde jogando ou assistindo Netflix sem parar. Trabalhamos em turnos noturnos. Ficamos fora a noite toda, festejando. Passamos a noite acordados para terminar projetos importantes que devem ser entregues no dia seguinte. Viajamos grandes distâncias e ficamos com jet lag. Todos esses comportamentos afetam nossos ritmos circadianos e nosso sono, e temos que pagar um preço metabólico por isso.

Outras pessoas *não conseguem* dormir, não importa o quanto tentem. A mente delas fica agitada com preocupação e ansiedade. Elas ficam inquietas. Acordam em pânico e não conseguem voltar a dormir. Roncam alto e acordam constantemente. Têm lembranças de quando foram abusadas na infância. Têm medo de dormir. A cama delas se tornou uma câmara de tortura. Isso também impõe um fardo metabólico.

Diariamente, o sono, a luz e os ritmos circadianos exercem efeitos importantes sobre os sintomas. Pessoas com transtornos de humor podem passar por flutuações com base no período do dia; isso é chamado de *variação diurna*. Algumas acordam se sentindo bem deprimidas, mas seu humor melhora à medida que o dia avança. Pessoas com demência ficam agitadas e mais confusas à noite — algo chamado de *síndrome do entardecer*. Da mesma forma, algumas pessoas com esquizofrenia também podem se tornar mais sintomáticas à noite. A teoria da energia cerebral oferece uma nova forma de entender esses fenômenos bem conhecidos por meio das mitocôndrias e do metabolismo.

As estações também podem afetar os sintomas. Acredita-se que as pessoas com o *transtorno afetivo sazonal*, ou depressão durante os meses de inverno, sofrem devido a uma exposição reduzida à luz do Sol. Pessoas com transtorno bipolar podem passar por episódios maníacos e depressivos na época de mudança das estações. A teoria da energia cerebral também oferece uma nova maneira de entender essas mudanças.

O Sono, a Luz e os Ritmos Circadianos como Tratamento

O sono adequado é de vital importância para a saúde mental e metabólica. Ele pode exercer um papel no tratamento de muitas formas.

Primeiro, você talvez queira avaliar seu sono usando estas perguntas básicas (e as que são respondidas com "não" são preocupantes):

- Você dorme de sete a nove horas toda noite?
- Você dorme bem durante a noite?
- Você acorda se sentindo renovado?
- Você consegue dormir bem sem a necessidade de tomar comprimidos ou fazer uso de substâncias?
- Você se sente razoavelmente desperto e alerta durante o dia? (Sonecas e pegar no sono com frequência são sinais preocupantes.)

Se você tem problemas de sono crônicos, converse com seu médico para determinar o que poderia os estar causando. Talvez você tenha apneia obstrutiva do sono, síndrome das pernas inquietas ou outra razão para seu problema de sono. Intervenções como a *higiene do sono* e a *terapia cognitivo-comportamental para insônia (TCC-I)* podem ajudar no tratamento. Elas podem ser feitas presencialmente, com um terapeuta, mas também podemos obter acesso a elas pela internet.

Remédios para dormir, incluindo os suplementos vendidos em farmácias, como a melatonina, podem ser úteis na forma de intervenções de curto prazo para situações estressantes incomuns. No entanto, os remédios para dormir comprometem a arquitetura normal do sono, o que pode afetar alguns dos benefícios do sono natural. Eles também podem comprometer o metabolismo e a função mitocondrial ao longo do tempo, de modo que seu uso crônico pode piorar seus problemas. Procure normalizar seu sono sem o uso de remédios. Se já vem usando remédios para dormir há anos, talvez precise de ajuda profissional para se livrar deles.

A seguir, analise sua exposição à luz (quaisquer perguntas respondidas com "não" podem ser problemáticas).

- Você se expõe à luz natural na maioria dos dias, mesmo que só pela janela?
- Você sai de casa?
- Você abre as cortinas ou as persianas para deixar a luz entrar?
- Quando dorme, você fica em um quarto escuro com o mínimo de luz ou nenhuma luz?
- Você evita se expor a telas de vídeo enquanto está na cama (telefone, televisão, tablets etc.)?

Corrigir quaisquer problemas de exposição à luz, seja pouca durante o dia ou demais à noite, pode ajudar no tratamento.

A terapia de luz brilhante é uma intervenção que envolve se sentar na frente de uma luz toda manhã por cerca de 30 minutos. Essas são luzes especiais de 10 mil lumens (uma medida de intensidade de luz) imitam a exposição à luz do Sol, mas costumam ser seguras para os olhos. A terapia de luz brilhante vem sendo usada em vários transtornos, incluindo em casos de transtorno afetivo sazonal, transtorno bipolar, depressão maior, depressão pós-parto, insônia, lesão cerebral traumática e demência.[15] Curiosamente, a exposição à luz pode até desempenhar um papel no tratamento da obesidade, diabetes e doenças cardiovasculares[16]. A terapia de luz pode ajudar a regular seus ritmos circadianos e normalizar seu sono, o que, como você já sabe, pode exercer um efeito poderoso sobre seu metabolismo e suas mitocôndrias. Devo alertá-lo de que já vi alguns pacientes com transtorno bipolar desenvolver hipomania e até mania por causa da terapia de luz brilhante. Assim, use-a com cuidado caso já tenha tido mania no passado.

Também já mencionei a *fotobiomodulação cerebral*. Ela ainda é considerada experimental, mas está sendo estudada para diversas condições, como demência, doença de Parkinson, derrame, lesão cerebral traumática e depressão.

Em Resumo

- O sono, a luz e os ritmos circadianos estão todos interconectados.
- Todos eles exercem um papel importante no metabolismo, na função mitocondrial, na saúde mental e metabólica.
- Diagnosticar a causa dos problemas de sono é importante, visto que tratamentos específicos podem se mostrar necessários.
- As pessoas podem fazer muitas coisas para regular o sono.
- Controlar a exposição à luz e/ou usar a terapia de luz brilhante pode exercer um papel no tratamento de algumas pessoas.

História de Sucesso: Kaleb — Um Jovem de 12 Anos com Problemas na Escola

Kaleb morava em uma cidade de classe média alta e tinha uma vida razoavelmente boa, embora seus pais fossem divorciados (um item de sua lista de experiências adversas da infância). Ele tinha um forte histórico familiar de doenças mentais — a mãe, o pai, as tias, os tios e os avós dele sofreram com depressão, tentativas de suicídio, abuso de substâncias, transtorno bipolar e/ou esquizofrenia. Ao começar a pré-escola, ele teve dificuldades. Ao ficar mais velho, ele obviamente satisfez os critérios de TDAH; ele sonhava acordado às vezes e se distraía com facilidade. Ficava frustrado com os deveres de casa e fazia birra.

Ele começou a fazer psicoterapia. Os pais e professores dele tentaram realizar várias intervenções, incluindo estratégias disciplinares e recompensas comportamentais. Nada funcionava. Ele começou a tomar um estimulante para seu TDAH, que o ajudou durante uma semana, mas fez com que perdesse o sono. Isso só piorou a situação. Experimentaram usar doses e estimulantes diferentes, mas seus problemas de sono não melhoravam. Consideraram lhe dar remédios para dormir, mas os pais dele decidiram parar de usar o estimulante.

Os problemas de Kaleb na escola pioraram. O QI e as habilidades de aprendizagem dele eram altos; o problema não era esse. Ele tinha o suporte da escola por meio de um programa educacional individualizado (PEI) e acabou sendo inscrito em um programa de educação especial para alunos que têm problemas sociais/emocionais. Começou a apresentar depressão crônica. Quando se sentia frustrado, furava-se com um lápis pontudo. Quando se sentia *realmente* frustrado, ameaçava cometer suicídio. Na sétima série, a escola e seu terapeuta começaram a recomendar um estabilizador de humor para seu suposto transtorno bipolar. Os pais dele se recusaram e preferiram experimentar um plano de tratamento "metabólico".

Escolhemos duas intervenções dependendo da base metabólica do transtorno bipolar. Uma questão que queríamos resolver era a resistência à insulina. Nos últimos anos, Kaleb havia começado a ganhar peso, em especial no quadril, que é um marcador de resistência à insulina. Ele havia começado a comer bastante doce depois da escola *"para lidar com o estresse do dia"* e depois do jantar *"como sobremesa"*. Os pais dele permitiam devido a quão estressante a escola estava sendo para ele. Para lidar com isso, recomendamos que ele parasse de comer doces durante a semana. Ele não ficou contente com essa parte do plano de tratamento, mas concordou em tentar. A segunda intervenção se concentrava em regular melhor os ritmos circadianos e o sono dele, os quais são conhecidos por exercer um papel no transtorno bipolar. Usamos a terapia de luz brilhante toda manhã durante pelo menos trinta minutos. Isso vem se mostrando eficaz em casos de depressão bipolar, pelo menos com algumas pessoas, mas tem seus efeitos colaterais.[17] Ele já jogava videogames toda manhã *"para despertar"*, de modo que ligávamos a luz brilhante enquanto ele jogava seus videogames, não exigindo uma mudança de rotina.

As coisas começaram a melhorar depois de um mês. Ele parou de fazer birra na escola. Sua depressão e seu foco melhoraram. A escola estava se tornando algo que ele podia administrar.

No ano seguinte, na oitava série, Kaleb tirou suas melhores notas — um 10 atrás do outro. Em 2020, dois anos depois do início dessas intervenções, ele começou o ensino médio durante a pandemia da Covid-19. Embora muitos de seus colegas estivessem lidando com depressão, ansiedade e isolamento social, Kaleb estava prosperando. Ele só tirava 10 e foi removido do PEI depois do primeiro semestre. A nova escola não conseguia acreditar que esse aluno bem comportado e excelente esteve em um PEI para início de conversa.

Kaleb já vem realizando esse plano de tratamento há quatro anos e continua prosperando. Obviamente, esse plano específico não funciona com todas as crianças com problemas, mas funcionou para Kaleb. A teoria da energia cerebral nos ajuda a entender como e por quê.

Capítulo 15

CAUSA CONTRIBUINTE

Alimento, Jejum e Seu Intestino

Aquilo que comemos, quando comemos e como comemos exercem um efeito direto sobre o metabolismo e as mitocôndrias. Todo mundo sabe que a dieta exerce um papel na obesidade, na diabetes e nas doenças cardiovasculares. O que a maioria das pessoas talvez não saiba é que a dieta também exerce um profundo efeito sobre a saúde mental e o cérebro.

Esse campo é imenso. Dezenas de milhares de artigos de pesquisa e inúmeros livros exploraram os efeitos da dieta sobre o metabolismo e sobre as mitocôndrias. A maior parte dessas pesquisas se concentrou na obesidade, na diabetes, nas doenças cardiovasculares, na doença de Alzheimer, no envelhecimento e na longevidade. Embora alguns desses pesquisadores não costumem enxergar a conexão dela com a saúde mental, espero que *você* consiga fazer isso agora.

As conexões vão além das correlações. Elas se sobrepõem em nível dos circuitos neurais do cérebro e, claro, da inteira rede do metabolismo e das mitocôndrias no corpo humano. Por exemplo, os circuitos neurais que causam o apetite e os comportamentos alimentares também vêm se relacionando diretamente ao vício em tabaco, álcool e heroína.[1] Isso não é surpreendente para a maioria das pessoas. O que pode ser ainda mais surpreendente é que os circuitos neurais da solidão se sobrepõem diretamente aos circuitos neurais que avisam que estamos com fome.[2] Esse estudo, publicado na *Nature*, relatou que o isolamento social crônico das moscas-das-frutas fez com que elas comessem mais *e* dormissem menos. Um problema "social" causou mudanças no apetite e no sono. Quando os pesquisadores estimularam artificialmente o circuito neural do isolamento social, as moscas passaram a comer mais e dormir menos. Outro estudo identificou circuitos neurais específicos de GABA e serotonina que estavam diretamente envolvidos com a obesidade e com ansiedade e depressão.[3] Um circuito neural afeta o quanto pesamos e como nos sentimos.

Algumas pessoas chamam esse campo de *psiquiatria nutricional*, o qual estuda o papel da dieta na saúde mental. Pessoalmente, acho que isso é muito limitante. Está mais para como a dieta afeta a função cerebral. E sobre como nossos estados mentais afetam nosso metabolismo, o qual pode afetar nosso apetite e comportamento alimentar, os quais podem afetar a saúde em geral. Trata-se de uma relação bidirecional. O metabólico afeta o mental, e o mental afeta o metabólico.

Como disse, esse é um campo imenso. Não posso fazer justiça a ele em apenas um capítulo. Contudo, lhe darei um *gostinho* (viu o que eu fiz aqui?) de como esse campo se relaciona com a saúde mental analisando vários tópicos relacionados com a alimentação e vendo como eles agem como causas contribuintes na teoria da energia cerebral.

Vitaminas e Nutrientes

Um dos tópicos mais fáceis pelos quais começar é com as vitaminas e nutrientes. Várias deficiências de vitaminas são conhecidas por causar transtornos mentais e neurológicos. Corrigi-las pode às vezes resolver o problema por completo. Além dos desequilíbrios hormonais, as deficiências de vitaminas são um dos poucos exemplos na psiquiatria em que temos um problema claramente identificado com um tratamento simples.

Três das deficiências de vitaminas que podem resultar em sintomas mentais e neurológicos incluem a de tiamina, de folato e de vitamina B12. O nível dessas vitaminas deve ser verificado rotineiramente em pacientes com transtornos psiquiátricos e neurológicos, porque, se estiver baixo, existe um tratamento claro para isso. O que essas vitaminas fazem? Todas elas são necessárias para o metabolismo de energia nas mitocôndrias. Se uma pessoa tiver deficiência delas, a produção de energia nas mitocôndrias será prejudicada, o que também é conhecido como disfunção mitocondrial.

Em harmonia com a teoria da energia cerebral, os sintomas associados a essas deficiências são bem amplos e incluem a maioria das categorias de diagnósticos. Há muitos sintomas físicos e mentais. Os mentais incluem depressão, apatia, perda de apetite, irritabilidade, confusão, problemas de memória, distúrbios do sono, fadiga, alucinações e delírios, para mencionar apenas alguns. A deficiência dessas vitaminas em mulheres grávidas também pode resultar em anormalidades de desenvolvimento de seus filhos, destacando o papel das mitocôndrias no desenvolvimento.

Muitas outras vitaminas e nutrientes podem facilmente estar ligadas às mitocôndrias e ao metabolismo, mas seguiremos em frente. Como disse, esse é um campo imenso.

Qualidade Alimentar

Nosso suprimento de alimentos mudou drasticamente nos últimos cinquenta anos. As plantas foram geneticamente modificadas. As vacas, os porcos e as galinhas são entupidos de antibióticos e hormônios de crescimento para engordar. Alimentos industrializados estão cheios de ingredientes artificiais e costumam não ter valor nutritivo, incluindo fibras, vitaminas, minerais e fitonutrientes. Estamos longe de entender como todos esses hormônios e produtos químicos afetam o metabolismo humano, mas as pesquisas sugerem que eles exercem um efeito sobre ele.

Os alimentos descritos como "besteiras" não são chamados assim só porque não têm os nutrientes importantes, mas também porque contêm ingredientes altamente industrializados e não naturais, os quais vêm sendo ligados a uma má saúde metabólica. Todos nós já ouvimos argumentos sobre quais ingredientes nos fazem mal. Alguns culpam a gordura; outros culpam os carboidratos; ainda outros culpam produtos de origem animal. As controvérsias são infinitas. Darei três exemplos de fatores dietéticos que vêm sendo relacionados diretamente à função mitocondrial e à saúde metabólica e mental.

Os ácidos graxos trans (AGTs) são gorduras industrializadas e feitas pelo homem que foram originalmente comercializadas como sendo uma alternativa mais saudável às gorduras saturadas. Disseram-nos que a "gordura vegetal saudável" era muito melhor do que a banha. Por anos, os AGTs estiveram sempre presentes no fornecimento alimentício dos EUA. Tragicamente, parece que eles eram, na verdade, tóxicos para a saúde humana, e foram banidos nos EUA. Seu uso vem sendo associado a um aumento do risco de doenças cardiovasculares, depressão, agressão comportamental, irritabilidade e doença de Alzheimer.[4] Embora haja incerteza sobre quais são os mecanismos exatos, um estudo com animais procurou entender isso avaliando o impacto que os AGTs poderiam ter em ratas e em seus filhotes.[5] Os pesquisadores acrescentaram AGTs ou óleo de soja/peixe à dieta de ratas prenhas e de seus filhotes lactantes. Quando os filhotes nasceram, eles passaram a receber uma dieta normal sem AGTs. Sessenta dias depois, os filhotes das mães que receberam AGTs exibiram ansiedade, níveis mais elevados de EROs, mais inflamação e uma redução de receptores de glicocorticoides no hipocampo. Esse estudo comprovou como as diversas coisas que discutimos até agora estão interconectadas. Um único fator na dieta de uma mãe acabou afetando a ansiedade, a função mitocondrial, a inflamação e os níveis dos receptores de glicocorticoides de seus filhotes, os quais exercem um papel na resposta ao estresse. Uau! Felizmente, ela foi banida nos EUA em 2018. Mas será que algo parecido poderia explicar os altos índices de depressão e ansiedade nos jovens dos Estados Unidos? Já descrevi como os pais podem transmitir uma vulnerabilidade para transtornos mentais a partir de seu próprio histórico de trauma. O que essa pesquisa sugere é que, se sua mãe ingeriu gorduras trans enquanto estava grávida de você, é possível que isso tenha exercido um papel na sua saúde metabólica.

Às vezes, alguns alimentos não são chamados de "besteiras" só por causa das coisas "ruins" que eles contêm, mas pela falta de coisas "boas". Consideremos as fibras. Como você provavelmente já sabe, as fibras são encontradas em frutas, vegetais, grãos integrais e são altamente recomendadas hoje em dia. A maioria dos especialistas tem certeza de que elas exercem um papel benéfico na saúde metabólica e no envelhecimento. Alguns estudos sugerem que elas também exercem um papel na saúde mental. Altos níveis de aderência à dieta mediterrânea, que inclui bastantes frutas, vegetais, grãos integrais e azeite, foram associados a baixos índices de depressão e comprometimento cognitivo.[6] Um dos maiores benefícios das fibras é sua conversão pelos micróbios no intestino em butirato, um ácido graxo de cadeia curta. O butirato, por sua vez, serve de fonte primária de combustível para as mitocôndrias das células intestinais (colonócitos). Ele também exerce um papel nas células hepáticas. Um grupo de pesquisa descobriu que o butirato altera diretamente a função, a eficiência e a dinâmica (fusão/fissão) das mitocôndrias e que essas mudanças afetam diretamente a resistência à insulina, o acúmulo de gordura no fígado e o metabolismo em geral.[7] Existem fortes conexões entre o intestino e o cérebro, as quais discutiremos em breve, mas é interessante que o butirato em si parece exercer um papel direto no sono! E algo ainda mais fascinante é que esse mecanismo parece estar localizado no fígado ou na veia que vai até ele (a veia portal). Os pesquisadores estudaram camundongos para entender tudo isso.[8] Eles administraram butirato no intestino ou na veia portal deles e descobriram que os camundongos passaram a dormir de 50% a 70% mais. Quando o butirato era administrado em outras partes do corpo, isso não afetava o sono deles. Outro estudo de pesquisa descobriu que o butirato diminui a neuroinflamação em camundongos mais velhos, algo que parece proteger contra a doença de Alzheimer.[9]

Às vezes, não é questão de apenas um ingrediente específico. Antes, pode ter mais a ver com quanto comemos. As "besteiras" podem ser viciantes, pelo menos para alguns de nós. Conhecemos o ditado: "É impossível comer um só." Comer demais seria o problema? Isso pode resultar em altos índices de insulina e do nível glicêmico, em especial no caso de pessoas com resistência à insulina. Já falamos sobre como a resistência à insulina se relaciona com os transtornos mentais e com as mitocôndrias. Será que um nível glicêmico alto exerce um papel mais direto? Algumas pesquisas sugerem que sim.

Um estudo com ratos diabéticos descobriu que um alto índice glicêmico comprometia diretamente as mitocôndrias, tal como medido pela produção reduzida de ATP, pelo aumento do estresse oxidativo e pelas capacidades antioxidantes reduzidas, e que tudo isso provavelmente prejudica os neurônios.[10]

Outro estudo analisou as células endoteliais humanas (as células que revestem as artérias) para ver se níveis glicêmicos altos afetavam a função mitocondrial deles. Descobriu-se que afetam. Embora não tenham alterado a produção básica de energia, quando as células estavam estressadas, aquelas expostas a índices glicêmicos elevados tinham dificuldade de produzir mais energia. Novamente, um paradoxo. *Mais* glicose, ou combustível, resultava em índices *mais baixos* de ATP.[11]

Outro estudo analisou vinte pessoas com diabetes para ver que impacto um alto índice glicêmico tinha no humor e na função cerebral delas.[12] Eles usaram uma tecnologia de braçadeira para controlar o nível glicêmico artificialmente e expuseram todas as pessoas a índices glicêmicos normais e elevados. Um nível glicêmico alto resultou no comprometimento da velocidade de processamento, da memória, da atenção, em níveis reduzidos de energia e no aumento da tristeza e ansiedade. Essa pesquisa sugere que se as pessoas com resistência à insulina comerem alimentos de conforto demais, isso pode fazer com que elas acabem se sentindo tristes e ansiosas, além de terem comprometimento cognitivo.

Por fim, uma metanálise de 46 estudos que incluía mais de 98 mil participantes que não tinham diabetes ainda analisou os níveis glicêmicos deles para ver se isso aumentava o risco de alterações cerebrais relacionadas com a doença de Alzheimer. Os pesquisadores descobriram que níveis glicêmicos mais elevados aumentavam o risco de níveis mais altos de encolhimento de amiloides e do cérebro.[13]

Será que níveis glicêmicos elevados poderiam explicar os índices mais altos de depressão e da doença de Alzheimer em pessoas com diabetes? Toda essa pesquisa sugere que eles poderiam exercer um papel.

Mas espere... esse é outro ciclo de retroalimentação! Acontece que as mitocôndrias exercem um papel direto no controle do nível glicêmico. Um estudo publicado na *Cell* descobriu que as mitocôndrias das células do núcleo ventromedial do hipotálamo (VMH), uma área do cérebro conhecida por regular o nível glicêmico no corpo, eram fundamentais para essa regulagem.[14] A fissão delas umas com as outras e seus níveis de EROs controlam diretamente os níveis glicêmicos do corpo todo. Assim, se essas mitocôndrias não estiverem funcionando direito, o nível glicêmico ficará desregulado. Isso, por sua vez, pode causar tristeza, ansiedade e aumento da probabilidade de desenvolver a doença de Alzheimer.

Obesidade

A obesidade é um tópico mais complexo. A maioria das pessoas acha que tudo se resume a um problema de comer demais — pessoas que estão comendo mais calorias do que conseguem queimar. Mas, "comendo mais calorias do que conseguem queimar" tem duas partes. Às vezes, as pessoas *estão* comendo demais — nesse caso, a pergunta é: *por que* elas estão comendo tanto? Mas a segunda parte da equação é a queima de calorias. Algumas pessoas que lutam contra a obesidade podem comer bem pouco e, ainda assim, não conseguir perder peso. Assim, uma pergunta melhor seria: *Por que os obesos estão armazenando tanta gordura e/ou não a estão queimando?* A realidade é que quase todo o mundo come demais em alguma ocasião. Pense no Natal. Aqueles que são magros podem se sentir cheios até o dia seguinte. Isso faz com que eles comam menos. Ou o metabolismo deles acelera para queimar o excesso de calorias. De qualquer forma, eles continuam sendo magros. As pessoas obesas não têm as mesmas respostas. Na verdade, às vezes, quando os obesos perdem peso, o metabolismo deles despenca. Ele luta contra seus esforços de perder peso.

Esses tópicos são complexos. Não tentarei abordá-los aqui. Antes, meu objetivo é destacar que a obesidade exerce um papel no metabolismo e na função mitocondrial, e que as mitocôndrias exercem um papel na obesidade. Essas coisas, por sua vez, estão todas relacionadas com a saúde mental.

Já mencionei que a solidão, a ansiedade, a depressão e o sono compartilham alguns circuitos neurais com o apetite e com os comportamentos alimentares. O que aconteceria com uma pessoa se esses circuitos neurais estivessem hiperexcitáveis? Bem, essa pessoa se sentiria deprimida, ansiosa, inapropriadamente solitária, com dificuldades para dormir e comeria demais. Você conhece alguém assim? Posso lhe dizer que já conheci muitas pessoas exatamente assim na minha carreira como psiquiatra.

Tanto a obesidade como os transtornos mentais estão associados com a disfunção mitocondrial. Quando as pessoas têm ambos, essas condições podem piorar uma à outra. Os transtornos mentais podem causar ainda mais ganho de peso. A obesidade pode levar a ainda mais depressão, ansiedade e sintomas bipolares. Um estudo analisou pacientes bipolares, alguns dos quais eram obesos e outros não, e descobriu que os pacientes obesos tinham mais episódios de depressão do que os magros.[15] A obesidade em si estava exercendo um papel nos sintomas de humor deles.

Uma forma de entender algo disso é pela insulina. Já compartilhei algumas informações sobre a insulina e sobre a função mitocondrial e cerebral. As pessoas com obesidade costumam ter resistência à insulina, tanto no corpo como no cérebro. Um grupo de pesquisadores fez uma análise específica para ver se a disfunção mitocondrial exerce um papel e, como era de se esperar, encontrou sinais de comprometimento mitocondrial no cérebro e no fígado de ratos resistentes à insulina.[16]

Porém, a resistência à insulina assume vida própria. O pâncreas responde à resistência à insulina bombeando mais dela. Se um pouco não estiver funcionando, então mande bastante. Isso ajuda! Mas o problema é que níveis mais elevados de insulina costumam fazer com que a resistência à insulina se torne pior com o passar do tempo. Eles estimulam a fome e o ganho de peso. E um dos problemas com níveis cada vez mais elevados de insulina é que a resistência à insulina por si só inibe a biogênese mitocondrial, compondo o problema metabólico.[17]

No cérebro, a insulina exerce um papel direto em como as mitocôndrias respondem ao estresse. Quando a sinalização da insulina está funcionando direito, as mitocôndrias respondem ao estresse com eficiência. Um modo de estressar as mitocôndrias em camundongos é alimentá-los com uma dieta hiperlipídica (HFD), a qual costuma resultar em obesidade. Os pesquisadores estudaram camundongos com resistência à insulina sendo alimentados com uma HFD e relataram o comprometimento da resposta ao estresse nas mitocôndrias.[18] Quando administraram a insulina intranasal nos camundongos, as mitocôndrias voltaram a responder normalmente, e é interessante que os camundongos ganharam menos peso. Assim, ajudar as mitocôndrias a funcionar corretamente ajudou os camundongos a lidar com mais eficácia com a HFD.

Outro grupo de pesquisa também estudou o papel das mitocôndrias nas células cerebrais de camundongos que receberam uma HFD.[19] Eles descobriram que as células microgliais estavam causando inflamação cerebral em resposta à HFD. Isso ocorreu *antes* de os camundongos ganharem peso. Quando investigaram mais a fundo para ver o que estava causando as mudanças nas células microgliais, eles descobriram que eram as mitocôndrias. Houve um aumento de uma proteína mitocondrial específica, a UCP2, que estava causando mudanças na dinâmica mitocondrial (movimento, fusão e fissão). Quando os pesquisadores eliminaram essa proteína, os camundongos deixaram de apresentar inflamação cerebral e, surpreendentemente, *não desenvolveram obesidade,* embora continuassem a ter acesso à dieta hiperlipídica. Em vez disso, esses camundongos acabaram comendo menos e queimando mais calorias. Esse estudo sugere que as mitocôndrias são, de fato, agentes-chave no modo como o cérebro e o corpo respondem a alimentos altamente calóricos. Dois outros estudos publicados na *Cell* confirmam que as mitocôndrias das células cerebrais exercem um papel direto na regulagem dos comportamentos alimentares, da obesidade e da resistência à leptina.[20]

Quando li esse estudo pela primeira vez, fiquei confuso. Os pesquisadores demonstraram claramente que as mitocôndrias exercem um papel direto na inflamação cerebral e na obesidade subsequente. Contudo, eles interferiam com o que as mitocôndrias faziam normalmente. Assim, uma forma de encarar esse estudo é pensar que as mitocôndrias microgliais estavam disfuncionais e que os pesquisadores impediram que elas cometessem um erro. Outra forma de encará-lo é pensar que essas mitocôndrias estavam recebendo sinais errôneos de alguma outra parte do corpo, talvez do microbioma intestinal, das células intestinais ou do fígado. Ou talvez tudo estivesse sendo causado pela resistência à insulina, como descrito anteriormente. Mas *outra* possibilidade diferente seria a de que as mitocôndrias estavam fazendo justamente o que foram programadas para fazer; talvez estivessem trabalhando em prol da saúde em longo prazo do organismo. Nesse ponto, não sabemos qual deveria ser a resposta correta à dieta tóxica. Talvez a obesidade seja uma estratégia de sobrevivência melhor ao se consumir alimentos tóxicos. Não podemos ter certeza de que evitar a inflamação e a obesidade nesse caso resultaria em saúde melhor ou em longevidade, mas suponho que seria fácil realizar esse estudo. Como se pode ver, é complicado. E ao mesmo tempo... não é. Se quisermos evitar a obesidade em camundongos, não devemos lhes dar uma dieta tóxica.

Só para registro, a "dieta hiperlipídica" também pode conter outros ingredientes que fazem mal para a saúde, como sacralose — em geral, é a combinação maligna que engorda tanto. Quis mencionar isso porque logo discutiremos um tipo diferente de dieta hiperlipídica que costuma resultar em perda de peso e baixos níveis de inflamação, então não é uma questão da gordura em si.

Jejum, Fome e Transtornos Alimentares

Jejum significa ficar sem comer. Independentemente do período. Todos nós fazemos isso ao dormir. É por isso que "desjejum" tem esse nome — estamos acabando com o jejum. Fazer jejum por longos períodos resulta em muitas mudanças metabólicas e mitocondriais. É interessante que ele pode exercer efeitos profundos e benéficos no corpo humano. Para muitos, isso é surpreendente. Estamos acostumados a pensar que nosso corpo precisa de alimento e nutrientes. Já ouvimos que precisamos fazer três refeições por dia. Alguns são orientados a comer de seis a oito vezes durante o dia. Precisamos continuar abastecendo nosso corpo. Precisamos de energia.

No caso das crianças, isso é inquestionavelmente verdade — a maioria precisa ser alimentada a cada duas horas. No caso das crianças em fase de crescimento, isso também pode ser verdade. No caso dos adultos, agora temos uma grande quantidade de evidências científicas que sugerem que comer o tempo todo, na verdade, faz mal para a saúde.

O jejum faz o corpo ser econômico e incentiva a autofagia, que tem um enorme potencial curativo. O corpo se encolhe e se vira com o que tem. É hora de usar essas reservas de gordura. Sabemos que isso pode ser bom. Mas tem mais nessa história. Cada célula responde ao jejum, e as mitocôndrias estão bem ali para dirigir as coisas. Elas mudam de formato imediatamente. Alongam-se, se fundem com outras e formam longas redes tubulares.[21] O que se segue é uma limpeza de primavera, se preferir chamá-la assim. As células identificam proteínas e partes de células que estão velhas e com defeito. Elas são as primeiras coisas a serem descartadas nessa grande campanha de reciclagem. Essas proteínas e partes são levadas aos lisossomos para degradação. Então esses nutrientes são reciclados; alguns são usados para gerar energia, ao passo que outros podem ser usados para produzir novas proteínas e partes de células essenciais. As células procuram por tudo que seja descartável em uma reinicialização cuidadosamente orquestrada.

Mas o que dizer das mitocôndrias das células? Elas também são destruídas? Bem, as que estão com defeito sim, visto que a mitofagia é ativada durante esse processo. Mas as mitocôndrias saudáveis trabalham umas com as outras em longas redes tubulares. Elas mantêm o ritmo com a produção de ATP durante esse processo, e essas redes as protegem de serem recicladas. Quando a pessoa volta a comer, as partes das células que foram destruídas são substituídas. Essas partes que foram substituídas são novas e saudáveis e costumam ter novas mitocôndrias!

Não obstante, se as pessoas ficarem sem comer durante muito tempo, em certo ponto isso se transforma em fome. O corpo estabelece uma estratégia de defesa. Ele reduz bastante o metabolismo para conservar energia. O ritmo cardíaco diminui. A temperatura corporal baixa. As pessoas ficam lentas, irritáveis, desmotivadas, são facilmente distraídas, obcecadas com comida e um pouco deprimidas. Paradoxalmente, os sintomas da hipomania podem surgir dentro da primeira ou segunda semana de fome. Essa provavelmente é uma estratégia adaptativa para dar à pessoa faminta energia, motivação e confiança suficiente para conseguir comida de qualquer maneira.

Como tenho certeza de que você já sabe, isso não é bom. Pode ser uma ameaça para nossa vida. As células começam a apresentar defeito e morrem. Os órgãos passam a ter problemas, o que inclui o cérebro. A lista de sintomas e diagnósticos mentais inclui depressão, irritabilidade, insônia, mania, transtornos alimentares, confusão, problemas de memória, alucinações e delírios.

Talvez as melhores evidências dos efeitos mentais da fome venham da famosa Experiência de Fome de Minnesota, na qual 36 homens saudáveis foram sujeitos a dietas de quase fome (metade de suas calorias diárias normais) durante 24 semanas, após o que receberam 20 semanas de "reabilitação". Os homens perderam quantias consideráveis de peso e exibiram sinais de um metabolismo mais lento. Eles tiveram sintomas mentais variados e, às vezes, graves, incluindo depressão, ansiedade, fadiga, falta de concentração e obsessão com comida. Alguns ficaram hipomaníacos por um tempo. É interessante que foi durante o período de realimentação que alguns tiveram mais dificuldade. A depressão piorou em alguns deles. Outros começaram a comer bastante e vomitar. E ainda outros passaram a ter preocupações com sua imagem corporal. Um homem decepou três de seus dedos. Esse estudo costuma ser usado hoje para entender alguns dos sintomas da anorexia e da bulimia. A fome em si pode causar sintomas mentais.[22]

Isso nos leva a uma discussão sobre os transtornos alimentares.

Para algumas pessoas, um transtorno alimentar pode começar por meio da pressão social por perder peso e ser magro. Jovens dançarinas de balé são um exemplo óbvio. Muitas mulheres jovens que dançam são informadas sem rodeios de que precisam ser magras para competir. Existe muita pressão para perderem peso. No caso de garotas e mulheres que seguem essas recomendações, elas podem começar a passar fome. Isso pode dar início a um círculo vicioso de distúrbios metabólicos que afetam a função cerebral. As partes do cérebro que controlam os comportamentos alimentares são afetadas, mas o mesmo acontece com as partes do cérebro que interpretam como elas veem seu corpo. Elas podem desenvolver distorções graves de sua imagem corporal, pensando que são gordas quando, na verdade, são muito magras. Às vezes isso pode beirar o delírio, visto que a forma como veem a si mesmas pode ser muito diferente de como realmente são. Os pesquisadores estudaram um modelo de anorexia com camundongos para ver se, de fato, isso causa um comprometimento mitocondrial no cérebro, e, como era de se esperar, eles relataram estresse oxidativo e o comprometimento de partes específicas das mitocôndrias no hipotálamo.[23] Um estudo com quarenta mulheres, metade delas com anorexia e a outra metade sem, identificou uma disfunção mitocondrial nos glóbulos brancos daquelas com anorexia.[24]

Entretanto, outras pessoas podem desenvolver um transtorno alimentar devido a uma vulnerabilidade preexistente. Os comportamentos alimentares afetam o metabolismo, seja o comer demais ou de menos. Para alguns, isso pode resultar em sentimentos recompensadores em curto prazo.

Comer bastante pode fazer algumas pessoas se sentirem melhor porque isso dá mais insulina e glicose às células com problemas e estimula os centros de recompensa do cérebro. Essa pode ser a forma mais rápida e fácil de superar a resistência à insulina — comer bastante açúcar. Infelizmente, como já mencionado, isso piora as coisas ao longo do tempo. Para outros, as restrições alimentares podem melhorar o humor porque isso pode produzir hormônios do estresse, ou cetonas (falaremos mais sobre eles em breve), que podem ser úteis para células cerebrais com problemas. Esses dois extremos de comer demais ou de menos podem produzir sensações recompensadoras em pessoas diferentes. Assim, no caso de pessoas com transtornos mentais preexistentes que já estão com problemas, mudar seus comportamentos alimentares pode ser atraente. Para algumas, isso pode se tornar uma forma de vida, mesmo que resulte em problemas de saúde. Isso provavelmente explica por que pessoas com *todos* os transtornos mentais têm mais probabilidade de desenvolver um transtorno alimentar. Elas estão procurando por maneiras de se sentir melhor.

O Eixo Intestino-Cérebro e o Microbioma

Nas últimas décadas, um corpo cada vez maior de pesquisas vem sugerindo que nosso trato intestinal exerce um papel importante na saúde metabólica e mental. Muitos sinais são enviados do sistema digestório ao cérebro, e vice-versa. Essa comunicação parece se dar por meio de muitos mecanismos. Analisaremos brevemente alguns deles.

Primeiro, se tornou cada vez mais claro que os trilhões de bactérias, fungos e vírus de nosso intestino exercem um papel importante na saúde humana, em especial na obesidade, na diabetes e nas doenças cardiovasculares. Por exemplo, estudos com animais mostraram que os micróbios intestinais podem afetar o peso. Em um estudo, os pesquisadores relataram que o microbioma de camundongos obesos extraíam mais nutrientes e calorias do alimento do que o de camundongos magros. Quando esse microbioma obeso foi transferido para camundongos magros, estes ganharam peso.[25]

Também existe cada vez mais evidências sobre o papel do microbioma intestinal nos transtornos mentais. Modelos animais e pequenos testes com humanos relataram que o microbioma intestinal parece exercer um papel na depressão, na ansiedade, no autismo, na esquizofrenia, no transtorno bipolar e nos transtornos alimentares. Também existem evidências quanto ao papel do microbioma intestinal na epilepsia e nos transtornos neurodegenerativos.

As bactérias intestinais têm prioridade sobre todo o alimento que ingerimos. Elas produzem diversos metabólitos e neurotransmissores e secretam hormônios em nosso intestino. Estes são absorvidos pela nossa corrente sanguínea e podem afetar nosso metabolismo e nossa função cerebral.

Uma segunda forma pela qual sinais são enviados do intestino para o cérebro é por meio dos hormônios e dos neuropeptídios que são produzidos nas células que revestem o trato intestinal. Estes também são conhecidos por circularem pelo corpo, incluindo o cérebro, e exercem diversos efeitos no metabolismo e na função cerebral.

Por último, o próprio intestino tem um intrincado sistema nervoso que se comunica diretamente com o cérebro, e vice-versa. O nervo vago exerce um papel importante nessa comunicação. Como mencionado, cerca de 90% da serotonina total do corpo são produzidas no trato intestinal.

Esse campo do eixo intestino-cérebro e o microbioma pode facilmente se tornar esmagador quando começamos a pensar em todos os diversos micróbios, metabólitos, hormônios, neurotransmissores, neuropeptídios e em outros fatores envolvidos. Todavia, existe uma clara conexão entre todos esses fatores. Todos eles se relacionam com o metabolismo e com as mitocôndrias. Existem evidências de que os micróbios do intestino enviam sinais diretamente às mitocôndrias das células que revestem o intestino e das células imunológicas. Esses sinais alteram o metabolismo mitocondrial, alteram a função de barreira das células intestinais e podem causar inflamação.[26]

Alimento, Jejum e o Microbioma Intestinal como Tratamentos

As intervenções dietéticas podem nos ajudar a lidar com os sintomas mentais de pelo menos oito modos diferentes:[27]

1. Corrigir as deficiências nutricionais, como de folato, da vitamina B12 e de tiamina.
2. Eliminar alérgenos ou toxinas dietéticas. Por exemplo, algumas pessoas têm um transtorno autoimune chamado doença celíaca, que causa inflamação e outros problemas metabólicos em resposta ao glúten. Ela também pode afetar a função cerebral. Já descrevi os efeitos tóxicos dos AGTs. Existem muitos outros ingredientes dietéticos que também podem comprometer a função mitocondrial.
3. Adotar uma "dieta saudável", como a dieta mediterrânea, pode ajudar algumas pessoas.
4. Explorar o jejum, o jejum intermitente (JI) e dietas que imitam o jejum (mais sobre estas três posteriormente), os quais estimulam a autofagia e a mitofagia para melhorar a saúde metabólica.
5. Melhorar o microbioma intestinal (mais sobre isso posteriormente).
6. Melhorar o metabolismo e a função mitocondrial com uma intervenção dietética. Isso inclui mudanças na resistência à insulina, no índice metabólico, no número de mitocôndrias nas células, na saúde geral das mitocôndrias, nos hormônios, na inflamação e em muitos outros reguladores do metabolismo.
7. Mudanças dietéticas que resultam em perda de peso podem ajudar a atenuar os problemas associados à obesidade.
8. Mudanças dietéticas que resultam em ganho de peso podem ser uma intervenção que salva vidas no caso daqueles que estão muito abaixo do peso.

Uma discussão abrangente de todas essas áreas vai além do âmbito deste livro. Em vez disso, vejamos alguns destaques.

Vitaminas e Nutracêuticos

É importante lidar com as deficiências de vitaminas e nutricionais. Contudo, tomar vinte e tantas vitaminas e suplementos não é a resposta para a maioria dos problemas metabólicos. Às vezes, o excesso do uso de vitaminas e suplementos pode causar problemas metabólicos. Um metabolismo saudável tem a ver com equilíbrio — nem demais, nem de menos.

Muitas vitaminas e suplementos, ou *nutracêuticos*, *podem* exercer um papel na melhora da função e produção mitocondrial. A lista de possibilidades é longa. Ela inclui L-metilfolato, Vitamina B12, SAMe, N-acetilcisteína (NAC), L-triptofano, zinco, magnésio, ácidos graxos ômega 3, ribosídeo de nicotinamida, ácido alfa lipoico, arginina, carnitina, citrulina, colina, coenzima Q10, creatina, ácido folínico, niacina, riboflavina, tiamina, resveratrol, pterostilbeno e antioxidantes.[28] É improvável que todos eles serão de benefício para todas as pessoas, e de modo algum alguém deveria tomar todos eles ao mesmo tempo.

Segue-se um ótimo exemplo para ilustrar esse cuidado. Alguns pesquisadores deram a 180 pacientes com depressão bipolar um de três tratamentos: (1) um "coquetel mitocondrial", (2) apenas NAC ou (3) um placebo durante dezesseis semanas como um acréscimo aos tratamentos já existentes para eles.[29] O coquetel mitocondrial incluía N-acetilcisteína, acetil L-carnitina, Co Q10, magnésio, cálcio, vitamina D3, vitamina E, ácido alfa lipoico, vitamina A, biotina, tiamina, riboflavina, nicotinamida, pantotenato de cálcio, cloridrato de piridoxina, ácido fólico e vitamina B12. Uau! Que coquetel! E adivinhe o que eles relataram. Nenhuma diferença entre nenhum desses grupos.

Novamente, os baixos níveis dessas vitaminas e de outros fatores pode simplesmente ser uma consequência de uma disfunção mitocondrial, não a causa dela. Se esse for o caso, acrescentar pode não resolver o problema. E comprimidos como esses não estimulam automaticamente a biogênese ou a mitofagia mitocondrial. Mas as intervenções dietéticas, um bom sono, a redução do estresse, remover remédios que comprometem as mitocôndrias e exercícios podem.

Dieta e Jejum

Já mencionei que as pessoas que fazem a dieta mediterrânea (DM) têm menos probabilidade de desenvolver depressão. Mas no caso de pessoas que já estão deprimidas, será que adotar essa dieta pode melhorar os sintomas? Parece que sim, pelo menos no caso de algumas pessoas. Um teste, inteligentemente chamado de teste SMILES,* designou aleatoriamente 67 pessoas com depressão maior a um grupo que as incentivou a seguir a DM ou a um grupo de apoio social (o grupo de controle). Os participantes deram continuidade a seus tratamentos já existentes para a depressão (remédios ou terapia). Depois de doze semanas, 32% das pessoas no grupo da DM atingiram remissão, em comparação com apenas 8% do grupo de controle.[30] Existem evidências de que isso se deu graças ao metabolismo ou às mitocôndrias? Bem, podemos recorrer a pelo menos um estudo.

Alguns pesquisadores estudaram macacos (macacos-cinomolgos) que receberam uma DM em comparação com uma dieta ocidental (a dieta padrão norte-americana) durante trinta meses e, então, mediram sua função mitocondrial, seus padrões de uso energético e biomarcadores, como os níveis de insulina.[31] Eles relataram uma redução dos padrões bioenergéticos entre as regiões cerebrais dos macacos que estavam recebendo a dieta ocidental, as quais se correlacionavam com os níveis de insulina e glicose. As mitocôndrias dos animais alimentados com a DM mantiveram diferenças normais entre as regiões cerebrais, ao passo que as mitocôndrias dos animais alimentados com a dieta ocidental perderam essas distinções normais. As áreas cerebrais afetadas são conhecidas por exercer um papel na diabetes e na doença de Alzheimer.

Também há evidências de que o jejum, o jejum intermitente (JI) e as dietas que imitam o jejum podem exercer um papel no tratamento de transtornos mentais. Todos eles resultam na produção de corpos cetônicos, que são produzidos quando a gordura é usada como fonte de energia. A gordura é transformada em cetonas. E é interessante que esse processo ocorre exclusivamente nas mitocôndrias, outro papel dessas magníficas organelas.

As cetonas são uma fonte alternativa de energia para as células. Elas também funcionam como importantes moléculas de sinalização metabólica, resultando em mudanças epigenéticas. As cetonas podem ser uma fonte de resgate de energia para células cerebrais resistentes à insulina. Ao passo que a glicose talvez tenha problemas para chegar até essas células, as cetonas conseguem entrar nelas com facilidade. O jejum também resulta em autofagia, tal como já descrito. Existem muitas versões de JI. Algumas

---

* Que significa "SORRISOS" em inglês. [N. do T.]

proíbem a alimentação de oito a doze horas por dia. Outras permitem uma refeição por dia. E ainda outras proíbem a alimentação à noite.

Temos evidências de que o JI melhora o humor e a cognição e protege os neurônios contra danos em modelos animais de epilepsia e doença de Alzheimer. Um grupo de pesquisadores procurou entender o como e o porquê.[32] Você não vai acreditar no que eles descobriram — são as mitocôndrias! Quando os pesquisadores tiraram os camundongos de sua rotina de JI, descobriram que o hipocampo, uma região do cérebro comumente envolvida na depressão, na ansiedade e em transtornos de memória, estava conduzindo em grande parte as melhorias do JI. Isso pareceu se dar principalmente aos altos níveis da atividade de GABA, o que reduziu a hiperexcitabilidade. Então os pesquisadores se aprofundaram mais para entender o que estava causando essa mudança na atividade de GABA. Eles removeram a sirtuína 3 dos camundongos de dois modos diferentes — lembre-se de que essa proteína é exclusiva e essencial para a saúde mitocondrial. Quando fizeram isso, todos os benefícios se perderam. Isso claramente relaciona as mitocôndrias diretamente aos benefícios do JI na saúde cerebral.

Outro artigo de revisão descreveu muitas das formas que se imagina que o JI promove a saúde cerebral, incluindo pela redução do estresse oxidativo e da inflamação, melhorando a mitofagia e a biogênese mitocondrial, aumentando o fator neurotrópico derivado do cérebro (BDNF), melhorando a neuroplasticidade e promovendo a resistência ao estresse celular.[33] Essas são poderosas intervenções de cura que não estão disponíveis atualmente por meio de comprimidos.

As dietas que imitam o jejum conseguem replicar os benefícios do jejum por períodos mais longos sem o risco de passar fome. O exemplo mais conhecido é a *dieta cetogênica*. Você provavelmente se lembra de que ela e seu profundo impacto em um de meus pacientes me levaram a realizar essa jornada.

A história da dieta cetogênica começa com a epilepsia. Desde a época de Hipócrates, o jejum era famoso por parar as convulsões e era usado como tratamento em muitas culturas. Contudo, com a chegada da medicina moderna, isso passou a ser encarado em geral como folclore religioso e como uma provável bobagem. Isso mudou na década de 1920, quando um médico publicou um artigo de pesquisa sobre como o jejum fez com que um menino parasse de ter convulsões. O problema com o jejum é que ele era feito por tempo demais, e as pessoas acabavam morrendo de fome — o que não era uma intervenção muito eficaz. E quando elas voltavam a comer normalmente, as convulsões costumavam vir logo em seguida. Em 1921, para lidar com esse desafio, o Dr. Russell Wilder desenvolveu a dieta cetogênica, uma dieta rica em gordura, moderada em proteínas e com poucos carboidratos. Sua intenção era ver se essa dieta podia imitar as condições do jejum, mas evitar a fome, para tratar a epilepsia. E para a sua surpresa, funcionou! A dieta cetogênica diminuiu ou parou as convulsões em 85% das pessoas que a experimentaram. Até a década de 1950, ela deixou de ser usada devido ao crescente número de remédios antiepilépticos que havia chegado ao mercado. Tomar um comprimido é muito mais fácil do que fazer essa dieta.

Infelizmente, cerca de 30% dos pacientes com epilepsia não melhoram com nenhum dos comprimidos que temos a oferecer, de modo que a dieta cetogênica foi ressuscitada na década de 1970 na Universidade Johns Hopkins para ser usada em casos de epilepsia resistente a tratamento. O uso clínico dessa dieta aumentou no mundo todo desde então. Muitos testes clínicos vêm exibindo eficácia, e uma Revisão Cochrane de 2020 (uma metanálise de padrão ouro) concluiu que crianças com epilepsia resistente a tratamento que fazem dietas cetogênicas têm três vezes mais chances de ficar livres de epilepsia e seis vezes mais probabilidade de ter uma redução de 50% ou mais das convulsões do que crianças que recebem o tratamento comum.[34]

Hoje em dia, a dieta cetogênica se tornou a intervenção dietética mais estudada por seus efeitos no cérebro. Os neurologistas, os neurocientistas e as empresas farmacêuticas vêm estudando essa dieta por décadas para tentar entender melhor seus efeitos anticonvulsivos. Ela fornece uma fonte de combustível alternativa, a qual pode ser a salvação para células cerebrais resistentes à insulina. Ela também altera os níveis dos neurotransmissores, regula os canais de cálcio, diminui a inflamação, melhora o microbioma intestinal, aumenta o ritmo metabólico em geral, diminui a resistência à insulina em si e, o mais importante, induz a mitofagia e a biogênese mitocondrial.[35] Depois de as pessoas seguirem essa dieta por meses ou anos, as células delas passam a ter mais mitocôndrias saudáveis. Isso pode resultar em cura em longo prazo. Muitas pessoas conseguem parar a dieta depois de dois a cinco anos e continuar bem.

A pesquisa sobre a eficácia da dieta no tratamento de transtornos da saúde mental ainda está em seus estágios iniciais. No meu próprio trabalho, vi pessoas com transtornos psicóticos graves e resistentes a tratamento atingirem a remissão total de seus sintomas por longos períodos por meio da dieta cetogênica.[36] Você poderá ler sobre um desses casos no fim deste capítulo. Os efeitos da dieta no primeiro ano são como um remédio. As pessoas precisam seguir a dieta religiosamente. Não podem ter um "dia do lixo", assim como não podem parar de tomar seus remédios para ter um dia do lixo. Pode acontecer de tudo se fizerem isso. Devo destacar que o uso de tratamentos epilépticos na psiquiatria é comum. Usamos muitos deles para quase todos os tipos de transtornos mentais. Assim, de muitas formas, isso não é nada novo. É simplesmente o caso de ser uma intervenção dietética. Muitos testes clínicos para transtorno bipolar e esquizofrenia estão sendo realizados.

Os pesquisadores da doença de Alzheimer estudaram 26 pacientes que seguiram a dieta cetogênica por 12 semanas e uma dieta com pouca gordura por mais12 , separadas por um período de purificação de 10 semanas.[37] Os participantes seguiram as dietas em ordem diferente, e as avaliações foram cegas. No fim do estudo, os pesquisadores relataram que quando as pessoas seguiram a dieta cetogênica, elas apresentavam uma melhoria da função diária e da qualidade de vida. Devo destacar que esse foi apenas um de alguns estudos para demonstrar a *melhoria* dos sintomas da doença de Alzheimer. A maioria dos estudos, como os estudos da insulina intranasal que mencionei, só evitam a progressão da doença. Eles não procuram revertê-la. Obviamente, esse foi um teste pequeno que precisa ser replicado com mais pessoas durante períodos mais longos, mas a ciência básica certamente dá suporte a por que e como isso talvez funcione.

Existem muitas versões da dieta cetogênica, incluindo as para perda de peso, administração da diabetes e epilepsia, e elas nem sempre precisam ter os mesmos efeitos. Os alimentos também podem ser adaptados a preferências pessoais, como vegetariana, vegana, apenas carne (a "dieta carnívora") ou uma dieta com alimentos de fonte animal e vegetal. Pessoas com transtornos médicos ou mentais devem fazer essa dieta apenas com supervisão médica, visto que ela apresenta riscos e efeitos colaterais, e, em geral, o uso dos medicamentos receitados precisa ser ajustado ou encerrado com segurança.

O Microbioma Intestinal

Como mencionado, não há dúvida de que o microbioma intestinal exerce um papel na saúde mental e metabólica. No entanto, em termos de intervenções comprovadas, esse campo ainda está em sua infância.

Existem quatro tipos de intervenções a considerar:

1. Evite a exposição a antibióticos, se possível. Os antibióticos são conhecidos por alterar o microbioma e, às vezes, eles podem causar diretamente a disfunção mitocondrial. Além de não tomar antibióticos a menos que isso seja necessário, é importante evitar comer alimentos que contenham antibióticos, como carne, peixe, ovos, leite e outros produtos que costumam conter os antibióticos que são dados aos animais. Procure por rótulos que indiquem que os animais foram "criados sem antibióticos".
2. A dieta exerce um papel vital no microbioma. Evite alimentos altamente industrializados. Coma alimentos ricos em fibra, como frutas e vegetais, ao passo que uma dieta de alimentos de verdade e integrais seria o ideal.
3. Os probióticos podem exercer um papel no caso de algumas pessoas, embora não tenhamos muita evidência de que eles melhoram o metabolismo ou a saúde mental. Lembre-se de que existem trilhões de micróbios no seu intestino. Tomar apenas um suplemento com apenas um tipo de bactérias pode ser ou não de ajuda. Antes de começar a tomar algum, procure por alguma pesquisa que fale sobre esse probiótico específico para ver se existe evidência da sua eficácia, especialmente para os seus sintomas ou diagnóstico.
4. Os transplantes microbiais fecais estão sendo estudados, mais são experimentais nesse ponto.

Em Resumo

- A dieta exerce um papel poderoso no metabolismo e na saúde mitocondrial.
- Caso você tenha deficiências dietéticas, elas devem ser identificadas e corrigidas. Isso pode incluir vitaminas, minerais, proteínas ou ácidos graxos essenciais, para citar apenas alguns. Talvez você precise conversar com um dietista ou com seu médico para analisar por completo sua condição nutricional e sua dieta.

- Se estiver se expondo a fatores dietéticos que são prejudiciais ao seu metabolismo, você precisa eliminá-los de sua dieta. Isso pode incluir alérgenos e alimentos que são conhecidos por serem tóxicos, como os AGTs e besteiras.
- Se tiver resistência à insulina, você provavelmente precisará mudar sua dieta para ajudá-lo a lidar com o problema subjacente.
- Mesmo que esteja seguindo uma dieta perfeita, seu metabolismo e suas mitocôndrias podem apresentar problemas. Isso pode se dar por fatores não dietéticos, como genética, epigenética, inflamação, estresse, problemas para dormir, hormônios, remédios, toxinas etc. Mesmo em casos como esses, as intervenções dietéticas ainda podem exercer um papel no tratamento. Por exemplo, o JI e a dieta cetogênica podem estimular a autofagia e a mitofagia, independentemente do que tenha causado o problema para início de conversa. Eles também podem providenciar cetonas como uma fonte de resgate de energia para células resistentes à insulina.
- As estratégias para melhorar a saúde intestinal podem melhorar a saúde mental.
- Desconfie de probióticos ou suplementos "mitocondriais" que afirmam resolver todos os seus problemas com um comprimido. Segundo a maioria dos estudos até hoje, eles não funcionam.
- A saúde mental e metabólica são inseparáveis. Isso se aplica a todos, incluindo aqueles que estão apenas tentando perder peso, administrar a diabetes ou evitar um ataque cardíaco ou a doença de Alzheimer. Em geral, dieta e exercícios não são suficientes. Tudo o que está sendo discutido neste livro exerce um papel.

História de Sucesso: Mildred — Nunca É Tarde Demais!

Mildred teve uma infância horrível e abusiva. Não havia dúvidas de que ela sofria com sintomas de TEPT, ansiedade e depressão. Aos 17 anos, ela foi diagnosticada também com esquizofrenia. Começou a ter alucinações e delírios todos os dias. Desenvolveu paranoia crônica. Nas décadas seguintes, ela experimentou vários remédios antipsicóticos e estabilizadores de humor, mas seus sintomas continuaram. Ela não poderia mais cuidar de si mesma, de modo que o tribunal lhe designou um tutor. Ela se sentia muito mal. Tentou se matar várias vezes, sendo que em uma delas, bebeu um produto de limpeza. Além de seus sintomas mentais, ela estava obesa, pensando 150 quilos.

À idade de 70 anos, depois de 53 anos de tormento e incapacidade causados pela por esquizofrenia, o médico dela a incentivou a visitar uma clínica de perda de peso da Universidade Duke. Eles estavam usando a dieta cetogênica como um método para a perda de peso. Ela decidiu experimentá-la. Depois de duas semanas, ela não só havia perdido peso, como percebeu melhorias significativas em seus sintomas psicóticos. Ela disse que, pela primeira vez em anos, podia ouvir os pássaros cantando lá fora. As vozes na cabeça dela não estavam mais os abafando. O humor dela também estava melhorando, e ela começou a sentir esperança. Pôde diminuir todos seus remédios psiquiátricos. Seus sintomas entraram em *remissão total*. E perdeu 68 quilos, mantendo esse nível até hoje.

Agora, treze anos depois, ela continua sem sintomas, não toma mais remédios e não precisa mais consultar profissionais de saúde mental. Ao aprender a cuidar de si mesma, ela também se livrou do tutor. Quando conversei com Mildred pela última vez, ela disse que estava feliz e alegre por estar viva. Ela me pediu para compartilhar a história dela com qualquer um que desejasse ouvir, na esperança de que sua história ajudasse outros a escapar do inferno que ela precisou aguentar por décadas.

Histórias como a Mildred... não acontecem na psiquiatria. Mesmo com os melhores tratamentos tradicionais que temos a oferecer, não ouvimos falar sobre isso. A história de Mildred e a teoria da energia cerebral dizem que isso é possível. É um novo dia no campo da saúde mental, um cheio de esperança para mais histórias como a de Mildred.

Capítulo 16

CAUSA CONTRIBUINTE

Drogas e Álcool

Já sabemos que as drogas e o álcool podem resultar em transtornos mentais, e que as pessoas com transtornos mentais estão mais propensas a usar drogas e álcool. Pense no jovem que fuma muita maconha e acaba com esquizofrenia. Ou no alcoolista que desenvolve demência. Ou no viciado em cocaína com transtorno bipolar. A maioria das pessoas acha que esses são os resultados apenas de drogas tóxicas no cérebro. Ou que talvez essas pessoas tinham predisposição a transtornos mentais e que as drogas deram o empurrãozinho final. Ambas as afirmações são verdadeiras. Mas como exatamente tais substâncias causam transtornos mentais? Até agora, ninguém sabia dizer com certeza. A teoria da energia cerebral oferece respostas claras: as drogas e o álcool convergem sobre o metabolismo e as mitocôndrias.

A maioria das drogas se enquadra em uma de duas categorias: elas estimulam ou inibem as células. Isso inclui o álcool, o tabaco, a maconha, a cocaína, as anfetaminas e os opiáceos. Algumas drogas agem em células específicas do cérebro ou do corpo, ao passo que outras exercem efeitos mais amplos em diversos tipos de células. Por exemplo, o álcool e a maconha, sobre os quais falaremos em breve, exercem efeitos amplos no corpo. Eles agem por meio de receptores encontrados em sua maioria na superfície das células, os quais, então, afetam as mitocôndrias dentro delas. Contudo, as mitocôndrias também têm seus próprios receptores para a maconha, para a nicotina, para o álcool e para o Diazepam bem nas suas membranas. Essas drogas afetam diretamente as mitocôndrias.

As drogas e o álcool criam um ciclo de retroalimentação com o metabolismo e com as mitocôndrias. As pessoas podem entrar nesse ciclo de diversas formas, mas quando entram, pode ser muito difícil sair.

Algumas pessoas começam usando drogas ou álcool devido à pressão de colegas ou de outras influências sociais. Elas podem estar perfeitamente felizes e metabolicamente saudáveis quando começam. Não obstante, o uso de quantidades excessivas de drogas e álcool ao longo do tempo prejudica o metabolismo e a função mitocondrial. Quando isso acontece, as pessoas podem chegar a um ponto em que "precisam" de substâncias para se sentirem normais. Note que usei a palavra "normais", e não "bem". De início, quando as pessoas começam a usar drogas e álcool, elas costumam se sentir bem. Isso reforça o comportamento. As pessoas gostam de se sentir bem. Mas, com o passar do tempo, o cérebro se adapta a essas substâncias e procura contra-atacá-las. À medida que o cérebro muda, as pessoas começam a se sentir "mal" quando não usam a substância. Isso resulta em um círculo vicioso no qual elas passam a precisar da substância apenas para se sentirem normais. Em geral, elas não conseguem mais ficar tão "altas" quanto antes. Quando tentam ficar sem a substância, elas sofrem de alguma forma. Isso costuma levá-las a usá-la de novo. E agora estão presas.

Outras pessoas passam a usar drogas e álcool porque estão metabolicamente comprometidas. Já sofrem com depressão, ansiedade, insegurança, psicose ou algo aflitivo. Querem se sentir melhor. Se os sintomas delas forem ruins o suficiente, elas experimentarão qualquer coisa. De uma perspectiva ampla, se sofrerem com sintomas de células subativas, como de alguns dos sintomas da depressão, tomar algo estimulante fará com que elas se sintam melhor. Se sofrerem com sintomas de células cerebrais superativas ou hiperexcitáveis, como ansiedade ou psicose, tomar algo que seja sedativo e que iniba a atividade celular fará com que elas se sintam melhor. Se a substância funcionar bem, elas ficarão viciadas. De certa forma, quem pode culpá-las? Elas só querem se sentir melhor. Às vezes as pessoas não necessariamente se sentem "melhor" com essas substâncias; só "diferentes" — adormecidas ou "viajando". No caso de algumas, isso pode ser preferível a se sentir de outra forma. Em todo caso, é por isso que provavelmente *todos* os transtornos mentais estão associados a índices mais elevados de transtornos por uso de substâncias.

As drogas e o álcool podem exercer efeitos imediatos sobre a função mitocondrial que podem resultar em sintomas de muitos transtornos psiquiátricos. Drogas diferentes podem rapidamente produzir alucinações, desvarios, sintomas maníacos, sintomas depressivos, comprometimento cognitivo e outros sintomas. Não podemos revisar todas elas em apenas um capítulo, mas destacaremos como o álcool e a maconha podem afetar as mitocôndrias.

Álcool

O álcool afeta profundamente o metabolismo e as mitocôndrias. Sabemos que, quando consumido em excesso, ele é tóxico para o fígado e para o cérebro. As mitocôndrias exercem um papel primário nessa toxicidade. Falaremos um pouco sobre a ciência disso.

Quando as pessoas ingerem álcool, o fígado processa a maior parte dele. Uma enzima chamada *álcool desidrogenase (ADH)* o converte em *acetaldeído*, uma molécula tóxica para as células. Outra enzima, o *citocromo P450 2E1 (CYP211)*, também pode fazer essa conversão. Acontece que o CYP2E1 se encontra justamente nas mitocôndrias ou no retículo endoplasmático. Depois, outra enzima, o *aldeído desidrogenase (ALDH)*, converte o acetaldeído em uma molécula menos tóxica, o *acetato*. O ALDH vem em dois formatos: um que termina no citoplasma e outro que termina dentro das mitocôndrias. Então o acetato é usado pelas mitocôndrias como fonte de combustível. Como se pode ver, as mitocôndrias exercem um papel em tudo isso.

Se as pessoas beberem demais, esses sistemas de enzimas se acumulam, e os níveis de acetaldeído sobem. Os primeiros sinais de problemas estão nas mitocôndrias. Elas incham, tendo dificuldades para produzir o ATP e gerando mais EROs. Diversos estudos documentaram o comprometimento — e até a destruição — das mitocôndrias por causa de doses elevadas de álcool.[1] Essa é provavelmente a causa da morte por intoxicação alcoólica.

O consumo crônico de álcool resulta em estresse oxidativo crônico, um sinal de comprometimento mitocondrial. Isso resulta em inflamação, o que apenas piora as coisas. Tudo isso ocorre no corpo todo, mas principalmente no fígado e no cérebro.

Até breves períodos de uso pesado de álcool podem causar efeitos duradouros. Alguns pesquisadores estudaram ratos adolescentes expostos a duas semanas de consumo excessivo de álcool e os efeitos nas mitocôndrias do cérebro deles ao longo do tempo.[2] Eles relataram que isso comprometeu imediatamente a função mitocondrial, o que não é surpreendente depois de tudo que contei. Contudo, os efeitos no hipocampo duraram até a idade adulta, com níveis reduzidos de proteínas mitocondriais e de produção de ATP e problemas para administrar o cálcio.

A Dra. Nora Volkow, diretora do Instituto Nacional de Abuso de Drogas, já vem estudando as conexões entre o transtorno por uso de substâncias e o metabolismo há anos e é uma pioneira nesse campo. Ela e outros relataram algumas descobertas surpreendentes sobre alcoolistas crônicos. Quando as pessoas ingerem álcool, o cérebro delas usa menos glicose como fonte de energia e passa a usar acetato do álcool.[3] Com o passar do tempo, os alcoolistas desenvolvem um problema com o metabolismo da glicose cerebral. *As células cerebrais deles ficam sem energia quando eles estão sóbrios.*[4] Quando voltam a ingerir álcool, o acetato abastece essas células cerebrais aflitas, dando-lhes alívio. Esse deficit de energia cerebral pode ser um dos motivos pelos quais os alcoolistas têm dificuldade de ficar longe do álcool. Volkow e outros se empenharam para ver se podiam ajudar essas células cerebrais problemáticas com outra coisa que não fosse álcool. Eles recorreram à dieta cetogênica.

Eles recrutaram 33 pessoas com o transtorno do uso de álcool e as internaram em uma unidade de desintoxicação.[5] Metade delas recebeu uma dieta cetogênica, e a outra metade, a dieta padrão norte-americana, por doze semanas. Os pesquisadores desintoxicaram os participantes usando os protocolos padrão e realizaram vários testes sanguíneos e varreduras cerebrais para analisar o metabolismo cerebral nas regiões-alvo. Eles descobriram que as pessoas que receberam a dieta cetogênica precisaram de menos remédios de desintoxicação e tiveram menos sintomas de abstinência. Relataram também menos desejo por álcool. As varreduras cerebrais indicaram um metabolismo cerebral melhorado e níveis menores de inflamação cerebral, em comparação com aqueles que estavam fazendo a dieta padrão norte-americana. Esse estudo piloto demonstrou que uma intervenção dietética, aparentemente não relacionada com o alcoolismo, podia fazer uma grande diferença no cérebro e nos sintomas de pessoas reais. É assim que a ciência pode mudar o campo da saúde mental.

Gostaria de deixar uma advertência neste ponto. Como parte desse trabalho, os pesquisadores testaram que impacto a dieta poderia ter nos níveis de álcool no sangue se uma pessoa bebesse. Eles fizeram o teste com ratos que estavam recebendo a dieta cetogênica e relataram que o nível de álcool no sangue aumentou cinco vezes, em comparação com os ratos que estavam recebendo uma dieta normal, embora recebessem a mesma quantidade de álcool. Isso significa que se as pessoas que têm o transtorno de uso de álcool adotassem a dieta cetogênica por conta própria, isso poderia ser perigoso se bebessem. Elas poderiam ficar muito mais embriagadas do que o normal. Não quero dizer que intervenções como essa não possam ser usadas, mas questões como essa devem ser levadas em consideração, e as pessoas precisam de um ambiente seguro para administrar esses riscos.

Maconha

A maconha está se tornando cada vez mais popular. Muitas pessoas a descrevem como se fosse um remédio milagroso para o que quer que esteja nos afligindo. Acredita-se que ela seja boa para convulsões, transtornos de dor, náusea, ansiedade, TEPT e TOC. Entretanto, ela também pode *causar* sintomas mentais, incluindo o comprometimento da aprendizagem e da memória, falta de motivação e talvez até transtornos psicóticos.[6]

A teoria da energia cerebral oferece uma forma direta de entender todas essas observações. Elas se relacionam com o metabolismo e com as mitocôndrias. A melhora dos sintomas acontece devido à hiperexcitabilidade. Qualquer substância que reduza a função mitocondrial nas células corretas pode diminuir esses sintomas. Porém, uma substância como essa também poderia *causar* sintomas se comprometesse demais a função mitocondrial. Existe alguma evidência de que a maconha afete as mitocôndrias dessas formas? Bem, até este ponto, você já deve saber que eu não faria essa pergunta se a resposta não fosse um retumbante *sim*.

A maconha afeta o sistema endocanabinoide do corpo humano. Os receptores de canabinoides são encontrados no corpo todo, mas há uma alta concentração deles no cérebro. Existem dois tipos primários de receptores: o CB1 e o CB2. Eles são encontrados nas membranas das células, mas os receptores CB1 também são encontrados diretamente nas mitocôndrias. Como existem diversos tipos de receptores localizados em várias células do corpo, não seria justo dizer que ela exerce um efeito universal em todas as células. Contudo, o tema predominante nos neurônios é o de que a maconha diminui a função das mitocôndrias por meio dos receptores CB1.[7] Estudos com imagens do cérebro de quase oitocentos adolescentes, sendo que alguns deles haviam usado maconha e outros não, comprovaram que as regiões do cérebro com a maior quantidade de receptores CB1 exibiram um "afinamento cortical acelerado relacionado à idade" em usuários de maconha, indicando que os efeitos da maconha nesses receptores mitocondriais provavelmente eram a causa de essas regiões cerebrais estarem ficando mais finas.[8]

Um estudo com camundongos publicado na *Nature* relatou que as mitocôndrias em astrócitos exercem um efeito direto na mediação dos efeitos da maconha — elas controlam a quantidade de glicose e lactatos (fontes de energia) que chegam até os neurônios.[9] Isso, por sua vez, exerce efeitos diretos nos comportamentos sociais. Tudo isso é mediado pelos receptores CB1 das mitocôndrias. Quando esses receptores foram ativados pelo THC (o ingrediente ativo da maconha), isso resultou em uma redução da função mitocondrial e das fontes de energia que chegavam até os neurônios. Resultou também em comportamentos de reclusão social. Quando os pesquisadores removeram os receptores CB1, o THC não exerceu mais os mesmos efeitos. As mitocôndrias não foram afetadas das mesmas formas; as fontes de energia que iam até os neurônios não foram reduzidas; e os comportamentos de reclusão social não ocorreram, embora os camundongos ainda estivessem sendo expostos à maconha e os receptores CB2 estivessem disponíveis nas células.

Outro estudo da *Nature* procurou descobrir o que causa o comprometimento da memória do uso da maconha. O que os pesquisadores realmente queriam fazer era entender melhor como a memória funciona. Os receptores CB1 das mitocôndrias novamente exercem um papel fundamental. Os pesquisadores descobriram que o efeito da maconha sobre os receptores CB1 afetam diretamente o movimento mitocondrial, a função das sinapses e a formação da memória. Quando eliminaram os receptores CB1, a maconha não tinha mais nenhum desses efeitos, e a memória não era comprometida. Os pesquisadores concluíram: "*Por relacionar diretamente a atividade mitocondrial com a formação de memórias, esses dados revelaram que os processos bioenergéticos são reguladores agudos primários das funções cognitivas.*"[10] Em outras palavras, a energia cerebral e as mitocôndrias exercem um papel primário na nossa habilidade de lembrar.

Existem muitas outras substâncias com alto potencial de causar dependência química que afetam o metabolismo e as mitocôndrias, mas espero que esses dois exemplos deem uma ideia de como o uso de substâncias se encaixa na teoria da energia cerebral.

O Tratamento para Drogas e Álcool

Os programas de tratamento para drogas e álcool exercem um papel poderoso na melhoria da saúde mental e metabólica. Reduzir ou parar de usar substâncias que comprometem a função mitocondrial é de vital importância.

Livros inteiros foram escritos sobre esse tópico. Não tentarei revisar as conclusões deles aqui. Diversas estratégias estão disponíveis, incluindo a internação de pacientes para desintoxicação, programas residenciais, a terapia fora de hospitais e clínicas, terapias de grupo, tratamentos assistidos por medicamentos, programas de doze passos e casas de recuperação.

É interessante que uma nova área de pesquisa vem usando psicodélicos como um *tratamento* para alguns transtornos psiquiátricos. Falaremos sobre isso no Capítulo 18.

Em Resumo

- As drogas e o álcool afetam seu metabolismo e suas mitocôndrias.
- Parar de usá-los também pode afetar o metabolismo e as mitocôndrias de diversas formas.
- É importante avaliar seu uso de substâncias, incluindo tabaco, álcool, cafeína, suplementos, maconha e drogas recreativas. Elas podem estar exercendo um papel em sua saúde metabólica e mental.
- Se estiver usando demais alguns deles, essa poderia ser uma importante causa contribuinte para quaisquer sintomas metabólicos ou mentais que você talvez esteja tendo. Talvez precise lidar com isso antes de experimentar outras intervenções. Se tiver dificuldades de fazer isso por conta própria, considere buscar ajuda profissional.

Capítulo 17

CAUSA CONTRIBUINTE

Atividade Física

Os exercícios fazem bem para a saúde. Muitos estudos mostram que as pessoas que se exercitam têm menos probabilidade de desenvolver transtornos metabólicos como a obesidade, a diabetes e doenças cardiovasculares. Esse é um dos motivos pelos quais os exercícios são fortemente recomendados.

O mesmo vale em relação à saúde mental. Um estudo com 1,2 milhão de norte-americanos relatou que aqueles que se exercitavam tinham 43% menos dias de saúde mental ruim, mesmo depois de controlar as características físicas e sociodemográficas.[1] Esse estudo relatou que *qualquer* tipo de exercício é melhor do que nenhum exercício, mas que os maiores benefícios estavam relacionados a esportes de equipe, ciclismo e atividades aeróbicas e de academia. A "dose" ótima era de 45 minutos, de 3 a 5 vezes por semana.

A maioria das pessoas para por aí. Isso já é informação o suficiente para fazer uma recomendação. Se alguém se exercita durante 45 minutos, de 3 a 5 vezes por semana, isso deve resolver o problema.

Quisera eu que fosse tão simples, mas não é. Já vi muitos pacientes que se exercitam regularmente, mas ainda sofrem de esquizofrenia ou depressão debilitantes. Quis explorar as nuances do que significa ser ativo. Dar explicações simples com respostas simples não nos ajudará com nossos problemas de saúde mental. Se as pessoas seguirem o conselho de "45 minutos, de 3 a 5 vezes por semana", mas não verem resultados, poderão desistir em frustração e decepção. Não se preocupe se você defende os exercícios — ainda os recomendo no final.

A primeira coisa a destacar é que o estudo com 1,2 milhão de pessoas foi correlacional. Como você já sabe, a correlação não é o mesmo que causalidade. É possível que as pessoas que se exercitavam já tivessem uma boa saúde mental e metabólica, o que lhes permitia se exercitar. Isso seria a *causalidade reversa*.

Para ilustrar o quão complicado isso pode ser, comentarei sobre outro estudo. Este acompanhou 1.700 mulheres de meia-idade por vinte anos para ver se os exercícios evitavam o declínio cognitivo.[2] A maioria diria que sim. Contudo, depois de fazer o controle das características socioeconômicas, dos sintomas da menopausa, do uso de terapia hormonal e da presença de diabetes e hipertensão, eles descobriram que os exercícios não faziam diferença nos sintomas cognitivos. Concluíram que *"a atividade física observada posteriormente na vida poderia ser um artefato de causalidade reversa"*. Assim, o destaque desse estudo é que os exercícios não evitam o declínio cognitivo. Mas isso não é assim tão simples. Eles fizeram o "controle" da diabetes e da hipertensão, como se os exercícios fossem independentes dessas variáveis. Sabemos que esse não é o caso! Os exercícios diminuem a probabilidade de ambos, então também pode haver uma diminuição do declínio cognitivo. Sabemos como todos eles estão inter-relacionados. Porém, alguns pesquisadores e acadêmicos supõem que não estejam.

Os exercícios foram estudados como tratamento para transtornos mentais, sendo a depressão a doença mais estudada. Os resultados foram mistos, com alguns estudos relatando benefícios e outros não. Uma metanálise de 2017 que investigava os exercícios como tratamento para depressão incluiu 35 estudos com quase 2.500 participantes.[3] A conclusão: *"Testes com menos risco de viés sugeriram que* os exercícios não exerciam nenhum efeito antidepressivo *e que eles não afetavam significativamente a qualidade de vida, a gravidade da depressão ou a falta de remissão durante o acompanhamento."* Que decepção!

Ainda assim, a Organização Mundial da Saúde (OMS) discorda. Ela emitiu um relatório em 2019 intitulado *Movimento para Sua Mente*. Suas descobertas foram resumidas da seguinte forma: *"Uma revisão das evidências e dos benefícios da atividade física para pessoas com depressão, esquizofrenia e demência indicaram melhora de humor, um declínio cognitivo mais lento e um atraso do início das doenças..."*[4]

Sendo assim, no que deveríamos acreditar? Os exercícios ajudam ou não? Seria tentador errar pelo lado "seguro" e dizer a todo o mundo para fazer exercícios, mas se exercitar-se não dá resultados, isso só estaria preparando as pessoas para o fracasso e diminuiria a credibilidade da pessoa que os recomendou.

Por outro lado, no caso de pessoas saudáveis, já sabemos que os exercícios podem melhorar a saúde metabólica. Sabemos que eles induzem a biogênese mitocondrial e a mitofagia — as duas coisas que queremos. Isso ocorre não apenas nas células musculares, mas também nas células cerebrais. Aumentar o número de mitocôndrias nas células cerebrais deveria ser de ajuda. Então por que os estudos de tratamento não relatam benefícios de forma consistente?

Um dos motivos pode ser a resistência à insulina. Um estudo publicado na *Cell* relatou que ela pode bloquear os benefícios dos exercícios. Os pesquisadores colocaram 36 pessoas com níveis variados de resistência à insulina para fazer exercícios e mediram uma enorme quantidade de métricas biológicas antes e depois deles. Eles descobriram que havia diferenças significativas no metabolismo de energia, no estresse oxidativo, na inflamação, no reparo de tecidos e nas respostas do fator de crescimento, com quase todos esses processos benéficos sendo *minimizados ou até revertidos* naquelas com resistência à insulina.[5] Como já discutimos, muitas pessoas com transtornos mentais crônicos têm resistência à insulina, de modo que isso poderia explicar, em nível celular, por que os exercícios podem ser mais difíceis para elas e por que talvez eles não funcionem.

Acho que a questão mais importante é que muitas pessoas estão ingerindo substâncias e/ou têm fatores de estilo de vida que impedem a função mitocondrial, e eles estão interferindo nos efeitos benéficos dos exercícios.

Atletas, orientadores e treinadores já sabem há muito tempo que é preciso mais do que exercícios para melhorar o desempenho. Todos os fatores que já discutimos neste livro exercem um papel. Se uma pessoa deseja melhorar seu desempenho físico por meio dos exercícios, ela também precisa fazer uma boa dieta, dormir bem e evitar o uso de álcool e drogas, entre outras coisas. Por exemplo, como já discutimos, o álcool pode danificar as mitocôndrias e evitar a biogênese mitocondrial e a mitofagia. É por isso que todos nós já ouvimos o conselho de que se formos treinar para um evento atlético importante ou se queremos apenas perder peso, precisamos parar de beber. Melhorar o metabolismo envolve muitos fatores de estilo de vida em combinação, não apenas um.

Os remédios também podem exercer um papel adverso. Em teoria, qualquer remédio que compromete a função mitocondrial poderia fazer com que os exercícios não exerçam efeito. Um estudo pesquisou diretamente a questão, examinando um remédio que costuma ser receitado para diabetes, a metformina. Os pesquisadores fizeram 53 adultos mais velhos participar de 12 semanas de treinamento aeróbico, dando metformina a uma metade deles e placebo à outra. Ambos os grupos colheram alguns benefícios dos exercícios, como uma redução dos níveis de massa gorda, glicose e insulina. No entanto, as melhorias na função mitocondrial muscular foram anuladas nas pessoas que estavam tomando metformina. O grupo da metformina não apresentou mudanças em geral na sensibilidade à insulina no corpo todo, ao passo que o grupo que tomou o placebo apresentou melhoras. Esses pesquisadores resumiram seus achados no título de seu estudo: "A Metformina Inibe as Adaptações Mitocondriais no Treino com Exercícios Aeróbicos em Adultos mais Velhos."[6] Assim, em todos os estudos que investigam os efeitos dos exercícios para a perda de peso, diabetes ou transtornos mentais, precisaríamos saber se algum dos participantes estava tomando metformina. Se estivesse, ele provavelmente estaria fadado ao fracasso na melhoria de sua função mitocondrial, e essa poderia ser a razão pela qual alguns estudos não relataram nenhum benefício.

A metformina é um dos remédios "mais brandos" para diabetes, com poucos efeitos colaterais. Muitos outros remédios para diabetes, incluindo a própria insulina, causam ganho de peso e ainda mais resistência à insulina ao longo do tempo. Mas isso não se limita a remédios para diabetes. Como você já deve saber agora, alguns remédios psiquiátricos, em especial os remédios antipsicóticos, são conhecidos por causar graves perturbações metabólicas e disfunção mitocondrial. As pessoas que tomam algum desses remédios provavelmente não conseguirão colher os plenos benefícios dos exercícios. As pesquisas sobre exercícios para transtornos mentais não levaram nada disso em consideração em seus estudos.

As mitocôndrias exercem um papel direto em fazer com que os exercícios beneficiem o cérebro. Quando as pessoas se exercitam, um dos benefícios é que costumam desenvolver novos neurônios no hipocampo a partir das células-tronco. Descobriu-se que esse processo está diretamente relacionado com os transtornos de humor e cognitivos. A transformação dessas células-tronco em novos neurônios depende das mitocôndrias. Quando os pesquisadores manipularam geneticamente as mitocôndrias para inibir ou melhorar a função delas, o desenvolvimento desses novos neurônios também foi respectivamente inibido ou melhorado.[7] Com base nessa pesquisa, parece provável que se uma pessoa tiver uma função mitocondrial ruim nessa região do cérebro, ela pode não colher os mesmos benefícios dos exercícios que outras pessoas. Contudo, se conseguirmos restaurar sua saúde mitocondrial, será possível mudar isso.

Como princípio básico, os exercícios podem fazer duas coisas: podem ajudar as pessoas a manter suas habilidades atuais ou podem ajudá-las a melhorá-las. Isso significa manter sua condição metabólica atual ou melhorá-la.

Fazer uma caminhada leve ao redor da quadra ajuda as pessoas a manter sua condição metabólica. Isso é útil. Com certeza é melhor do que perder a força ou habilidade. Não obstante, para melhorar a capacidade metabólica, as pessoas precisam se esforçar. Precisam se empenhar para ficar mais rápidas, mais fortes, mais flexíveis, fazer mais repetições ou atingir outra métrica de aumento de capacidade. Sabemos que, quando isso acontece, o número de mitocôndrias nos músculos e nas células cerebrais aumenta, e a saúde dessas mitocôndrias também melhora.

Um dos desafios com os exercícios é que pedir que pessoas metabolicamente comprometidas se esforcem envolve riscos. Temos riscos de lesões e até de ataques cardíacos. Assim, os exercícios precisam ser administrados de forma segura. Fisioterapeutas, personal trainers e outros exercerão um papel essencial no caso de algumas pessoas.

O maior desafio é fazer com que pessoas que estão metabolicamente comprometidas sigam uma rotina de exercícios. Elas não têm a energia e a motivação necessárias. Isso é causado pelo seu metabolismo. Não é culpa delas. Superar essa inércia pode ser difícil. Entretanto, isso *pode* ser feito com apoio, incentivo e educação.

Os Exercícios como Tratamento

Todo o mundo deveria se exercitar? Eu diria que sim. Mas é importante manter em mente que isso será muito mais difícil para pessoas com transtornos mentais crônicos, e que elas talvez não percebam os benefícios de imediato. Também é importante fazer uma lista de todos os fatores que poderiam interferir com suas mitocôndrias e seu metabolismo; diminui-los ou eliminá-los permitirá que os exercícios exerçam efeito.

Todavia, os exercícios não serão a resposta para todos. Como estamos vendo, existem muitos fatores que exercem um papel na saúde metabólica e mental. Os exercícios são apenas um deles. No caso de pessoas com deficiências de vitaminas ou de hormônios, por exemplo, os exercícios não resolverão o problema, mas certamente não farão mal.

Em Resumo

- Os exercícios podem exercer um papel em *evitar* transtornos mentais e metabólicos.
- Os exercícios podem ser mais difíceis se você tiver resistência à insulina ou alguma outra condição associada à disfunção mitocondrial. Pode demorar mais para ver os benefícios. Isso não significa que eles não funcionam; significa apenas que você deve tentar ser paciente e não esperar resultados imediatos.
- Será necessário identificar, remover e/ou diminuir substâncias e fatores de estilo de vida que comprometem a função mitocondrial para tirar pleno proveito dos exercícios. Às vezes eles podem anular os benefícios dos exercícios.
- Os exercícios podem ser um tratamento eficaz para algumas pessoas com transtornos mentais, mas para outras, podem não ser a solução.

- Pessoas com lesões ou limitações físicas devem conversar com seu médico para implementar um programa seguro de exercícios. Isso pode incluir fazer exercícios com um fisioterapeuta.
- Mesmo que os exercícios não melhorem seus sintomas mentais, ainda assim você deveria se exercitar, visto que eles oferecem diversos benefícios à saúde. Os seres humanos foram feitos para se mover.

Capítulo 18

CAUSA CONTRIBUINTE

Amor, Adversidades e Objetivo de Vida

A saúde metabólica e a mental exigem uma combinação de fatores biológicos e ambientais. Já falei sobre muitos dos fatores biológicos. O ambiente inclui diversas coisas — alimento, abrigo, temperatura, luz, infecções, alérgenos e escolhas de estilo de vida —, algumas das quais abordamos. Mas ele também inclui as pessoas, as experiências, o amor e o objetivo de vida. Embora a maioria das pessoas veja esses últimos construtos como questões psicológicas e sociais e costumem supor que não estejam ligados à biologia, eles realmente exercem profundos papéis no metabolismo. Estão todos inter-relacionados e são inseparáveis. Adaptamo-nos e respondemos ao nosso ambiente, para melhor ou pior.

Use ou Perca

A expressão "use ou perca" costuma ser associada aos exercícios e à força muscular. Quando as pessoas usam ou estressam certos músculos, eles ficam maiores e mais resistentes. Não só crescem em tamanho, como desenvolvem mais mitocôndrias. Isso se dá até com músculos que não são muito grandes. Por exemplo, alguns corredores de longa distância podem ser bem magros. Os músculos deles não são tão grandes, mas eles contêm mais mitocôndrias do que os músculos de pessoas que não correm. Essas mitocôndrias dão a seus músculos aquilo de que precisam para correr longas distâncias.

Deixar de usar os músculos resulta em atrofia ou encolhimento. Isso pode ser chocante quando quebramos um osso e precisamos usar gesso por várias semanas. Nossos músculos encolhem rapidamente. Por quê?

Quando o corpo não usa algo, ele deixa de enviar recursos metabólicos a ele. O corpo está sempre se adaptando e ajustando. Ele gasta sua energia com sabedoria. Se os músculos não estiverem sendo usados, eles não receberão tanta glicose ou aminoácidos. Encolherão rapidamente. A boa notícia é que o corpo se lembra do que esses músculos já foram. Uma vez que tiramos o gesso, nossos músculos voltam rapidamente ao seu tamanho normal se voltarmos a usá-los do mesmo modo que antes. Isso realmente depende de que tamanho eles tinham antes. Grandes fisioculturistas voltarão a ganhar rapidamente seus grandes músculos, ao passo que idosos frágeis terão um pequeno crescimento muscular.

Esse conceito de "use ou perca" se aplica a algo além dos músculos. Também se aplica ao cérebro. As melhores evidências disso vêm de estudos de crianças com o cérebro em desenvolvimento.

Algumas habilidades e características humanas precisam ser adquiridas nos momentos certos. O cérebro passa por "janelas de desenvolvimento", durante as quais ele está pronto para aprender e se adaptar. Não obstante, o "ambiente" deve oferecer as experiências necessárias para adquirir essas habilidades, senão elas podem ser alteradas pelo resto da vida. As habilidades sociais são um exemplo disso.

As habilidades sociais são importantes para a sobrevivência humana. Elas nos permitem viver em famílias, cidades e sociedades. Duas coisas são necessárias para desenvolvê-las corretamente: (1) o desenvolvimento cerebral normal e o armazenamento das informações e (2) aprender experiências de outros seres humanos. Se uma delas estiver ausente, os problemas serão óbvios. O lado da biologia pode ser entendido em termos de desenvolvimento cerebral, mitocôndrias e metabolismo, como já discutimos. O lado ambiental depende primariamente dos pais e cuidadores. Existe uma grande quantidade de literatura que analisa os efeitos da conexão, da negligência, do abuso e da privação social no desenvolvimento humano. Muitos de nós diriam que essas coisas se relacionam com o *amor* ou a falta dele. Elas exercem um papel profundo no desenvolvimento humano, incluindo a aquisição de habilidades sociais. As crianças privadas das oportunidades apropriadas de aprendizado costumam não ter as habilidades necessárias para viver no mundo com eficácia. Em casos extremos, as consequências podem ser catastróficas.

As descobertas de pesquisadores que estudaram órfãos romenos exemplificam o quão trágico isso pode ser. Os orfanatos nos quais essas crianças moravam eram extremamente negligentes, e as crianças que eram negligenciadas sofriam de várias categorias de diagnósticos, incluindo autismo, transtornos de aprendizagem, retardo mental, TEPT, transtornos de ansiedade, transtornos de controle de impulsos, transtornos de humor, transtornos de personalidade e até transtornos psicóticos. Novamente, várias categorias de diagnósticos, não apenas uma. O cérebro delas foi privado das oportunidades apropriadas de aprender como ser "humano" na sociedade, e às vezes as consequências foram devastadoras. A desnutrição, o estresse e o trauma que vivenciaram com certeza exerceram seus papéis, mas podemos dizer o mesmo da falta de experiências apropriadas de aprendizagem.

O cérebro dessas crianças não se desenvolveu normalmente. Se as áreas do cérebro que realizam certas funções não estiverem sendo usadas, elas não crescem e prosperam. Um grupo de pesquisa estudou imagens do metabolismo cerebral de dez dessas crianças e as comparou com o controle normal e até com crianças epilépticas.[1] Como era de se esperar, eles encontraram áreas de metabolismo reduzido da glicose do cérebro por toda parte, indicando um problema de energia cerebral desses ex-órfãos romenos. Às vezes, esses deficits podem ser corrigidos mais tarde na vida; mas em alguns casos, eles parecem ser permanentes. As janelas de desenvolvimento podem fechar, e a oportunidade de o cérebro se desenvolver normalmente pode se perder para sempre.

Isso nem sempre é tão extremo. Por exemplo, crianças expostas a mais tempo de tela têm mais chances de desenvolver TDAH. Existem duas formas de interpretar essa observação. Uma explicação é que o ambiente leva ao diagnóstico subsequente de TDAH. Essas crianças estão aprendendo que o estímulo constante é a norma, dado o conteúdo das telas. Elas não estão aprendendo paciência, foco e concentração, mesmo que o cérebro delas esteja pronto para aprender. Essas redes de desenvolvimento cerebral receberão menos recursos metabólicos, visto que ainda não estão sendo usadas, assim com um músculo não usado. Elas podem não se desenvolver normalmente ou podem não ser tão fortes e robustas quanto poderiam ser de outra forma. Isso pode resultar em sintomas de TDAH. Entretanto, também é possível que isso se deva à causalidade reversa, e a biologia pode ser o problema. Se essas crianças têm um metabolismo inadequado em regiões específicas do cérebro, elas podem não conseguir se concentrar. Isso pode fazer com que usem telas como fonte de entretenimento. Se essa explicação estiver correta, então corrigir a questão metabólica será o primeiro passo para resolver o problema.

O conceito de fortalecer regiões do cérebro é óbvia para a maioria de nós por meio de clichês do tipo "a prática leva à perfeição". Isso se aplica a prender um novo idioma, jogar basquete ou aprender a tocar piano. Quando usamos nosso cérebro de formas específicas, os neurônios crescem, se adaptam e formam novas conexões. Se os usarmos, eles crescerão. Se não os usarmos, eles murcharão. Tudo isso se relaciona com o metabolismo e com as mitocôndrias. Eles se adaptam às nossas necessidades.

Estresse

Agora voltamos ao estresse. Já falamos sobre ele ao longo deste livro e já vimos como ele exerce um papel poderoso na saúde mental e metabólica. Revisamos alguns pontos de destaque, vimos novas informações e passamos para os tratamentos.

Lembre-se de que a resposta ao estresse demanda energia e recursos metabólicos. Esses recursos são desviados de outras células do cérebro e do corpo, e estas podem sofrer com isso. Por exemplo, se um jovem tiver estresse crônico, ele terá mais dificuldade de aprender na escola. Isso não necessariamente se deve ao fato de que ele não está se esforçando. A resposta ao estresse está usando energia que, de outra forma, poderia ser usada para funções cerebrais como foco, aprendizado e memória.

O estresse deixa as funções de manutenção celular no modo de espera. Se acontecer durante um período prolongado, isso pode causar problemas de manutenção nas células, em especial nas que não são usadas com muita frequência, o que pode resultar em sintomas de transtornos mentais e metabólicos. As células que já estão metabolicamente comprometidas podem começar a funcionar mal sob estresse, o que pode piorar os sintomas de transtornos mentais e metabólicos.

Na Parte II, falamos sobre como as mitocôndrias exercem um papel na resposta ao estresse. Elas influenciam todos os aspectos da resposta ao estresse, incluindo a produção e regulagem de hormônios e neurotransmissores essenciais, respostas do sistema nervoso, inflamação e mudanças epigenéticas. Quando as mitocôndrias não estão funcionando direito, tudo isso pode ser afetado.

Um estudo de pesquisa relatou uma relação direta entre o estresse do dia a dia e mudanças na função mitocondrial em humanos.[2] Os pesquisadores desenvolveram um teste de saúde mitocondrial que inclui a quantidade e a função das mitocôndrias nos glóbulos brancos e avaliaram se essa métrica estava associada com o estresse diário. Eles estudaram 91 mães, algumas das quais tinham filhos com autismo e outras com crianças neurotípicas, e avaliaram os níveis de humor e estresse diário delas para ver se isso tinha relação com o índice de saúde mitocondrial. Eles descobriram que tinha. Em geral, as mães que tinham níveis altos de estresse e humor mais baixo tinham menos saúde mitocondrial. Obviamente, porém, os níveis de estresse e humor podem mudar todos os dias. Os pesquisadores analisaram especificamente isso. Quando as mães estavam de bom humor, o ISM subia depois, às vezes no mesmo dia. Em outras palavras, a saúde e a função das mitocôndrias nos glóbulos brancos estavam mudando em resposta ao humor e níveis de estresse diário das mães. Essa pesquisa demonstra como o estresse pode causar o comprometimento da função mitocondrial, o que, por sua vez, afeta a saúde geral.

Todos os seres humanos vivenciam eventos estressantes. Na década de 1960, os Drs. Thomas Holmes e Richard Rahe, ambos psiquiatras, estudaram 5 mil pacientes médicos para ver como os eventos de vida estressantes podem contribuir para a doença física. Eles identificaram alguns eventos de vida em comum e os classificaram em quanto eles afetavam a saúde geral. A Lista de Estresse Holmes-Rahe ainda existe e pode nos dar uma ideia de quais eventos de vida são mais estressantes. Alguns dos maiores incluem a morte de um cônjuge ou de um membro querido da família, divórcio, lesão pessoal, ser demitido e até se aposentar. Esses escolhidos incluem algum tipo de perda — perder alguém importante para nós, nossa saúde ou nosso emprego (mesmo que voluntariamente). O que faz com que eles sejam tão estressantes? Existem muitos motivos, e eles podem ser diferentes para estressores diferentes, mas um tema comum é que todos se relacionam com um objetivo de vida.

Objetivo de Vida

Os seres humanos são movidos por um senso de objetivo. Acho que isso faz parte da programação de nosso cérebro, visto que esse construto singular vem sendo altamente associado à saúde metabólica e mental. Quando as pessoas perdem o senso de objetivo, isso parece induzir a uma resposta de estresse crônico e pode resultar em muitos problemas de saúde. Contudo, o objetivo de vida é multifacetado. Ele costuma incluir muitas coisas, não apenas uma. A lista de estresse que acabei de mencionar destaca três possibilidades: relacionamentos, cuidar de nós mesmos e permanecer saudáveis e ter um emprego.

O Dr. Viktor Frankl, um psiquiatra austríaco que foi feito prisioneiro pelos nazistas durante a Segunda Guerra Mundial, merece o crédito por destacar o poderoso papel do significado e do objetivo de vida. Em seu livro, *O Homem em Busca de um Sentido*, ele descreveu suas observações dos outros prisioneiros no campo de concentração. A maioria estava com depressão grave, por motivos óbvios. Entretanto, alguns não. Alguns dos prisioneiros pareciam se apegar à esperança de que poderiam sobreviver e escapar. Frankl argumentou que o denominador comum entre eles era que todos tinham um senso de objetivo de vida: tinham um motivo para lutar e tentar permanecer vivos.[3] Frankl desenvolveu uma psicoterapia, a *logoterapia*, baseada no construto do significado e objetivo de vida. Muitos dos seus princípios ainda estão emaranhados nas psicoterapias convencionais.

O conceito do objetivo de vida continua sendo estudado hoje em dia e vem sendo altamente correlacionado com vários resultados da saúde metabólica e mental. Não é nenhuma surpresa que um baixo senso de objetivo de vida esteja associado com depressão, visto que ela em si pode fazer a pessoa se sentir assim. Talvez seja apenas uma lógica circular. Não obstante, a falta de objetivo também está associada a transtornos metabólicos e até à longevidade, em harmonia com a teoria da energia cerebral. Por exemplo, um estudo com quase 7 mil adultos norte-americanos entre as idades de 51 e 61 anos relatou que aqueles que tinham um senso menor de objetivo de vida tinham uma probabilidade 2,5 vezes maior de morrer prematuramente do que aqueles com um forte senso de objetivo de vida.[4] Eles estavam morrendo de ataque cardíaco, derrame, transtornos respiratórios e problemas gastrointestinais. Esses pesquisadores observaram outros estudos que relataram que um forte senso de objetivo resulta em níveis mais baixos de cortisol e inflamação, o que poderia explicar esses benefícios de saúde. Uma metanálise de 2016 de 10 estudos prospectivos que incluíram mais de 136 mil participantes também relatou que ter um senso mais elevado de objetivo de vida estava associado a uma redução de mortalidade por causas generalizadas e eventos cardiovasculares.[5]

Ao discutir o objetivo da vida, é importante incluir a espiritualidade e as crenças religiosas. Para muitos, elas exercem um papel poderoso em como entendem sua existência. Os pesquisadores estudaram os efeitos das crenças e práticas religiosas na saúde, e estas, em geral, apresentaram muitos efeitos benéficos. Por exemplo, um estudo que investigava adultos com alto risco de depressão relatou que aqueles que diziam que a religião ou a espiritualidade era bastante importante tinham 90% menos probabilidade de desenvolver depressão, em comparação com aqueles que diziam que isso não tinha muita importância.[6] Os pesquisadores realizaram exames de neuroimagem nessas pessoas e encontraram diferenças na grossura de certas regiões do cérebro delas com base no quão importante a religião e a espiritualidade eram para os participantes. Essas diferenças cerebrais poderiam explicar a proteção contra a depressão. O Estudo de Saúde dos Enfermeiros acompanhou quase 90 mil mulheres durante mais de 14 anos e relatou que as que compareciam a cultos religiosos pelo menos uma vez por semana tinham 5 vezes menos chances de cometer suicídio do que aquelas que nunca compareceram a eles.[7] Uma revisão sistemática das crenças e práticas religiosas e dos seus efeitos na saúde indicou uma relação benéfica com várias outras condições de saúde, como índices reduzidos de doenças cardiovasculares e mortalidade por causas generalizadas.[8] Contudo, um desafio com esse tipo de dados é novamente a possibilidade de causalidade reversa — pode ser que as pessoas que já estivessem saudáveis pudessem comparecer a cultos religiosos e se conectar com as pessoas ali, mas aquelas que já tinham depressão ou estavam metabolicamente comprometidas não pudessem. Apesar dessa possibilidade, veremos em breve alguns dados que sugerem que algumas práticas religiosas, como meditação e orações ritualísticas, podem ajudar diretamente a melhorar o metabolismo e a saúde mitocondrial, de modo que elas, de fato, exercem um papel causal em melhores condições de saúde.

No caso daqueles que não acreditam em Deus, não quero dizer que você precisa começar a fazer isso para melhor sua saúde. Estou compartilhando essas informações porque elas se relacionam com o objetivo de vida e descobriu-se que influenciam a saúde metabólica e mental. Existem outras formar de encontrar um objetivo que exerce um papel tão poderoso quanto.

Lidar com o Amor, com as Adversidades e com o Objetivo com Tratamento

Tudo isso pode exercer um papel no tratamento. Primeiro, é importante destacar um princípio geral para a saúde humana — as pessoas precisam desenvolver e manter uma vida plena, a qual inclui o seguinte: *relacionamentos* achegados, *papéis* significativos por meio dos quais elas contribuem para a sociedade de alguma forma, adoção de *responsabilidades* e obrigações (não apenas em relação às pessoas de nossa vida, mas à sociedade como um todo, como não infringir as leis) e ter *recursos* adequados (dinheiro, alimento, abrigo etc.).

Muitos fatores sociais podem interferir na habilidade das pessoas de conquistar tudo isso, incluindo a guerra, o trauma, a pobreza, a desnutrição, a negligência, o racismo, a homofobia, a misoginia, todas as EAIs e muitos outros. Precisamos nos esforçar para lidar com esses problemas sociais, pois os transtornos mentais continuarão a existir enquanto esses problemas também continuarem existindo. Contudo, as pessoas que foram afetadas por esses obstáculos e atrocidades ainda podem se recuperar. Elas podem usar abordagens baseadas na ciência para entender e lidar com o impacto dessas vivências em seu metabolismo e em suas mitocôndrias. Espero que este livro e a teoria da energia cerebral sejam de ajuda pelo menos para algumas delas.

Psicoterapia
Lidar com a miríade de fatores psicológicos e sociais que podem afetar o metabolismo é uma parte importante do tratamento. Em geral, amigos, a família, colegas de trabalho, professores, mentores ou as pessoas da comunidade podem ajudar. Contudo, alguns precisarão de ajuda profissional na forma de psicoterapia.

Existem diversos livros e artigos acadêmicos sobre como a psicoterapia pode melhorar a saúde mental. Não vou nem sequer tentar revisar todas as pesquisas. Em vez disso, compartilharei apenas alguns dos benefícios e alguns dos possíveis motivos do porquê de ela funcionar:

- A psicoterapia pode ajudar as pessoas a *resolverem conflitos* com outras e com seus papéis de vida. Quando elas não conseguem fazer isso por conta própria, isso aumenta o estresse delas, o que impõe um fardo sobre o metabolismo.
- A psicoterapia pode oferecer *habilidades e estratégias* específicas para reduzir o estresse e lidar com sintomas, o que pode melhorar bastante o metabolismo.
- A psicoterapia pode ajudar as pessoas a *mudar de comportamento*. Os terapeutas de comportamento cognitivo já sabem há muito tempo que mudar o comportamento pode às vezes resultar em mudanças de pensamentos e sentimentos. Os clínicos que tratam transtornos alimentares ou transtornos por uso de substâncias costumam se concentrar na mudança de comportamento. Lidar com o comportamento para melhorar o sono pode gerar benefícios. Como já discutimos, todos esses comportamentos exercem um papel direto no metabolismo e na função mitocondrial.
- A psicoterapia pode ajudar as pessoas a *entender quem são e o que querem da vida*. Isso pode ajudar algumas pessoas a desenvolver um senso de significado e objetivo, o que afeta os transtornos mentais e metabólicos.
- A psicoterapia pode fornecer um *novo aprendizado* para superar crenças, comportamentos e respostas de má adaptação. Por exemplo, quando as pessoas estão traumatizadas, elas podem às vezes supergeneralizar o perigo das coisas de que se lembram dessa experiência. Alguém que associa certa música, roupa ou perfume a seu abusador pode reviver o trauma com base nessas experiências do dia a dia. Se o abusador não é mais uma ameaça, isso não é adaptativo nem útil, embora possa ser compreensível. Um tipo de terapia, a exposição prolongada, pode diminuir a resposta ao estresse a esses gatilhos, o que pode melhorar a saúde metabólica.

- A psicoterapia pode *"exercitar"* circuitos cerebrais subutilizados. Lembra-se do "use ou perca"? Se uma região cerebral estiver subdesenvolvida, alguns tipos de psicoterapia podem ajudar. Os tratamentos que se concentram em empatia, relacionamentos, habilidades sociais ou melhorar as habilidades cognitivas podem fortalecer os circuitos cerebrais que foram subdesenvolvidos. Isso supõe que essas regiões cerebrais são metabolicamente saudáveis o suficiente para aprender e armazenar novas informações. Em alguns casos, podem não ser. Nessas situações, talvez seja necessário realizar uma intervenção metabólica diferente primeiro. Todavia, uma vez que a saúde cerebral é restaurada, ainda será necessário "exercitar" e restaurar a saúde dessas regiões cerebrais.

- A psicoterapia pode simplesmente oferecer uma *relação com um ser humano compassivo e prestativo*. Já sabemos há muito tempo que a "aliança terapêutica", ou um bom relacionamento entre o terapeuta e o cliente, exerce um papel nos resultados terapêuticos. Voltamos a uma das realidades da existência humana: precisamos de outras pessoas. Precisamos de relacionamentos nos quais possamos nos expressar e ser nós mesmos. Sem eles, a saúde metabólica pode ficar comprometida devido à resposta crônica ao estresse. No caso daqueles que não têm relacionamentos significativos, a psicoterapia pode fornecer um. Obviamente, um objetivo seria ajudá-los a desenvolver relacionamentos sustentáveis fora da terapia. Contudo, isso pode demorar. No caso de algumas pessoas, os sintomas de sua disfunção cerebral podem fazer com que conquistar isso seja difícil.

Terapia Psicodélica

Um tratamento emergente relacionado com tudo isso é o uso de drogas psicodélicas na psiquiatria. Alucinógenos, como a psilocibina ou "cogumelos mágicos", estão recebendo cada vez mais atenção como um possível tratamento para depressão, TEPT e outras condições, com pequenos testes pilotos apresentando benefícios. Um grupo de pesquisa investigou como e por que eles funcionam. Eles observaram que *"os psicodélicos podem induzir com confiança e robustez experiências intensas, profundas e pessoalmente significativas que já foram chamadas de 'místicas', 'espirituais',* 'religiosas', 'existenciais', 'transformadoras', 'fundamentais' ou 'máximas'".[9] Eles entrevistaram 866 usuários de psicodélicos ao longo do tempo e relataram alterações nas crenças metafísicas que costumavam durar mais de 6 meses. Essas crenças metafísicas persistentes foram correlacionadas com condições melhoradas de saúde mental. Essa linha de pesquisa sugere que os psicodélicos poderiam funcionar por conectar as pessoas com a espiritualidade ou Deus ou por lhes oferecer um senso de significado e objetivo. Devo destacar que usá-los sozinho não é recomendado. Os testes de pesquisa estão combinando o uso de psicodélicos com sessões de terapia guiada para maximizar os benefícios. Usá-los por conta própria poderia resultar em uma "experiência ruim" ou até desencadear um episódio maníaco ou psicótico.

Redução do Estresse
Reduzir o estresse é uma parte importante do tratamento. Além de todos os modo pelos quais a psicoterapia e conversar com outras pessoas podem ajudar a reduzir o estresse, existem duas maneiras de as pessoas fazerem isso por conta própria: (1) reduzir ou eliminar os fatores ambientais de estresse ou (2) tentar reduzir sua resposta ao estresse quando for seguro fazer isso.

A forma mais fácil de administrar o estresse é reduzindo ou eliminando estressores quando possível. No caso de alguns, esse é um alvo realístico. Um trabalho muito exigente ou um ambiente escolar esmagadoramente estressante pode ser administrado. O funcionário pode encontrar outro emprego e o aluno e os pais podem reduzir a carga do curso, procurar acomodações acadêmicas para uma deficiência ou mudar de escola para encontrar uma que se enquadre melhor. Criar uma vida que seja administrável, agradável e recompensadora é algo que todos nós deveríamos tentar fazer.

Quando os eventos estressantes da vida acontecerem, as pessoas *vivenciarão* uma resposta ao estresse. Isso é normal e esperado. Mas quando a situação ameaçadora deixar de representar um perigo, reduzir a resposta ao estresse pode exercer efeitos poderosos e benéficos.

As práticas de redução do estresse vêm sendo usadas por milênios. Algumas delas não são encaradas como "técnicas de redução de estresse", mas como práticas religiosas duradouras, como meditação, oração e cantos. Algumas práticas adicionais incluem ioga, pilates, tai chi, qigong, mindfulness e técnicas de respiração. Muitas dessas intervenções vêm se mostrando capazes de melhorar a saúde mental e metabólica. Não farei uma revisão de todas as intervenções e condições de saúde, visto que existem muitas. No entanto, compartilharei alguns estudos que relacionam esses benefícios diretamente ao metabolismo e às mitocôndrias.

Os pesquisadores da Harvard Medical School já sabem há muito tempo que a resposta de relaxamento pode exercer um papel poderoso na saúde mental e metabólica. A resposta de relaxamento, ou RR, é um termo que eles usam para descrever qualquer uma das técnicas de redução do estresse já mencionadas, como a meditação. Estudos relataram melhoria na hipertensão, ansiedade, insônia, diabetes, artrite reumatoide e no próprio envelhecimento. Eles se comprometeram a entender como essa intervenção funciona. Recrutaram dezenove praticantes saudáveis de longa data da prática diária de RR, dezenove controles saudáveis e vinte pessoas que haviam recentemente concluído oito semanas de treinamento de RR. Colheram amostras de sangue de todos eles e analisaram diferentes expressões genéticas. No caso daqueles que estavam praticando a RR, eles encontraram diferenças significativas nos genes relacionados com "*o metabolismo celular, a fosforilação oxidativa, a geração de espécies reativas de oxigênio e da resposta ao estresse oxidativo*". Como você já deve saber, todos eles estão diretamente relacionados com as mitocôndrias.[10]

Em um estudo de acompanhamento, os pesquisadores recrutaram 26 pessoas que estavam praticando técnicas de RR regularmente de 4 a 20 anos e outro grupo de 26 pessoas que nunca haviam praticado a RR, mas que estavam dispostas a concluir oito semanas de treinamento.[11] Então todos os participantes foram convidados a ouvir uma gravação de 20 minutos de RR e, em uma sessão diferente, uma gravação de 20 minutos de educação de saúde. Amostras de sangue foram colhidas antes, imediatamente depois e 15 minutos depois de ouvirem a cada gravação e analisadas quanto à expressão genética. Os pesquisadores relataram que "*a prática de RR aumentou a expressão de genes associados ao metabolismo energético, à função mitocondrial, a secreção de insulina e à manutenção de telômeros e reduziu a expressão de genes relacionados à resposta inflamatória e a vias relacionadas ao estresse*". Uma proteína mitocondrial específica (a ATP sintase mitocondrial) e a insulina foram as duas moléculas que foram mais bem reguladas. Esses pesquisadores concluíram: "*Nossos resultados da primeira vez indicaram que a elicitação da RR, em especial depois da prática de longa data, podem evocar seus benefícios de saúde posteriores aprimorando a produção e uso de energia mitocondrial, promovendo a resiliência mitocondrial...*" Como deve saber, é justamente isso o que estamos tentando fazer para melhorar a saúde mental e metabólica!

Programas de Reabilitação

Muitas pessoas com transtornos mentais crônicos não têm as habilidades necessárias para sobreviver e prosperar na sociedade por conta própria. Algumas não sabem como fazer amigos. Outras não sabem como gerir uma programação diária. Ainda outras não sabem como conservar um emprego. Muitas sentem que não têm um objetivo na vida.

O sintoma delas as impede de fazer essas coisas. Mesmo se tivessem aprendido a fazer isso antes de sua doença, talvez estejam sem prática hoje em dia. No caso daquelas que desenvolveram sua doença enquanto eram jovens, elas talvez nem sequer tenham aprendido essas habilidades para início de conversa.

Restaurar a saúde metabólica do cérebro delas não as ensinará automaticamente tudo o que precisam saber. Elas precisam de treinamento e prática. É como a reabilitação depois de uma lesão de esportes. Primeiro, precisamos restaurar a função dos músculos, ossos, ligamentos ou tendões, mas depois a pessoa também precisa praticar e ganhar força novamente. Sem essa prática, suas habilidades não serão restauradas.

Hoje em dia, existem programas de reabilitação que oferecem educação, treinamento para empregos e habilidades básicas da vida a pessoas com transtornos mentais crônicos. Infelizmente, a pesquisa atual sugere que eles não são muito eficazes. Isso provavelmente acontece porque a função cerebral delas não foi restaurada primeiro. Se as pessoas estiverem tentando realizar tarefas quando o cérebro delas não está funcionando direito, elas estarão fadadas ao fracasso. É como um atleta tentar correr uma maratona com um ligamento rompido. Não obstante, se conseguirmos restaurar a função cerebral apropriada, a reabilitação terá boas chances de funcionar. O objetivo é ajudar as pessoas a viverem uma vida produtiva como membros da sociedade. Muitas delas foram maltratadas por anos e se sentem desesperançosas no que se refere a esse objetivo. Essa desesperança também precisa ser abordada.

Em tudo isso, a compaixão de outros seres humanos se faz necessária. Programas de trabalho e a readmissão na sociedade se fazem necessários. Essas pessoas precisam encontrar motivos para viver. Precisam se sentir úteis. Precisam se sentir respeitadas. Tudo isso exige o envolvimento de outras pessoas.

Em Resumo

- Nosso ambiente e nossas experiências exercem um papel vital na nossa saúde metabólica e mental.
- Relações afetivas próximas são importantes para a saúde humana.
- Todo o mundo deveria ter pelo menos um papel na sociedade que lhes permitisse contribuir e fazer com que se sentissem valorizados. Isso pode se dar por serem alunos, funcionários, cuidadores, voluntários, mentores ou algum outro papel. Pode ser tão simples quanto ter tarefas domésticas.
- A psicoterapia pode exercer um papel importante em seu tratamento metabólico.
- Os psicoterapeutas podem acrescentar muitas novas ferramentas ao seu arsenal usando a teoria da energia cerebral. Eles podem ajudar as pessoas a implementar planos de tratamento metabólico, os quais podem incluir dietas, exercícios, exposição à luz e todas as outras possibilidades mencionadas neste livro.
- Pessoas com transtornos mentais crônicos podem precisar de bastante atualização para restaurarem sua saúde cerebral. A plena recuperação delas exigirá reabilitação, treinamento para trabalhos e outros programas.
- A sociedade precisa trabalhar em conjunto para garantir que todos tenham relacionamentos, papéis, recursos e responsabilidades adequados. Os seres humanos não foram criados com habilidades iguais, mas isso não significa que eles não possam contribuir, se sentir seguros e viver uma vida significativa. A compaixão e a bondade são essenciais para esse processo.

História de Sucesso: Sarah — Exercícios e Encontrando Seu Objetivo

Sarah tinha 17 anos quando a conheci. Ela havia sido diagnosticada com TDAH, tinha dificuldade de aprendizagem na oitava série, sofria de ansiedade e insônia desde quando podia se lembrar e havia começado a ter ataques de pânico aos 14 anos. Também estava com depressão e baixa autoestima. Estava enfrentando dificuldades na escola, apesar de tomar remédios para seu TDAH, e tinha poucos amigos. Tinha um forte histórico familiar de transtornos mentais, com sua mãe, seu irmão, sua irmã, avó, dois tios e uma tia, todos diagnosticados com depressão, transtornos de ansiedade e/ou transtorno bipolar. Isso não era um bom sinal para o seu resultado em longo prazo. Ela já havia experimentado oito remédios diferentes, os quais ajudaram com sua habilidade de se concentrar, mas também vieram com efeitos colaterais e sintomas contínuos. Às vezes ela se sentia tão deprimida que ficava na cama o dia todo. Além de seus sintomas mentais, ela tinha enxaqueca e dores de estômago frequentes.

Ela entrou para a faculdade e fez o que pôde, mas tinha dificuldades. A família dela queria que ela terminasse a faculdade, e isso a estressava ainda mais. Ela sentia que não poderia viver à altura das expectativas das pessoas. Experimentou mais antidepressivos, mas eles não foram de ajuda.

As coisas mudaram quando ela decidiu fazer aulas de pilates. Ela amou! Começou a se exercitar regularmente e percebeu que muitos de seus sintomas de humor e ansiedade estavam melhorando. À idade de 23 anos, ela conseguiu um emprego como instrutura no estúdio — agora ela estava se exercitando quase todos os dias, por horas. Foi isso que mudou as coisas para ela. Ela veio para uma consulta dois meses depois de conseguir esse trabalho, dizendo: *"Me sinto ótima! Nunca me senti tão bem em toda a minha vida."* Além dos exercícios, ela ficou fascinada pelo fato de poder ajudar outros a melhorar a saúde, fez novos amigos e agora tem um namorado. Apesar das expectativas de seus pais, ela largou a faculdade e se concentrou nos exercícios como carreira. Isso já faz quase dez anos, e Sarah continua bem até hoje. Ela ainda toma remédios estimulantes para seus sintomas de TDAH, mas conseguiu parar de tomar todos os outros. Depois de cortá-los, ela disse que acabou se sentindo melhor.

A história de Sarah destaca o poder dos exercícios como um tratamento metabólico, mas também dos aspectos psicológicos e sociais de encontrar significado e um objetivo de vida, das práticas de redução do estresse, de ter uma rede de apoio social e de não permitir que as expectativas de outros nos dominem. Todos nós somos diferentes e queremos — e precisamos — de coisas diferentes. Sarah encontrou seu próprio caminho para a saúde metabólica e mental.

Capítulo 19

Por que os Tratamentos Atuais Funcionam?

O que conversar, elementos químicos, eletricidade, campos magnéticos e cirurgia cerebral têm em comum? Eles são tratamentos baseados em evidências para transtornos mentais! Assim, por que eles funcionam? Porque afetam o metabolismo e as mitocôndrias.

Já falamos sobre remédios e psicoterapia nos capítulos anteriores. Agora eu gostaria de explicar brevemente como encaro esses outros tratamentos no contexto da teoria da energia cerebral. Se essa teoria for verdade, deve haver explicações plausíveis sobre o porquê de esses tratamentos funcionarem, pelo menos em algumas pessoas.

ECT e EMT

A eletroconvulsoterapia (ECT) e a estimulação magnética transcraniana (EMT) são intervenções eficazes para vários transtornos mentais. No caso de algumas condições, como depressão grave ou catatonia, a ECT é considerada o padrão ouro e o tratamento mais eficaz que temos à nossa disposição. Por que elas funcionam? O campo não oferece atualmente uma explicação abrangente. Acredita-se que as mudanças nos níveis de neurotransmissores e hormônios exerçam um papel, bem como o aumento da neuroplasticidade. A teoria da energia cerebral oferece uma explicação abrangente.

A eletricidade da ECT e a energia eletromagnética da EMT enviam energia diretamente para o cérebro. Provavelmente, não existe um exemplo melhor de um tratamento relacionado à "energia cerebral". Essa energia estimula as mitocôndrias, que, por sua vez, estimulam a biogênese mitocondrial. Quando nos esforçamos nos exercícios, o corpo entende que precisa de mais capacidade, então ele produz mais mitocôndrias para suprir essa capacidade. A ECT e a EMT parecem fazer o mesmo. Elas conseguem melhorar o desequilíbrio de neurotransmissores e hormônios, além de aumentar a neuroplasticidade. Essas descobertas podem ser entendidas por meio das mitocôndrias.

Os efeitos diretos da ECT nas mitocôndrias ainda não foram amplamente estudados. Não obstante, um grupo de pesquisadores relatou aumentos da atividade mitocondrial do hipocampo, do corpo estriado e do córtex de ratos após a realização da ECT.[1] Outro grupo relatou um aumento da biogênese mitocondrial e uma melhora na formação de sinapses no hipocampo depois de apenas um tratamento de ECT.[2] Eles também relataram que uma série de dez tratamentos resultou em melhorias duradouras na quantidade de mitocôndrias e formação de sinapses três meses depois.

A EMT melhora o estresse oxidativo, reduz a inflamação, aumenta a neuroplasticidade e afeta os níveis de neurotransmissores.[3] Como você sabe, todos eles se relacionam com a função mitocondrial. Contudo, as evidências dos efeitos diretos da EMT nas mitocôndrias também são escassas. Um estudo relatou um aumento nos níveis de ATP em um modelo de derrame com ratos.[4] Outro estudo demonstrou um aumento da integridade mitocondrial depois do tratamento com EMT, também em um modelo de derrame com ratos.[5]

É interessante que a psiquiatria não é o único campo que usa a eletricidade para corrigir problemas metabólicos. A cardiologia costuma usar a cardioversão (ou aplicar choques no coração) em casos de insuficiência metabólica do coração. Às vezes ele só precisa de carga.

Cirurgia Cerebral e Estimuladores Elétricos

Às vezes a cirurgia cerebral é empregada como último recurso no caso de pessoas com transtornos mentais crônicos e debilitantes. E às vezes ela ajuda. Por quê?

Isso é algo bem direto. Se uma área do cérebro estiver superativa devido a células cerebrais hiperexcitáveis, removê-las do cérebro pode diminuir os sintomas. Isso costuma ser feito para tratar a epilepsia. O mesmo vale para regiões cerebrais hiperexcitáveis que causam sintomas mentais.

Em outros casos, eletrodos são implantados em algumas cirurgias cerebrais para estimular as células. Isso também é algo bem direto. É uma forma de estimular regiões cerebrais subativas. Ela é usada na cardiologia quando marca-passos são implantados para lidar com a função reduzida das células marca-passo do coração. Isso funciona praticamente da mesma forma no caso de regiões cerebrais subativas. Paradoxalmente, estimuladores de ritmo acelerado podem às vezes *inibir* regiões cerebrais superativas.

Estimuladores elétricos também vêm sendo aplicados ao nervo vago. Isso é chamado de estimulação do nervo vago ou ENV. Ela vem se mostrando útil em casos de epilepsia ou depressão e está sendo estudada para TEPT, doença de Alzheimer, esquizofrenia, TOC, transtorno do pânico, transtorno bipolar e fibromialgia.[6] Novamente, um tratamento para muitas condições aparentemente não relacionadas. *A teoria da energia cerebral conecta todas elas.*

Em Resumo

No caso de condições graves e resistentes a tratamento ou em casos de emergências nas quais a vida da pessoa corre perigo, a ECT, a EMT, a ENV e/ou a cirurgia cerebral podem exercer um papel no tratamento. Contudo, a teoria da energia cerebral oferece várias outras opções de tratamento antes de essas talvez se tornarem necessárias.

Capítulo 20

Juntando Tudo

DESENVOLVENDO SEU PLANO DE TRATAMENTO METABÓLICO

Quando uma flor não floresce, ajustamos o ambiente em que ela cresce, não a flor.
—Alexander den Heijer

A citação anterior é uma poderosa metáfora de como lidar com problemas envolvendo o metabolismo e as mitocôndrias. Na maioria dos casos, não é a pessoa que é "defeituosa", e sim o ambiente. "Consertar" um transtorno mental exige identificar os problemas e lidar com eles. Nesse caso, o "ambiente" é muito maior. Ele inclui todos os fatores que afetam o metabolismo e as mitocôndrias, como dieta, exercícios, estresse, luz, sono, hormônios, inflamação, relacionamentos, amor e o significado e objetivo da vida, para citar apenas alguns. Sim, algumas pessoas talvez tenham herdado fatores epigenéticos, como microRNAs, e eles podem ser uma causa contribuinte para o transtorno mental delas, mas eles também podem ser mudados. O metabolismo é maleável, e existem muitas maneiras de melhorá-lo.

Você deve se lembrar de que comparei todos os transtornos mentais com o delírio. Cada caso de delírio é diferente, embora os sintomas possam ser similares e o diagnóstico possa ser o mesmo. Resolver o problema do delírio exige um trabalho médico investigativo para entender o que o está causando. Muitas vezes, é mais de uma coisa — uma tempestade perfeita na qual diversos ataques às mitocôndrias estão ocorrendo ao mesmo tempo. Todos eles precisam ser identificados e abordados. Isso também se aplica a todos os casos de transtornos mentais.

A teoria da energia cerebral dá suporte aos tratamentos já existentes para os transtornos mentais. Eles continuarão a exercer um papel importante. Contudo, ela também pede por mudanças radicais. Para lidar com problemas do metabolismo, abordagens abrangentes costumam ser necessárias. Às vezes, identificar um problema simples e realizar um único tratamento pode funcionar. Deficiências de vitaminas e hormônios são exemplos disso, e, às vezes, simplesmente tomar um antidepressivo pode ser a solução. Infelizmente, porém, as soluções simples não costumam ser a resposta.

Isso vai de encontro com a mensagem generalizada que ouvimos todos os dias. Todo mundo deseja soluções simples. Vemos sempre na televisão que podemos corrigir nossos problemas com um comprimido. Precisamos apenas conversar com nosso médico e obter novas receitas. Se um comprimido não der conta do recado, vá em frente, tome mais. Ouvimos as mesmas mensagens de gurus de dietas e especialistas da saúde. Não coma gordura para perder peso. Tome essa vitamina ou suplemento para consertar as coisas.

Essas mensagens são obviamente atraentes. Tudo o que precisamos fazer é tomar um comprimido ou realizar uma intervenção simples para corrigir nossos problemas. Isso é muito mais atraente do que realizar o complicado trabalho de descobrir o que realmente está errado e corrigir o problema ou problemas, o que pode incluir realizar mudanças em nosso estilo de vida. Na verdade, as correções mais simples não costumam funcionar, pelo menos não total ou permanentemente. Os índices cada vez mais altos de transtornos mentais e metabólicos são uma prova clara do fracasso dessa abordagem. O campo da medicina está reconhecendo isso cada vez mais com seus esforços para adotar a *medicina personalizada,* que reconhece que existem muitas vias para a doença e que as soluções generalizadas não costumam funcionar. As pessoas precisam de planos de tratamento únicos, feitos para sua situação e suas exigências individuais.

Consulte um Médico

Ao tratar de transtornos mentais graves, é de vital importância que você consulte um médico competente. Transtornos mentais graves podem ser perigosos, e as pessoas não deveriam esperar tratá-los sem ajuda. Os sintomas "graves" incluem coisas como alucinações, desvarios, pensamentos ou comportamentos suicidas, automutilação, agressão, uso fora de controle de substâncias, transtornos alimentares graves e outros comportamentos perigosos. Esses não são projetos do tipo "faça você mesmo", que podem ser abordados por conta própria em casa. Você merece um cuidado médico competente e compassivo. Assim, por favor, procure ajuda para desenvolver e implementar seu plano de tratamento metabólico. É importante que você conte com o apoio e a perícia de um profissional para voltar a uma situação saudável e segura o mais rápido possível.

Caso tenha um transtorno crônico, mesmo que seja leve ou moderado, você também precisa consultar um médico. Uma avaliação médica detalhada poderá revelar que fatores estão exercendo um papel na sua doença.

Por Onde Começar

Todas as causas contribuintes e intervenções que discutimos estão inter-relacionadas e afetam umas às outras. Se houver algo de errado com um fator, o mesmo se dará com os outros. Por exemplo, se houver algo de errado com seu sono, o mesmo poderá acontecer com seu comportamento alimentar e uso de substâncias. Até algo como o microbioma intestinal pode ser afetado pelo sono, pela exposição à luz e pelo estresse. Assim, se houver algo de errado com seu microbioma, realizar mudanças nessas outras causas contribuintes poderia corrigir o problema. Por outro lado, realizar mudanças no seu microbioma poderia melhorar seu sono ou seus níveis de estresse. Encare tudo isso como que fazendo parte de um ou mais ciclos de retroalimentação. Assim, *todos* os tratamentos descritos neste livro são possíveis tratamentos para você, mesmo que não reconheça que tem um problema nessas áreas. Lidar com os sintomas mentais poderia exigir mudanças em seu sono, sua dieta ou exposição à luz.

Em alguns casos, não será óbvio o que está causando sua disfunção metabólica. Mas não se preocupe. As abordagens de tratamento ainda podem funcionar. O objetivo do tratamento será usar intervenções que são conhecidas por melhorar a função mitocondrial e/ou aumentar o suprimento de mitocôndrias. Na maioria dos casos, se nossas células tiverem mitocôndrias suficientes e saudáveis, elas funcionarão corretamente. As mitocôndrias sabem o que fazer. Elas costumam corrigir o problema sozinhas.

Alguns de vocês talvez se sintam atordoados com todas as opções de tratamento. Ao tentar melhorar sua saúde metabólica, reconheça que o sucesso exige uma *abordagem multifacetada que exigirá tempo*. Mas isso quer dizer que você não precisa fazer tudo de uma vez — nem deveria. Comece com um tratamento, experimente-o durante algumas semanas ou meses, e então acrescente outros tratamentos conforme a necessidade. Muitas vezes, ao passo que seu metabolismo começa a melhorar, ele lhe dará mais energia e motivação. Isso tornará mais fácil fazer outras mudanças. Quando as pessoas começam a se sentir melhor, elas costumam se surpreender com quanto mais conseguem realizar. Quando completam seus "planos metabólicos", não conseguem nem se reconhecer. Além de conseguirem reduzir seus sintomas de transtorno mental, perder peso ou ter mais resistência para fazer exercícios, costumam perceber redução de estresse, mais autoconfiança, mais conexões com as pessoas, habilidades recém-descobertas e outras melhorias de vida.

Na maioria dos casos, *você* pode decidir com qual intervenção deseja começar. Ao escolher uma, certifique-se de que ela seja um objetivo específico, mensurável, atingível, realístico e oportuno. Quando tiver dominado uma intervenção, acrescente outra. Continue fazendo isso até atingir os resultados desejados.

Em alguns casos, porém, uma intervenção talvez precise ser priorizada em relação às outras, visto que ela poderia exercer efeitos catastróficos sobre seu metabolismo. Dois exemplos óbvios são o uso de substâncias pesadas ou viver em um ambiente abusivo. No caso daqueles que fazem uso pesado de álcool e drogas, as outras intervenções provavelmente serão inúteis até que se pare de usar essas substâncias. Então cuide disso primeiro. No caso de pessoas que estão em um relacionamento abusivo, o primeiro passo seria se concentrar em fazer um plano para sair desse ambiente, por mais difícil e perigoso que isso talvez seja. Pessoas nessa situação provavelmente terão um enorme apoio da família, de amigos ou de um programa de violência doméstica. Tentar realizar outras intervenções metabólicas sem realizar esse passo primeiro provavelmente será inútil para lidar com seus problemas mentais e metabólicos. Todas as intervenções que discutimos têm o potencial de mudar seu metabolismo. Como princípio, as intervenções metabólicas podem exercer quatro tipos de efeitos no seu corpo e cérebro:

1. **Iniciação** — Quando fizer uma mudança pela primeira vez, isso pode mudar drasticamente seu metabolismo. Isso pode ser útil às

vezes. Em outros casos, porém, pode deixar as coisas piores, pelo menos de início.
2. **Adaptação** — Quando fizer uma mudança metabólica, seu corpo trabalhará para se adaptar. Essas adaptações costumam ser projetadas para neutralizar os efeitos da intervenção metabólica. Elas não costumam eliminar os efeitos da intervenção, mas os diminuirão, em comparação com a fase inicial.
3. **Manutenção** — Em certo ponto, seu metabolismo se adaptará totalmente à intervenção, e você sentirá que seu corpo e cérebro estão mais estáveis. Você sempre poderá aumentar a dose ou intensidade da intervenção, o que o fará voltar novamente às fases da iniciação e adaptação.
4. **Abstinência** — Se as intervenções metabólicas são reduzidas ou interrompidas bruscamente, costuma haver uma reação de abstinência. A repercussão no metabolismo costuma ser bem alta ou baixa nesses casos, o que pode gerar sintomas de abstinência.

Todas essas situações podem acontecer com todos os tratamentos mencionados, incluindo remédios, terapia de luz, mudanças na dieta, mudanças no microbioma intestinal, o uso de suplementos e até intervenções psicológicas e sociais.

Lembre-se de que você está procurando por intervenções que melhorarão sua saúde metabólica em longo prazo. Assim, mesmo que uma intervenção deixe as coisas piores de início, como sentir irritabilidade ao começar uma nova dieta, se a fase de manutenção resultará em uma saúde metabólica melhorada, vale a pena continuar. Obviamente, isso deve ser feito de uma forma que seja segura e tolerável, mas o objetivo é chegar até a fase da manutenção. Da mesma forma, outras coisas, como uso pesado de álcool, podem fazer as coisas parecerem melhor em curto prazo (a fase da iniciação), mas podem comprometer o metabolismo em longo prazo (a fase da manutenção). Parar de usá-lo (a fase da abstinência) pode ser especialmente difícil e perigoso no caso daqueles que bebem muito. É importante ter isso em mente, visto que os tratamentos devem ser iniciados e encerrados de forma segura.

Programas de Tratamento para Pacientes Internados e Residenciais

No caso de algumas pessoas com transtornos mentais graves, talvez seja impossível elaborar um plano de tratamento abrangente que possa ser realizado por conta própria. Por definição, sua função cerebral está comprometida. Elas talvez não consigam manter o passo, aprender novas informações com facilidade, apegar-se a uma dieta ou encaixar todas as mudanças em uma programação diária. Isso não significa que não consigam fazer nem que não se beneficiarão disso, mas que precisam de ajuda. No caso de outras pessoas, os sintomas mentais delas podem às vezes ser uma ameaça à segurança delas e de outros, e tentar realizar os tratamentos fora de uma clínica talvez seja perigoso. No caso de todas essas pessoas, precisamos desenvolver programas de tratamento para pacientes internados e residenciais. Esses programas podem personalizar os planos de tratamento para as necessidades específicas das pessoas. Eles podem dar suporte não apenas por meio dos profissionais que trabalham no programa, mas também mediante o suporte de outros participantes. Esses serão ambientes onde todos trabalharão para melhorar sua saúde mental e metabólica juntos.

Elaborando Seu Plano de Tratamento

- Se tiver sintomas graves, perigosos ou crônicos, você deve consultar um médico.
- Identifique as causas contribuintes que estão resultando em comprometimento metabólico grave ou ameaçando sua segurança (por exemplo, tentativas de suicídio, uso grave de substâncias, viver em um ambiente fisicamente abusivo, um transtorno alimentar fora de controle, falta grave de sono etc.). Se tiver algum desses, você precisará lidar com eles primeiro.
- Escolha um ou mais dos tratamentos descritos neste livro que acredite que lhe serão de ajuda.
- Implemente o tratamento e dê um prazo de pelo menos três meses até que ele comece a dar resultados.

- Se o tratamento melhorar algum de seus sintomas, nem que seja só um pouquinho, apegue-se a ele.
- Se um tratamento não o ajudar em nada depois de três meses, sinta-se à vontade para abandoná-lo.
- Se um tratamento ajudar, mas não resolver todos seus sintomas, acrescente outro tratamento. Nesse caso, você desenvolverá seu plano de tratamento multifacetado.
- Continue acrescentando ou experimentando tratamentos até atingir o resultado desejado.

Seus objetivos podem mudar com o passar do tempo. De início, talvez você só deseje se livrar de um sintoma. E tudo bem. Ao passo que a vida continua, talvez você decida melhorar em outras áreas também. A vida é uma jornada. Todos nós temos pontos fortes, mas também temos áreas de fraquezas e vulnerabilidade. Ninguém é perfeito. Espero que você consiga aproveitar a vida ao máximo e tentar melhorar sua saúde o quanto puder. Mas também espero que atinja um ponto de gratidão pela saúde e força que tem e que as aproveite.

História de Sucesso: Beth — Tomando Remédios em Excesso e Ainda Doente

Beth começou seu tratamento psiquiátrico aos 9 anos, depois de ter sido diagnosticada com TDAH. Ela começou a tomar estimulantes e foi bem na escola, geralmente tirando notas 10 e 9. No entanto, ela ainda era impulsiva e costumava interromper as pessoas. Como resultado disso, ela não tinha muitos amigos, costumava ser criticada ou rejeitada por outros e tinha problemas de baixa autoestima. No ensino médio, as coisas pioraram bastante. Ela desenvolveu depressão crônica, frequentemente queria se suicidar e começou a se cortar com facas ou navalhas. Experimentou usar antidepressivos, mais estimulantes, estabilizadores de humor, remédios para ansiedade e até antipsicóticos, mas seus sintomas só pioravam. Quando estava na faculdade, ela foi internada diversas vezes.

Beth estava com 21 anos quando a conheci. Ela foi diagnosticada com depressão crônica, transtorno do pânico, transtorno da personalidade borderline, transtorno disfórico pré-menstrual e TDAH. Estava tomando cinco remédios, os quais obviamente não estavam ajudando. Na verdade, ela vivia letárgica e fora de si. Como resultado disso, envolveu-se em alguns acidentes de carro. Ela voltou para casa durante suas férias de verão da faculdade para mais tratamentos psiquiátricos intensivos. De início, receitei-lhe ainda mais antipsicóticos e remédios estabilizadores de humor, os quais costumavam lhe causar mais efeitos colaterais ou simplesmente não funcionavam. Ao mesmo tempo, começamos a terapia comportamental dialética (TCD), que é um tipo de psicoterapia focada nas habilidades que podem ajudar as pessoas a lidar melhor com suas emoções, impulsos suicidas e automutilação.

Beth e eu acreditávamos que os remédios não a ajudavam e, na verdade, haviam contribuído para seus problemas, de modo que concordamos em reduzir a dosagem deles aos poucos. Isso foi extremamente difícil e perigoso. Quase sempre que reduzíamos um remédio, nem que fosse apenas um pouquinho, os sintomas dela aumentavam — depressão, impulsos suicidas ou o desejo de se cortar. Usamos as habilidades da TCD para lidar com esses sintomas e mantê-la a salvo, mas continuamos com a redução dos remédios. Levou várias semanas para cortá-los por completo. Quando fizemos isso, as coisas melhoraram bastante. Ela conseguia se manter segura, conseguiu permanecer no emprego e terminou a faculdade.

A fase seguinte de sua recuperação começou com exercícios. Ela começou a andar de bicicleta na rua e ficou boa nisso. Decidiu participar de uma jornada de caridade. Juntou-se aos Weight Watchers para perder peso, o que a ajudou mais ainda. Seus sintomas psiquiátricos haviam desaparecido quase por completo. Depois de muitas e longas discussões entre nós e a família e amigos dela, concordamos que ela não precisava mais de terapia ou de tratamento psiquiátrico. Mas isso não encerrou seu tratamento metabólico! Beth acabou se tornando uma excelente atleta, competindo em triatlos e ultramaratonas. Ela se casou. E conseguiu um emprego de tempo integral.

Hoje em dia, cerca de dez anos depois, Beth continua a se sentir muito bem e não tem sintomas psiquiátricos. Quando me encontrei com o pai dela (que, por falar nisso, é médico) recentemente, ele me contou como ela estava indo e disse: *"Sabia que você salvou a vida dela? Salvou. Não consigo imaginar que ela ainda estaria aqui se não fosse por você."*

O caso de Beth ilustra o problema comum de se ter múltiplos diagnósticos, fazer vários tratamentos e ainda não se sentir bem. Na verdade, parecia que os remédios estavam contribuindo ou até causando os problemas dela. Isso não significa que os remédios não possam ser de grande ajuda para algumas pessoas. Acho que podem ajudar. Contudo, para Beth, parecia que estavam piorando as coisas. Alguns dos remédios que ela estava tomando são conhecidos por comprometer o metabolismo e a função mitocondrial, de modo que a teoria da energia cerebral oferece uma explicação de por que ela melhorou quando parou de tomá-los. Mas isso não foi o suficiente para sua recuperação total. Ela também fez exercícios, perdeu peso, encontrou o amor, um trabalho e o respeito próprio. Tudo isso exerceu um papel em sua extraordinária recuperação.

Capítulo 21

Um Novo Dia para a Saúde Mental e Metabólica

A teoria da energia cerebral oferece um novo modelo de saúde mental. Tem a ver com muito mais do que apenas a função cerebral; tem a ver com o metabolismo e com as mitocôndrias, que afetam quase todos os aspectos da saúde, do envelhecimento e da longevidade humanos. Esse novo modelo vai de encontro com as categorias de diagnósticos e lida com vários transtornos de uma só vez. Ele se aplica não só àqueles que são diagnosticados com transtornos "mentais", mas também àqueles que sofrem com transtornos metabólicos relacionados, como obesidade, diabetes, doenças cardiovasculares, doença de Alzheimer, epilepsia e transtornos de dor crônicos. Quase todas as pessoas com esses transtornos têm pelo menos alguns sintomas "mentais", e as pessoas com transtornos mentais são mais suscetíveis a desenvolver esses transtornos relacionados. Esse novo modelo oferece esperança no caso de doenças persistentes e mantém as pessoas felizes, saudáveis e produtivas por mais tempo do que é possível atualmente.

A teoria da energia cerebral é um avanço significativo que finalmente liga os pontos para nos dar uma visão mais clara dos transtornos mentais. A ciência e as evidências são integradas em uma estrutura, unindo as teorias biológica, psicológica e social dos transtornos mentais. Ao adotarmos a ideia de que os transtornos mentais não são mais síndromes, e sim transtornos metabólicos do cérebro, novas soluções tornam-se óbvias. Precisamos restaurar a energia cerebral por normalizar o metabolismo e a função das mitocôndrias. Quando fazemos isso, os sintomas das doenças mentais começam a se resolver.

A boa notícia é que esse novo entendimento nos permite aplicar os tratamentos existentes de forma mais eficaz e sugere novas opções de tratamento às quais já temos acesso, incluindo todos os tratamentos que já compartilhei neste livro. Não precisamos esperar anos antes de experimentá-los. Isso não significa que o que temos agora é suficiente — nem todas as intervenções funcionarão para todo o mundo, e precisamos de mais pesquisas e de tratamentos adicionais. Não obstante, desenvolver novos tratamentos será muito mais fácil agora que ligamos os pontos e identificamos o problema-chave. É um problema que pode ser resolvido agora com a ciência e as pesquisas, deixando de ser um mistério abstrato que está à espera de um milagre.

Quando começamos a pensar em todos esses transtornos através das lentes do metabolismo e das mitocôndrias, as possibilidades de melhoria são infinitas. Podemos desenvolver ferramentas de diagnóstico para avaliar a saúde metabólica das pessoas. Podemos desenvolver estratégias baseadas em evidências e terapias para lidar com a disfunção metabólica e mitocondrial. Podemos nos concentrar em entender melhor o impacto dos remédios, do álcool, do tabaco, das drogas recreativas, das dietas e dos alimentos e das toxinas sobre as mitocôndrias e o metabolismo.

Mas precisamos de recursos para realizar esse trabalho. Precisamos de grandes mudanças! Precisamos de equipes de cuidados de saúde multidisciplinares trabalhando juntas para restaurar a saúde metabólica das pessoas. Essas equipes incluirão médicos, enfermeiros, psicoterapeutas, assistentes sociais, fisioterapeutas, terapeutas ocupacionais, farmacêuticos, dietistas, personal trainers, coaches de saúde e bem-estar e muitos outros. As indústrias de biotecnologia e farmacêuticas precisarão se colocar à altura do desafio de desenvolver terapias mais eficazes. Os governos precisarão se envolver. Precisamos de financiamento de pesquisas para todo esse trabalho e para a paridade dos serviços de saúde mental. Talvez também tenhamos toxinas metabólicas em nossa vida diária que precisam ser reguladas e/ou eliminadas. E, claro, cada um de nós também precisará fazer a sua parte. Precisamos de grupos de autoajuda e de suporte, além de iniciativas de apoio. Precisamos de uma sociedade que seja justa, correta, compassiva, pacífica e cooperativa. Precisamos garantir que todas as pessoas tenham a oportunidade de viver de modo significativo. As pessoas precisam se sentir seguras. Elas também se beneficiam ao se sentir respeitadas. Obviamente, é mais fácil dizer do que fazer tudo isso. De muitas formas, isso representa um tipo de utopia. Todos nós sabemos que isso levará tempo para ser realizado. Mas não precisamos esperar por uma utopia para fazer alguma coisa.

Dessa forma, estou recorrendo a *você* e pedindo a *sua* ajuda. Para transformar essa esperança em realidade, precisamos de um movimento básico. Assim como existem movimentos para o HIV/AIDS e para o câncer de mama, precisamos desesperadamente de um movimento que exija mudanças radicais na forma como entendemos e tratamos as doenças mentais. Serão necessários tempo e esforço para educar e informar as pessoas. Você pode ajudar a divulgar a teoria da energia cerebral. Esse movimento precisa de você, de seus amigos e de sua família. Não estou pedindo isso em meu benefício, mas em benefício das inúmeras pessoas que sofrem com doenças mentais sozinhas e em silêncio; em benefício daquelas que estão implorando por tratamentos mais eficazes e por uma vida melhor; em benefício daquelas atormentadas diariamente pelos seus sintomas mentais; em benefício daquelas que perderam toda a esperança; em benefício daquelas que continuam se escondendo em seus lares por causa da vergonha e humilhação do estigma dos transtornos mentais; e em memória das inúmeras pessoas que não aguentaram mais e não estão mais conosco. Vamos colocar um fim nesse sofrimento de uma vez por todas. Não desperdicemos nem mais um dia.

Por favor, acesso o site www.brainenergy.com (em inglês) para obter mais informações e participar.

Agradecimentos

Quando comecei a trabalhar no *Energia Cerebral*, algumas pessoas recomendaram que eu escrevesse um livro simples de autoajuda, em vez de um livro científico mais profundo, porque mensagens simples são mais fáceis de vender, e muitas editoras não estão interessadas em livros científicos. Gostaria de agradecer minha editora, a BenBella, em especial a Leah Wilson e Alexa Stevenson, por acreditarem em mim e neste livro e por reconhecerem que, na verdade, as pessoas se interessam por assuntos científicos e complexos, especialmente quando eles têm o potencial de transformar um campo e melhorar a vida delas.

À minha editora, Alexa Stevenson, obrigado por suas observações, opiniões sinceras e por ter me encorajado a incluir mais ciência e evidências, não menos. Seu "ceticismo saudável" inicial em relação à teoria da energia cerebral me levou a escrever um livro muito melhor.

À minha agente literária, Linda Konner, obrigado pela sua impetuosa representação deste livro. Eu sabia que você era corajosa quando a conheci, mas vê-la em ação levou tudo a outro nível.

À inteira equipe da BenBella, obrigado por sua criatividade, atenção aos detalhes, aderência aos prazos e por tudo o mais que está envolvido em produzir um excelente livro.

Aos meus revisores iniciais: Karen Weintraub, Anne Rauch, Julianne Torrence, Amy Yuhasz e meu irmão, David Palmer. Seu incentivo e suas críticas dos primeiros rascunhos me deram a energia e confiança para continuar escrevendo.

Por fim, a todos os pacientes com quem trabalhei nos últimos 31 anos (estou incluindo a escola de medicina nesses anos). Cada um de vocês me ajudou a escrever este livro, porque aprendi algo sobre os transtornos mentais e sobre a condição humana com cada um de vocês. Obrigado pela honra e pelo privilégio de ser seu psiquiatra. Obrigado aos que se dispuseram a experimentar meus "tratamentos metabólicos", e especialmente àqueles dispostos a compartilhar suas histórias neste livro ou aparecer publicamente comigo nas apresentações, na televisão e em rádio nacional. Aos que não melhoraram sob meus cuidados apesar de experimentar um tratamento após o outro, gostaria de me desculpar em meu nome e em nome de minha profissão. Foram vocês que me ensinaram a questionar e contestar meu próprio trabalho e o campo da saúde mental e não aceitar o paradigma inaceitável. Vocês me inspiraram a pensar indefinidamente na neurociência, na fisiologia e na existência humana. Obrigaram-me a procurar respostas melhores. Minha maior esperança é a de que este livro possa representar o início dessas respostas.

Notas

Capítulo 1

1. Saloni Dattani, Hannah Ritchie e Max Roser. "Mental Health". OurWorldInData.org. https://ourworldindata.org/mental-health. Obtido em 15/10/2021.
2. R. C. Kessler, P. Berglund, O. Demler, R. Jin, K. R. Merikangas e E. E. Walters. "Lifetime Prevalence and Age-of-Onset Distributions of DSM-IV Disorders in the National Comorbidity Survey Replication". *Arch Gen Psychiatry* 62(6) (2005): 593–602.
3. W. Wurm, K. Vogel, A. Holl, C. Ebner, D. Bayer et al. "Depression-Burnout Overlap in Physicians". *PLOS ONE* 11(3): e0149913 (2016). doi: 10.1371/journal.pone.0149913.
4. Ben Wigert e Sangeeta Agrawal. "Employee Burnout, Part 1: The 5 Main Causes". Gallup. https://www.gallup.com/workplace/237059/employee-burnout-part-main-causes.aspx. Obtido em 28/5/19.
5. B. Bandelow e S. Michaelis. "Epidemiology of Anxiety Disorders in the 21st Century". *Dialogues Clin Neurosci* 17(3) (2015): 327–335. doi: 10.31887/DCNS.2015.17.3/bbandelow.
6. R. D. Goodwin, A. H. Weinberger, J. H. Kim, M. Wu e S. Galea. "Trends in Anxiety Among Adults in the United States, 2008–2018: Rapid Increases Among Young Adults". *J Psychiatr Res.* 130 (2020): 441–446. doi: 10.1016/j.jpsychires.2020.08.014.
7. SAMHSA. "National Survey on Drug Use and Health: Comparison of 2008–2009 and 2016–2017 Population Percentages (50 States and the District of Columbia)". Administração de Serviços de Abuso de Substâncias e Saúde Mental, Departamento de Saúde e Serviços Humanos dos EUA. https://www.samhsa.gov/data/sites/default/files/cbhsq-reports/NSDUHsaeTrendTabs2017/NSDUHsaeLongTermCHG2017.pdf. Obtido em 18/2/22.
8. CDC. "Data & Statistics on Autism Spectrum Disorder". Centros de Controle e Prevenção de Doenças, Departamento de Saúde e Serviços Humanos dos EUA. https://www.cdc.gov/ncbddd/autism/data.html. Obtido em 27/5/2019.
9. S. H. Yutzy, C. R. Woofter, C. C. Abbott, I. M. Melhem e B. S. Parish. "The Increasing Frequency of Mania and Bipolar Disorder: Causes and Potential Negative Impacts". *J Nerv Ment Dis.* 200(5) (2012): 380–387. doi: 10.1097/NMD.0b013e3182531f17.
10. M. É. Czeisler, R. I. Lane, E. Petrosky et al. "Mental Health, Substance Use, and Suicidal Ideation During the COVID-19 Pandemic — United States, June 24–30, 2020". *MMWR Morb Mortal Wkly Rep* 69 (2020): 1049–1057. doi: 10.15585/mmwr.mm6932a1external icon.
11. The Lancet Global Health. "Mental Health Matters". *Lancet Glob Health* 8(11) (novembro de 2020): e1352.
12. Global Burden of Disease Collaborative Network. "Global Burden of Disease Study 2015 (GBD 2015) Life Expectancy, All-Cause and Cause-Specific Mortality 1980–2015". Seattle, Estados Unidos: Instituto de Métricas e Avaliação em Saúde (IHME), 2016.

13. Departamento de Habitação e Desenvolvimento Urbano dos EUA. "The 2010 Annual Homeless Assessment Report to Congress." Departamento de Habitação e Desenvolvimento Urbano dos EUA. https://www.huduser.gov/portal/sites/default/files/pdf/2010HomelessAssessmentReport.pdf. Obtido em 24/7/2021.
14. Doris J. James e Lauren E. Glaze. "Mental Health Problems of Prison and Jail Inmates". Bureau of Justice Statistics, Dept. de Justiça dos EUA (setembro de 2006). https://bjs.ojp.gov/library/publications/mental-health-problems-prison-and-jail-inmates. Obtido em 24/7/2021.
15. Instituto Nacional de Saúde Mental. "Major Depression". Instituto Nacional de Saúde Mental, Departamento de Saúde e Serviços Humanos dos EUA. https://www.nimh.nih.gov/health/statistics/major-depression#:~:text=all%20U.S.%20adults.-,Treatment%20of%20Major%20Depressive%20Episode%20Among%20Adults,treatment%20in%20the%20past%20year. Obtido em 18/2/2022.
16. L. L. Judd, H. S. Akiskal, J. D. Maser et al. "A Prospective 12-Year Study of Subsyndromal and Syndromal Depressive Symptoms in Unipolar Major Depressive Disorders". *Arch Gen Psychiatry.* 55(8) (1998): 694–700. doi: 10.1001/archpsyc.55.8.694.
17. Sidney Zisook, Gary R. Johnson, Ilanit Tal, Paul Hicks, Peijun Chen, Lori Davis, Michael Thase, Yinjun Zhao, Julia Vertrees e Somaia Mohamed. "General Predictors and Moderators of Depression Remission: A VAST-D Report". *Am. J Psychiatry* 176(5) (1º de maio de 2019): 348–357. doi: 10.1176/appi.ajp.2018.18091079.
18. Diego Novick, Josep Maria Haro, David Suarez, Eduard Vieta e Dieter Naber. "Recovery in the Outpatient Setting: 36-Month Results from the Schizophrenia Outpatients Health Outcomes (SOHO) Study". *Schizophr Res* 108(1) (2009): 223–230. doi: 10.1016/j.schres.2008.11.007.
19. Adam Rogers. "Star Neuroscientist Tom Insel Leaves the Google-Spawned Verily for... a Startup?" *Wired.* 11 de maio de 2017. https://www.wired.com/2017/05/star-neuroscientist-tom-insel-leaves-google-spawned-verily-startup/#:~:text=%E2%80%9CI%20spent%2013%20years%20at,we%20moved%20the%20needle%20in.

Capítulo 2

1. G. L. Engel. "The Need for a New Medical Model: A Challenge for Biomedicine". *Science* 196(4286) (1977): 129–136. doi: 10.1126/science.847460.
2. M. B. Howren, D. M. Lamkin e J. Suls. "Associations of Depression with C-Reactive Protein, IL-1, and IL-6: A Meta-Analysis". *Psychosom Med.* 71(2) (fevereiro do 2009): 171–186. doi: 10.1097/PSY.0b013e3181907c1b.
3. E. Setiawan, S. Attwells, A. A. Wilson, R. Mizrahi, P. M. Rusjan, L. Miler, C. Xu, S. Sharma, S. Kish, S. Houle e J. H. Meyer. "Association of Translocator Protein Total Distribution Volume with Duration of Untreated Major Depressive Disorder: A Cross-Sectional Study". *Lancet Psychiatry* 5(4) (abril de 2018): 339–347. doi: 10.1016/S2215-0366(18)30048-8.
4. C. Zhuo, G. Li, X. Lin et al. "The Rise and Fall of MRI Studies in Major Depressive Disorder". *Transl Psychiatry* 9(335) (2019). doi.org/10.1038/s41398-019-0680-6.
5. A. L. Komaroff. "The Microbiome and Risk for Obesity and Diabetes". *JAMA* 317(4) (2017): 355–356. doi: 10.1001/jama.2016.20099; K. E. Bouter, D. H. van Raalte, A. K. Groen et al. "Role of the Gut Microbiome in the Pathogenesis of Obesity and Obesity-Related Metabolic Dysfunction". *Gastroenterology* 152(7) (maio de 2017): 1671–1678. doi: 10.1053/j.gastro.2016.12.048; E. A. Mayer, K. Tillisch e A. Gupta. "Gut/Brain Axis and the Microbiota." *J Clin Invest* 125(3) (2015): 926–938. doi: 10.1172/JCI76304.
6. J. A. Foster e K. A. McVey Neufeld. "Gut-Brain Axis: How the Microbiome Influences Anxiety and Depression". *Trends Neurosci* 36(5) (maio de 2013): 305–312. doi: 10.1016/j.tins.2013.01.005.

Capítulo 3

1. Associação Americana de Psiquiatria. *Diagnostic and Statistical Manual of Mental Disorders: DSM-IV-TR*. 4ª ed. Arlington, VA: Associação Americana de Psiquiatria, 2000: 356.
2. E. Corruble, B. Falissard e P. Gorwood. "Is DSM-IV Bereavement Exclusion for Major Depression Relevant to Treatment Response? A Case-Control, Prospective Study". *J Clin Psychiatry* 72(7) (julho de 2011): 898–902. doi: 10.4088/JCP.09m05681blu.
3. Alan F. Schatzberg. "Scientific Issues Relevant to Improving the Diagnosis, Risk Assessment, and Treatment of Major Depression". *Am J Psychiatry* 176(5) (2019): 342–47. doi: 10.1176/appi.ajp.2019.19030273.
4. M. K. Jha, A. Minhajuddin, C. South, A. J. Rush e M. H. Trivedi. "Irritability and Its Clinical Utility in Major Depressive Disorder: Prediction of Individual-Level Acute-Phase Outcomes Using Early Changes in Irritability and Depression Severity". *Am J Psychiatry* 176(5) (1º de maio de 2019): 358–366. doi: 10.1176/appi.ajp.2018.18030355. Epub Mar 29, 2019. PMID: 30922100.
5. Maurice M. Ohayon e Alan F. Schatzberg. "Chronic Pain and Major Depressive Disorder in the General Population". *J Psychiatr Res* 44(7) (2010): 454–61. doi: 10.1016/j.jpsychires.2009.10.013.
6. R. C. Kessler, W. T. Chiu, O. Demler e E. E. Walters. "Prevalence, Severity, and Comorbidity of 12-Month DSM-IV Disorders in the National Comorbidity Survey Replication". *Arch Gen Psychiatry* 62(6) (2005): 617–627. doi: 10.1001/archpsyc.62.6.617.
7. R. C. Kessler, P. Berglund, O. Demler et al. "The Epidemiology of Major Depressive Disorder: Results from the National Comorbidity Survey Replication (NCS-R)". *JAMA* 289 (2003): 3095–3105. doi: 10.1001/jama.289.23.3095; B. W. Penninx, D. S. Pine, E. A. Holmes e A. Reif. "Anxiety Disorders". *Lancet* 397(10277) (2021): 914–927.
8. M. Olfson, S. C. Marcus e J. G. Wan. "Treatment Patterns for Schizoaffective Disorder and Schizophrenia Among Medicaid Patients". *Psychiatr Serv* 60 (2009): 210–216. doi: 10.1176/ps.2009.60.2.210.
9. Seth Himelhoch, Eric Slade, Julie Kreyenbuhl, Deborah Medoff, Clayton Brown e Lisa Dixon. "Antidepressant Prescribing Patterns Among VA Patients with Schizophrenia". *Schizophr Res* 136(1) (2012): 32–35. doi: 10.1016/j.schres.2012.01.008.
10. P. D. Harvey, R. K. Heaton, W. T. Carpenter Jr., M. F. Green, J. M. Gold e M. Schoenbaum. "Functional Impairment in People with Schizophrenia: Focus on Employability and Eligibility for Disability Compensation". *Schizophr Res* 140(1–3) (2012): 1–8. doi: 10.1016/j.schres.2012.03.025.
11. L. L. Judd, H. S. Akiskal, P. J. Schettler et al. "The Long-Term Natural History of the Weekly Symptomatic Status of Bipolar I Disorder". *Arch Gen Psychiatry* 59(6) (junho de 2002): 530–537. doi: 10.1001/archpsyc.59.6.530.
12. "Biomarkers Outperform Symptoms in Parsing Psychosis Subgroups". Institutos Nacionais de Saúde. 8 de dezembro de 2015. https://www.nih.gov/news-events/news-releases/biomarkers-outperform-symptoms-parsing-psychosis-subgroups.
13. Maurice M. Ohayon e Alan F. Schatzberg. "Prevalence of Depressive Episodes with Psychotic Features in the General Population". *Am J Psychiatry* 159(11) (2002): 1855–1861. doi: 10.1176/appi.ajp.159.11.1855.
14. B. Bandelow e S. Michaelis. "Epidemiology of Anxiety Disorders in the 21st Century". *Dialogues Clin Neurosci* 17(3) (2015): 327–335. doi: 10.31887/DCNS.2015.17.3/bbandelow.
15. O. Plana-Ripoll, C. B. Pedersen, Y. Holtz et al. "Exploring Comorbidity Within Mental Disorders Among a Danish National Population". *JAMA Psychiatry* 76(3) (2019): 259–270. doi: 10.1001/jamapsychiatry.2018.3658.
16. R. C. Kessler, W. T. Chiu, O. Demler e E. E. Walters. "Prevalence, Severity, and Comorbidity of 12-Month DSM-IV Disorders in the National Comorbidity Survey Replication". *Arch Gen Psychiatry* 62(6) (2005): 617–627. doi: 10.1001/archpsyc.62.6.617.

17. M. C. Lai, C. Kassee, R. Besney, S. Bonato, L. Hull, W. Mandy, P. Szatmari e S. H. Ameis. "Prevalence of Co-occurring Mental Health Diagnoses in the Autism Population: A Systematic Review and Meta-Analysis". *Lancet Psychiatry* 6(10) (outubro de 2019): 819–829. doi: 10.1016/S2215-0366(19)30289-5.
18. O. Plana-Ripoll, C. B. Pedersen, Y. Holtz et al. "Exploring Comorbidity Within Mental Disorders Among a Danish National Population". *JAMA Psychiatry* 76(3) (2019): 259–270. doi: 10.1001/jamapsychiatry.2018.3658.
19. Instituto Nacional de Saúde Mental. "Eating Disorders". Instituto Nacional de Saúde Mental, Departamento de Saúde e Serviços Humanos dos EUA. https://www.nimh.nih.gov/health/statistics/eating-disorders.shtml. Obtido em 24/7/2021.
20. K. R. Merikangas, J. P. He, M. Burstein, S. A. Swanson, S. Avenevoli, L. Cui, C. Benjet, K. Georgiades e J. Swendsen. "Lifetime Prevalence of Mental Disorders in U.S. Adolescents: Results from the National Comorbidity Survey Replication—Adolescent Supplement (NCS-A)". *J Am Acad Child Adolesc Psychiatry* 49(10) (outubro de 2010): 980–989. http://www.ncbi.nlm.nih.gov/pubmed/20855043/.
21. O. Plana-Ripoll, C. B. Pedersen, Y. Holtz et al. "Exploring Comorbidity Within Mental Disorders Among a Danish National Population". *JAMA Psychiatry* 76(3) (2019): 259–270. doi: 10.1001/jamapsychiatry.2018.3658.
22. B. B. Lahey, B. Applegate, J. K. Hakes, D. H. Zald, A. R. Hariri e P. J. Rathouz. "Is There a General Factor of Prevalent Psychopathology During Adulthood?" *J Abnorm Psychol* 121(4) (2012): 971–977. doi: 10.1037/a0028355.
23. Avshalom Caspi e Terrie E. Moffitt. "All for One and One for All: Mental Disorders in One Dimension". *Am J Psychiatry* 175(9) (2018): 831–44. doi: 10.1176/appi.ajp.2018.17121383.
24. E. Pettersson, H. Larsson e P. Lichtenstein. "Common Psychiatric Disorders Share the Same Genetic Origin: A Multivariate Sibling Study of the Swedish Population". *Mol Psychiatry* 21 (2016): 717–721. doi: 10.1038/mp.2015.116.
25. A. Caspi, R. M. Houts, A. Ambler et al. "Longitudinal Assessment of Mental Health Disorders and Comorbidities Across 4 Decades Among Participants in the Dunedin Birth Cohort Study". *JAMA Netw Open* 3(4) (2020): e203221. doi: 10.1001/jamanetworkopen.2020.3221.

Capítulo 4

1. A. P. Rajkumar, H. T. Horsdal, T. Wimberley et al. "Endogenous and Antipsychotic-Related Risks for Diabetes Mellitus in Young People with Schizophrenia: A Danish Population-Based Cohort Study". *Am J Psychiatry* 174 (2017): 686–694. doi: 10.1176/appi.ajp.2016.16040442.
2. B. Mezuk, W. W. Eaton, S. Albrecht e S. H. Golden. "Depression and Type 2 Diabetes over the Lifespan: A Meta-Analysis". *Diabetes Care* 31 (2008): 2383–2390. doi: 10.2337/dc08-0985.
3. K. Semenkovich, M. E. Brown, D. M. Svrakic et al. "Depression and Diabetes". *Drugs* 75(6) (2015): 577. doi: 10.1007/s40265-015-0347-4.
4. M. E. Robinson, M. Simard, I. Larocque, J. Shah, M. Nakhla e E. Rahme. "Risk of Psychiatric Disorders and Suicide Attempts in Emerging Adults with Diabetes". *Diabetes Care* 43(2) (2020): 484–486. doi: 10.2337/dc19-1487.
5. Martin Strassnig, Roman Kotov, Danielle Cornaccio, Laura Fochtmann, Philip D. Harvey e Evelyn J. Bromet. "Twenty-Year Progression of Body Mass Index in a County-Wide Cohort of People with Schizophrenia and Bipolar Disorder Identified at Their First Episode of Psychosis". *Bipolar Disord* 19(5) (2017): 336–343. doi: 10.1111/bdi.12505.
6. L. Mische Lawson e L. Foster. "Sensory Patterns, Obesity, and Physical Activity Participation of Children with Autism Spectrum Disorder". *Am J Occup Ther* 70(5) (2016): 7005180070p1-7005180070p8. doi: 10.5014/ajot.2016.021535.
7. M. Afzal, N. Siddiqi, B. Ahmad, N. Afsheen, F. Aslam, A. Ali, R. Ayesha, M. Bryant, R. Holt, H. Khalid, K. Ishaq, K. N. Koly, S. Rajan, J. Saba, N. Tirbhowan e G. A. Zavala. "Prevalence of Overweight and

Obesity in People with Severe Mental Illness: Systematic Review and Meta-Analysis". *Front Endocrinol (Lausanne)* 12 (2021): 769309. doi: 10.3389/fendo.2021.769309.
8. M. Shaw, P. Hodgkins, H. Caci, S. Young, J. Kahle, A. G. Woods e L. E. Arnold. "A Systematic Review and Analysis of Long-Term Outcomes in Attention Deficit Hyperactivity Disorder: Effects of Treatment and Non-Treatment". *BMC Med* 10 (2012): 99. doi: 10.1186/1741-7015-10-99.
9. B. I. Perry, J. Stochl, R. Upthegrove et al. "Longitudinal Trends in Childhood Insulin Levels and Body Mass Index and Associations with Risks of Psychosis and Depression in Young Adults". *JAMA Psychiatry*. Publicado online em 13 de janeiro de 2021. doi: 10.1001/jamapsychiatry.2020.4180.
10. V. C. Chen, Y. C. Liu, S. H. Chao et al. "Brain Structural Networks and Connectomes: The Brain-Obesity Interface and its Impact on Mental Health". *Neuropsychiatr Dis Treat* 14 (26 de novembro de 2018): 3199–3208. doi:10.2147/NDT.S180569; K. Thomas, F. Beyer, G. Lewe et al. "Higher Body Mass Index Is Linked to Altered Hypothalamic Microstructure". *Sci Rep* 9(1) (2019): 17373. doi: 10.1038/s41598-019-53578-4.
11. M. Aström, R. Adolfsson e K. Asplund. "Major Depression in Stroke Patients: A 3-year Longitudinal Study." *Stroke* 24(7) (1993): 976–982. doi: 10.1161/01.STR.24.7.976.
12. Heather S. Lett, James A. Blumenthal, Michael A. Babyak, Andrew Sherwood, Timothy Strauman, Clive Robins e Mark F. Newman. "Depression as a Risk Factor for Coronary Artery Disease: Evidence, Mechanisms, and Treatment". *Psychosom Med* 66(3) (2004):305-15. doi: 10.1097/01.psy.0000126207.43307.c0.
13. Z. Fan, Y. Wu, J. Shen, T. Ji e R. Zhan. "Schizophrenia and the Risk of Cardiovascular Diseases: A Meta-Analysis of Thirteen Cohort Studies". *J Psychiatr Res* 47(11) (2013): 1549–1556. doi: 10.1016/j.jpsychires.2013.07.011.
14. Lindsey Rosman, Jason J. Sico, Rachel Lampert, Allison E. Gaffey, Christine M. Ramsey, James Dziura, Philip W. Chui et al. "Post-traumatic Stress Disorder and Risk for Stroke in Young and Middle-Aged Adults". *Stroke* 50(11) (2019): STROKEAHA.119.026854. doi: 10.1161/STROKEAHA.119.026854.
15. C. W. Colton e R. W. Manderscheid. "Congruencies in Increased Mortality Rates, Years of Potential Life Lost, and Causes of Death Among Public Mental Health Clients in Eight States." *Prev Chronic Dis* [serial online] (abril de 2006 [*data citada*]). Disponível em: http://www.cdc.gov/pcd/issues/2006/apr/05_0180.htm.
16. Oleguer Plana-Ripoll et al. "A Comprehensive Analysis of Mortality-related Health Metrics Associated With Mental Disorders: A Nationwide, Register-based Cohort Study." *Lancet* 394(10211) (2019): 1827–1835. doi: 10.1016/S0140-6736(19)32316-5.
17. S. E. Bojesen. "Telomeres and Human Health". *J Intern Med* 274(5) (2013): 399–413. doi: 10.1111/joim.12083.
18. Alzheimer's Association. "2022 Alzheimer's Disease Facts and Figures". *Alzheimers Dement* 18(4) (2022): 700–789. doi: 10.1002/alz.12638.
19. R. L. Ownby, E. Crocco, A. Acevedo, V. John e D. Loewenstein. "Depression and Risk for Alzheimer Disease: Systematic Review, Meta-Analysis, and Meta-Regression Analysis". *Arch Gen Psychiatry* 63(5) (2006): 530–538. doi: 10.1001/archpsyc.63.5.530.
20. T. S. Stroup, M. Olfson, C. Huang et al. "Age-Specific Prevalence and Incidence of Dementia Diagnoses Among Older US Adults with Schizophrenia". *JAMA Psychiatry* 78(6) (2021): 632–641. doi: 10.1001/jamapsychiatry.2021.0042.
21. M. Steinberg, H. Shao, P. Zandi et al. "Point and 5-Year Period Prevalence of Neuropsychiatric Symptoms in Dementia: The Cache County Study". *Int J Geriatr Psychiatry* 23(2) (2008): 170–177. doi: 10.1002/gps.1858.
22. P. S. Murray, S. Kumar, M. A. Demichele-Sweet, R. A. Sweet. "Psychosis in Alzheimer's Disease". *Biol Psychiatry* 75(7) (2014): 542–552. doi: 10.1016/j.biopsych.2013.08.020.

23. Colin Reilly, Patricia Atkinson, Krishna B. Das, Richard F. M. C. Chin, Sarah E. Aylett, Victoria Burch, Christopher Gillberg, Rod C. Scott e Brian G. R. Neville. "Neurobehavioral Comorbidities in Children with Active Epilepsy: A Population-Based Study". *Pediatrics* 133(6) (2014): e1586. doi: 10.1542/peds.2013-3787.
24. A. M. Kanner. "Anxiety Disorders in Epilepsy: The Forgotten Psychiatric Comorbidity." *Epilepsy Curr* 11(3) (2011): 90–91. doi: 10.5698/1535-7511-11.3.90.
25. M. F. Mendez, J. L. Cummings e D. F. Benson. "Depression in Epilepsy: Significance and Phenomenology". *Arch Neurol* 43(8) (1986): 766–770. doi: 10.1001/archneur.1986.00520080014012.
26. C. E. Elger, S. A. Johnston e C. Hoppe. "Diagnosing and Treating Depression in Epilepsy." *Seizure* 44(1) (2017): 184–193. doi: 10.1016/j.seizure.2016.10.018.
27. Alan B. Ettinger, Michael L. Reed, Joseph F. Goldberg e Robert M.A. Hirschfeld. "Prevalence of Bipolar Symptoms in Epilepsy vs. Other Chronic Health Disorders." *Neurology* 65(4) (2005): 535. doi: 10.1212/01.wnl.0000172917.70752.05; Mario F. Mendez, Rosario Grau, Robert C. Doss e Jody L. Taylor. "Schizophrenia in Epilepsy: Seizure and Psychosis Variables". *Neurology* 43(6) (1993): 1073-7. doi: 10.1212/wnl.43.6.1073.
28. S. S. Jeste e R. Tuchman. "Autism Spectrum Disorder and Epilepsy: Two Sides of the Same Coin?" *J Child Neurol* 30(14) (2015): 1963–1971. doi: 10.1177/0883073815601501.
29. E. H. Lee, Y. S. Choi, H. S. Yoon e G. H. Bahn. "Clinical Impact of Epileptiform Discharge in Children with Attention-Deficit/Hyperactivity Disorder (ADHD)". *J Child Neurol* 31(5) (2016): 584–588. doi: 10.1177/0883073815604223.
30. D. C. Hesdorffer, P. Ludvigsson, E. Olafsson, G. Gudmundsson, O. Kjartansson e W. A. Hauser. "ADHD as a Risk Factor for Incident Unprovoked Seizures and Epilepsy in Children". *Arch Gen Psychiatry* 61(7) (2004): 731–736. doi: 10.1001/archpsyc.61.7.731.
31. D. C. Hesdorffer, W. A. Hauser e J. F. Annegers. "Major Depression Is a Risk Factor for Seizures in Older Adults". *Ann Neurol* 47(2) (2001): 246–249. doi: 10.1002/1531-8249(200002)47:2%3C246::AID-ANA17%3E3.0.CO;2-E.
32. G. E. Dafoulas, K. A. Toulis, D. Mccorry et al. "Type 1 Diabetes Mellitus and Risk of Incident Epilepsy: A Population-Based, Open-Cohort Study". *Diabetologia* 60(2) (2017): 258–261. doi: 10.1007/s00125-016-4142-x.
33. I. C. Chou, C. H. Wang, W. D. Lin, F. J. Tsai, C. C. Lin e C. H. Kao. "Risk of Epilepsy in Type 1 Diabetes Mellitus: A Population-Based Cohort Study". *Diabetologia* 59 (2016): 1196–1203. doi: 10.1007/s00125-016-3929-0.
34. M. Baviera, M. C. Roncaglioni, M. Tettamanti et al. "Diabetes Mellitus: A Risk Factor for Seizures in the Elderly—A Population-Based Study". *Acta Diabetol* 54 (2017): 863. doi: 10.1007/s00592-017-1011-0.
35. S. Gao, J. Juhaeri, and W. S. Dai. "The Incidence Rate of Seizures in Relation to BMI in UK Adults." *Obesity* 16 (2008): 2126–2132. doi: 10.1038/oby.2008.310.
36. N. Razaz, K. Tedroff, E. Villamor e S. Cnattingius. "Maternal Body Mass Index in Early Pregnancy and Risk of Epilepsy in Offspring." *JAMA Neurol* 74(6) (2017): 668–676. doi: 10.1001/jamaneurol.2016.6130.

Capítulo 5

1. Albert Einstein e Leopold Infeld. *The Evolution of Physics*. Editado por C. P. Snow. (Cambridge: Cambridge University Press, 1938).
2. F. A. Azevedo, L. R. Carvalho, L. T. Grinberg, J. M. Farfel, R. E. Ferretti, R. E. Leite, W. J. Filho, R. Lent e S. Herculano-Houzel. "Equal Numbers of Neuronal and Nonneuronal Cells Make the Human Brain an Isometrically Scaled-Up Primate Brain". *J Comp Neurol* 513 (2009): 532–541. doi: 10.1002/cne.21974.

Capítulo 6
1. J. D. Gray, T. G. Rubin, R. G. Hunter e B. S. McEwen. "Hippocampal Gene Expression Changes Underlying Stress Sensitization and Recovery". *Mol Psychiatry* 19(11) (2014): 1171-1178. doi: 10.1038/mp.2013.175.
2. K. Hughes, M. A. Bellis, K. A. Hardcastle, D. Sethi, A. Butchart, C. Mikton, L. Jones e M. P. Dunne. "The Effect of Multiple Adverse Childhood Experiences on Health: A Systematic Review and Meta-Analysis". *Lancet Public Health* 2(8) (agosto de 2017): e356-e366. doi: 10.1016/S2468-2667(17)30118-4.
3. D. W. Brown, R. F. Anda, H. Tiemeier, V. J. Felitti, V. J. Edwards, J. B. Croft e W. H. Giles. "Adverse Childhood Experiences and the Risk of Premature Mortality". *Am J Prev Med* 37(5) (2009): 389-396. doi: 10.1016/j.amepre.2009.06.021.
4. M. Sato, E. Ueda, A. Konno, H. Hirai H, Y. Kurauchi, A. Hisatsune, H. Katsuki e T. Seki. "Glucocorticoids Negatively Regulates Chaperone Mediated Autophagy and Microautophagy". *Biochem Biophys Res Commun* 528(1) (12 de julho de 2020): 199-205. doi: 10.1016/j.bbrc.2020.04.132.
5. N. Mizushima e B. Levine. "Autophagy in Human Diseases". *N Engl J Med* 383(16) (15 de outubro de 2020): 1564-1576. doi: 10.1056/NEJMra2022774; Tamara Bar-Yosef, Odeya Damri e Galila Agam. "Dual Role of Autophagy in Diseases of the Central Nervous System". *Front Cellular Neurosci* 13 (2019): 196. doi: 10.3389/fncel.2019.00196.
6. Daniel J. Klionsky, Giulia Petroni, Ravi K. Amaravadi, Eric H. Baehrecke, Andrea Ballabio, Patricia Boya, Jose Manuel Bravo-San Pedro et al. "Autophagy in Major Human Diseases". *The EMBO Journal* 40(19) (2021): e108863. doi: 10.15252/embj.2021108863.
7. J. R. Buchan e R. Parker. "Eukaryotic Stress Granules: The Ins and Outs of Translation". *Mol Cell* 36(6) (2009): 932-941. doi: 10.1016/j.molcel.2009.11.020.
8. J. M. Silva, S. Rodrigues, B. Sampaio-Marques et al. "Dysregulation of Autophagy and Stress Granule-Related Proteins in Stress-Driven Tau Pathology". *Cell Death Differ* 26 (2019): 1411-1427. doi: 10.1038/s41418-018-0217-1.
9. E. S. Epel, E. H. Blackburn, J. Lin, F. S. Dhabhar, N. E. Adler, J. D. Morrow e R. M. Cawthon. "Accelerated Telomere Shortening in Response to Life Stress". *Proc Natl Acad Sci USA* 101(49) (2004): 17312-17315. doi: 10.1073/pnas.0407162101.
10. B. L. Miller. "Science Denial and COVID Conspiracy Theories: Potential Neurological Mechanisms and Possible Responses". *JAMA* 324(22) (2020): 2255-2256. doi: 10.1001/jama.2020.21332.
11. K. Maijer, M. Hayward, C. Fernyhough et al. "Hallucinations in Children and Adolescents: An Updated Review and Practical Recommendations for Clinicians". *Schizophr Bull* 45(45 Supl 1) (2019): S5-S23. doi: 10.1093/schbul/sby119.
12. M. Ohayon, R. Priest, M. Caulet e C. Guilleminault. "Hypnagogic and Hypnopompic Hallucinations: Pathological Phenomena?" *British Journal of Psychiatry* 169(4) (1996): 459-467. doi: 10.1192/bjp.169.4.459.
13. C. Zhuo, G. Li, X. Lin et al. "The Rise and Fall of MRI Studies in Major Depressive Disorder." *Transl Psychiatry* 9(1) (2019): 335. doi: 10.1038/s41398-019-0680-6.
14. B. O. Rothbaum, E. B. Foa, D. S. Riggs, T. Murdock e W. Walsh. "A Prospective Examination of Post-Traumatic Stress Disorder in Rape Victims". *J. Trauma Stress* 5 (1992): 455-475. doi: 10.1002/jts.2490050309.

Capítulo 7
1. Nick Lane. *Power, Sex, Suicide: Mitochondria and the Meaning of Life* (Oxford: Oxford University Press, 2005).
2. Siv G. E. Andersson, Alireza Zomorodipour, Jan O. Andersson, Thomas Sicheritz-Ponten, U. Cecilia M. Alsmark, Raf M. Podowski, A. Kristina Naslund, Ann-Sofie Eriksson, Herbert H. Winkler and

Charles G. Kurland. "The Genome Sequence of *Rickettsia Prowazekii* and the Origin of Mitochondria". *Nature* 396(6707) (1998): 133-40. doi: 10.1038/24094.
3. Lane. *Power, Sex, Suicide*.
4. Lane. *Power, Sex, Suicide*.
5. X. H. Zhu, H. Qiao, F. Du et al. "Quantitative Imaging of Energy Expenditure in Human Brain". *Neuroimage* 60(4) (2012): 2107-2117. doi: 10.1016/j.neuroimage.2012.02.013.
6. R. L. Frederick e J. M. Shaw. "Moving Mitochondria: Establishing Distribution of an Essential Organelle". *Traffic* 8(12) (2007): 1668-1675. doi: 10.1111/j.1600-0854.2007.00644.x.
7. D. Safiulina e A. Kaasik. "Energetic and Dynamic: How Mitochondria Meet Neuronal Energy Demands". *PLoS Biol* 11(12) (2013): e1001755. doi: 10.1371/journal.pbio.1001755.
8. R. L. Frederick e J. M. Shaw. "Moving Mitochondria: Establishing Distribution of an Essential Organelle". *Traffic* 8(12) (2007): 1668-1675. doi: 10.1111/j.1600-0854.2007.00644.x.
9. R. Rizzuto, P. Bernardi e T. Pozzan. "Mitochondria as All-Round Players of the Calcium Game". *J Physiol* 529 Pt 1(Pt 1) (2000): 37-47. doi: 10.1111/j.1469-7793.2000.00037.x.
10. Z. Gong, E. Tas, and R. Muzumdar. "Humanin and Age-Related Diseases: A New Link?" *Front Endocrinol* (Lausanne) 5 (2014): 210. doi: 10.3389/fendo.2014.00210.
11. S. Kim, J. Xiao, J. Wan, P. Cohen e K. Yen. "Mitochondrially Derived Peptides as Novel Regulators of Metabolism". *J Physiol* 595 (2017): 6613-6621. doi: 10.1113/JP274472.
12. L. Guo, J. Tian e H. Du. "Mitochondrial Dysfunction and Synaptic Transmission Failure in Alzheimer's Disease". *J Alzheimers Dis* 57(4) (2017): 1071-1086. doi: 10.3233/JAD-160702.
13. Sergej L. Mironov e Natalya Symonchuk. "ER Vesicles and Mitochondria Move and Communicate at Synapses". *Journal of Cell Science* 119(23) (2006): 4926. doi: 10.1242/jcs.03254.
14. Sanford L. Palay. "Synapses in the Central Nervous System". *J Biophys and Biochem Cytol* 2(4) (1956): 193. doi: 10.1083/jcb.2.4.193.
15. Alexandros K. Kanellopoulos, Vittoria Mariano, Marco Spinazzi, Young Jae Woo, Colin McLean, Ulrike Pech, Ka Wan Li et al. "Aralar Sequesters GABA into Hyperactive Mitochondria, Causing Social Behavior Deficits". *Cell* 180(6) (2020): 1178-1197.e20. doi: 10.1016/j.cell.2020.02.044.
16. A. West, G. Shadel e S. Ghosh. "Mitochondria in Innate Immune Responses". *Nat Rev Immunol* 11(6) (2011): 389-402. doi: 10.1038/nri2975.
17. A. Meyer, G. Laverny, L. Bernardi et al. "Mitochondria: An Organelle of Bacterial Origin Controlling Inflammation". *Front Immunol* 9 (2018): 536. doi: 10.3389/fimmu.2018.00536.
18. Sebastian Willenborg, David E. Sanin, Alexander Jais, Xiaolei Ding, Thomas Ulas, Julian Nüchel, Milica Popović et al. "Mitochondrial Metabolism Coordinates Stage-Specific Repair Processes in Macrophages During Wound Healing". *Cell Metab* 33(12) (2021): 2398-2414. doi: 10.1016/j.cmet.2021.10.004.
19. L. Galluzzi, T. Yamazaki e G. Kroemer. "Linking Cellular Stress Responses to Systemic Homeostasis". *Nat Rev Mol Cell Biol* 19(11) (2018): 731-745. doi: 10.1038/s41580-018-0068-0.
20. M. Picard, M. J. McManus, J. D. Gray et al. "Mitochondrial Functions Modulate Neuroendocrine, Metabolic, Inflammatory, and Transcriptional Responses to Acute Psychological Stress". *Proc Natl Acad Sci USA* 112(48) (2015): E6614-E6623. doi: 10.1073/pnas.1515733112.
21. M. P. Murphy. "How Mitochondria Produce Reactive Oxygen Species". *Biochem J* 417(1) (2009): 1-13. doi: 10.1042/BJ20081386.
22. Edward T. Chouchani, Lawrence Kazak, Mark P. Jedrychowski, Gina Z. Lu, Brian K. Erickson, John Szpyt, Kerry A. Pierce et al. "Mitochondrial ROS Regulate Thermogenic Energy Expenditure and Sulfenylation of UCP1". *Nature* 532(7597) (2016): 112. doi: 10.1038/nature17399.
23. S. Reuter, S. C. Gupta, M. M. Chaturvedi e B. B. Aggarwal. "Oxidative Stress, Inflammation, and Cancer: How Are They Linked?" *Free Radic Biol Med* 49(11) (2010): 1603-1616. doi: 10.1016/j.freeradbiomed.2010.09.006.

24. A. Y. Andreyev, Y. E. Kushnareva e A. A. Starkov. "Mitochondrial Metabolism of Reactive Oxygen Species". *Biochemistry* (Mosc.) 70(2) (2005): 200–214. doi: 10.1007/s10541-005-0102-7.
25. M. Schneeberger, M. O. Dietrich, D. Sebastián et al. "Mitofusin 2 in POMC Neurons Connects ER Stress with Leptin Resistance and Energy Imbalance". *Cell* 155(1) (2013): 172–187. doi: 10.1016/j.cell.2013.09.003; M. O. Dietrich, Z. W. Liu e T. L. Horvath. "Mitochondrial Dynamics Controlled by Mitofusins Regulate Agrp Neuronal Activity and Diet-Induced Obesity". *Cell* 155(1) (2013): 188–199. doi: 10.1016/j.cell.2013.09.004.
26. Petras P. Dzeja, Ryan Bortolon, Carmen Perez-Terzic, Ekshon L. Holmuhamedov e Andre Terzic. "Energetic Communication Between Mitochondria and Nucleus Directed by Catalyzed Phosphotransfer". *Proc Natl Acad Sci USA* 99(15) (2002): 10156. doi: 10.1073/pnas.152259999.
27. E.A. Schroeder, N. Raimundo e G. S. Shadel. "Epigenetic Silencing Mediates Mitochondria Stress-Induced Longevity". *Cell Metab* 17(6) (2013): 954–964. doi: 10.1016/j.cmet.2013.04.003.
28. M. D. Cardamone, B. Tanasa, C. T. Cederquist et al. "Mitochondrial Retrograde Signaling in Mammals Is Mediated by the Transcriptional Cofactor GPS2 via Direct Mitochondria-to-Nucleus Translocation". *Mol Cell* 69(5) (2018): 757–772.e7. doi: 10.1016/j.molcel.2018.01.037.
29. K. H. Kim, J. M. Son, B. A. Benayoun e C. Lee. "The Mitochondrial-Encoded Peptide MOTS-c Translocates to the Nucleus to Regulate Nuclear Gene Expression in Response to Metabolic Stress". *Cell Metab* 28(3) (2018): 516–524.e7. doi: 10.1016/j.cmet.2018.06.008.
30. M. Picard, J. Zhang, S. Hancock et al. "Progressive Increase in mtDNA 3243A>G Heteroplasmy Causes Abrupt Transcriptional Reprogramming". *Proc Natl Acad Sci USA* 111(38) (2014): E4033–E4042. doi: 10.1073/pnas.1414028111.
31. A. Kasahara e L. Scorrano. "Mitochondria: From Cell Death Executioners to Regulators of Cell Differentiation". *Trends Cell Biol* 24(12) (2014): 761–770. doi: 10.1016/j.tcb.2014.08.005.
32. A. Kasahara, S. Cipolat, Y. Chen, G. W. Dorn e L. Scorrano. "Mitochondrial Fusion Directs Cardiomyocyte Differentiation via Calcineurin and Notch Signaling". *Science* 342(6159) (2013): 734–737. doi: 10.1126/science.1241359.
33. Nikolaos Charmpilas e Nektarios Tavernarakis. "Mitochondrial Maturation Drives Germline Stem Cell Differentiation in *Caenorhabditis elegans*". *Cell Death Differ* 27(2) (2019). doi: 10.1038/s41418-019-0375-9.
34. Ryohei Iwata e Pierre Vanderhaeghen. "Regulatory Roles of Mitochondria and Metabolism in Neurogenesis". *Curr Opin Neurobiol* 69 (2021): 231–240. doi: 10.1016/j.conb.2021.05.003.
35. A. S. Rambold e J. Lippincott-Schwartz. "Mechanisms of Mitochondria and Autophagy Crosstalk". *Cell Cycle* 10(23) (2011): 4032–4038. doi: 10.4161/cc.10.23.18384.
36. Lane. *Power, Sex, Suicide*.
37. Jerry Edward Chipuk, Jarvier N. Mohammed, Jesse D. Gelles e Yiyang Chen. "Mechanistic Connections Between Mitochondrial Biology and Regulated Cell Death". *Dev Cell* 56(9) (2021). doi: 10.1016/j.devcel.2021.03.033.
38. Lane. *Power, Sex, Suicide*.

Capítulo 8

1. O. Lingjaerde. "Lactate-Induced Panic Attacks: Possible Involvement of Serotonin Reuptake Stimulation". *Acta Psychiatr Scand* 72(2) (985): 206–208. doi: 10.1111/j.1600-0447.1985.tb02596.x. PMID: 4050513.
2. M. B. First, W. C. Drevets, C. Carter et al. "Clinical Applications of Neuroimaging in Psychiatric Disorders". *Am J Psychiatry* 175(9) (2018): 915–916. doi: 10.1176/appi.ajp.2018.1750701.
3. D. C. Wallace. "A Mitochondrial Etiology of Neuropsychiatric Disorders". *JAMA Psychiatry* 74(9) (2017): 863–864. doi: 10.1001/jamapsychiatry.2017.0397.

4. T. Kozicz, A. Schene e E. Morava. "Mitochondrial Etiology of Psychiatric Disorders: Is This the Full Story?" *JAMA Psychiatry* 75(5) (2018): 527. doi: 10.1001/jamapsychiatry.2018.0018.
5. M. D. Brand e D. G. Nicholls. "Assessing Mitochondrial Dysfunction in Cells [a correção publicada aparece em *Biochem J* 437(3) (1º de agosto de 2011): 575]. *Biochem J* 435(2) (2011): 297–312. doi: 10.1042/BJ20110162.
6. I. R. Lanza e K. S. Nair. "Mitochondrial Metabolic Function Assessed In Vivo and In Vitro". *Curr Opin Clin Nutr Metab Care* 13(5) (2010): 511–517. doi: 10.1097/MCO.0b013e32833cc93d.
7. A. H. De Mello, A. B. Costa, J. D. G. Engel e G. T. Rezin. "Mitochondrial Dysfunction in Obesity". *Life Sci* 192 (2018): 26–32. doi: 10.1016/j.lfs.2017.11.019.
8. P. H. Reddy e M. F. Beal. "Amyloid Beta, Mitochondrial Dysfunction and Synaptic Damage: Implications for Cognitive Decline in Aging and Alzheimer's Disease". *Trends Mol Med* 14(2) (2008): 45–53. doi: 10.1016/j.molmed.2007.12.002.
9. Estela Area-Gomez, Ad de Groof, Eduardo Bonilla, Jorge Montesinos, Kurenai Tanji, Istvan Boldogh, Liza Pon e Eric A. Schon. "A Key Role for MAM in Mediating Mitochondrial Dysfunction in Alzheimer Disease". *Cell Death Dis* 9(3) (2018): 335. doi: 10.1038/s41419-017-0215-0; R. H. Swerdlow. "Mitochondria and Mitochondrial Cascades in Alzheimer's Disease". *J Alzheimers Dis* 62(3) (2018): 1403–1416. doi: 10.3233/JAD-170585.
10. Fei Du, Xiao-Hong Zhu, Yi Zhang, Michael Friedman, Nanyin Zhang, Kâmil Uğurbil e Wei Chen. "Tightly Coupled Brain Activity and Cerebral ATP Metabolic Rate". *Proc Natl Acad Sci USA* 105(17) (2008): 6409. doi: 10.1073/pnas.0710766105.
11. K. Todkar, H. S. Ilamathi, M. Germain. "Mitochondria and Lysosomes: Discovering Bonds". *Front Cell Dev Biol* 5 (2017):106. doi: 10.3389/fcell.2017.00106.
12. Q. Chu, T. F. Martinez, S. W. Novak et al. "Regulation of the ER Stress Response by a MITOCHONDRIAL MICROPROTEIN". *Nat Commun* 10 (2019): 4883. doi: 10.1038/s41467-019-12816-z.
13. B. Kalman, F. D. Lublin e H. Alder. "Impairment of Central and Peripheral Myelin in Mitochondrial Diseases". *Mult Scler* 2(6) (1997): 267–278. doi: 10.1177/135245859700200602; E. M. R. Lake, E. A. Steffler, C. D. Rowley et al. "Altered Intracortical Myelin Staining in the Dorsolateral Prefrontal Cortex in Severe Mental Illness". *Eur Arch Psychiatry Clin Neurosci* 267 (2017): 369–376. doi: 10.1007/s00406-016-0730-5; J. Rice e C. Gu. "Function and Mechanism of Myelin Regulation in Alcohol Abuse and Alcoholism". *Bioessays* 41(7) (2019): e1800255. doi: 10.1002/bies.201800255. Epub 16 de maio de 2019; Gerhard S. Drenthen, Walter H. Backes, Albert P. Aldenkamp, R. Jeroen Vermeulen, Sylvia Klinkenberg e Jacobus F. A. Jansen. "On the Merits of Non-Invasive Myelin Imaging in Epilepsy, a Literature Review". *J Neurosci Methods* 338 (2020): 108687. doi: 10.1016/j.jneumeth.2020.108687; E. Papuć e K. Rejdak. "The Role of Myelin Damage in Alzheimer's Disease Pathology". *Arch Med Sci* 16(2) (2018): 345–351. doi: 10.5114/aoms.2018.76863; G. Cermenati, F. Abbiati, S. Cermenati et al. "Diabetes-Induced Myelin Abnormalities Are Associated with an Altered Lipid Pattern: Protective Effects of LXR Activation". *J Lipid Res* 53(2) (2012): 300–310. doi: 10.1194/jlr.M021188; M. Bouhrara, N. Khattar, P. Elango et al. "Evidence of Association Between Obesity and Lower Cerebral Myelin Content in Cognitively Unimpaired Adults". *Int J Obes* (Lond) 45(4) (2021): 850–859. doi: 10.1038/s41366-021-00749-x.
14. A. Ebneth, R. Godemann, K. Stamer, S. Illenberger, B. Trinczek e E. Mandelkow. "Overexpression of Tau Protein Inhibits Kinesin-Dependent Trafficking of Vesicles, Mitochondria, and Endoplasmic Reticulum: Implications for Alzheimer's Disease". *J Cell Biol* 143(3) (1998): 777–794. doi: 10.1083/jcb.143.3.777.
15. A. Cheng, J. Wang, N. Ghena, Q. Zhao, I. Perone, T. M. King, R. L. Veech, M. Gorospe, M. Wan e M. P. Mattson. "SIRT3 Haploinsufficiency Aggravates Loss of GABAergic Interneurons and Neuronal Network Hyperexcitability in an Alzheimer's Disease Model". *J Neurosci* 40(3) (2020): 694–709. doi: 10.1523/JNEUROSCI.1446-19.2019.

16. J. Mertens et al. "Differential Responses to Lithium in Hyperexcitable Neurons from Patients with Bipolar Disorder". *Nature* 527(7576) (2015): 95–99. doi: 10.1038/nature15526.
17. J. A. Rosenkranz, E. R. Venheim e M. Padival. "Chronic Stress Causes Amygdala Hyperexcitability in Rodents". *Biol Psychiatry* 67(12) (2010): 1128–1136. doi: 10.1016/j.biopsych.2010.02.008.
18. Marco Morsch, Rowan Radford, Albert Lee, Emily Don, Andrew Badrock, Thomas Hall, Nicholas Cole e Roger Chung. "In Vivo Characterization of Microglial Engulfment of Dying Neurons in the Zebrafish Spinal Cord". *Front Cell Neurosci* 9 (2015): 321. doi: 10.3389/fncel.2015.00321.
19. D. Alnas, T. Kaufmann, D. van der Meer et al. "Brain Heterogeneity in Schizophrenia and Its Association with Polygenic Risk". *JAMA Psychiatry* 76(7) (published online April 10, 2019): 739–748. doi: 10.1001/jamapsychiatry.2019.0257.
20. J. Allen, R. Romay-Tallon, K. J. Brymer, H. J. Caruncho e L. E. Kalynchuk. "Mitochondria and Mood: Mitochondrial Dysfunction as a Key Player in the Manifestation of Depression". *Front Neurosci* 12 (6 de junho de 2018): 386. doi: 10.3389/fnins.2018.00386.
21. D. Ben-Shachar e R. Karry. "Neuroanatomical Pattern of Mitochondrial Complex I Pathology Varies Between Schizophrenia, Bipolar Disorder and Major Depression". *PLoS One* 3(11) (2008): e3676. doi: 10.1371/journal.pone.0003676.
22. J. Pu, Y. Liu, H. Zhang et al. "An Integrated Meta-Analysis of Peripheral Blood Metabolites and Biological Functions in Major Depressive Disorder". *Mol Psychiatry* 26 (2020): 4265–4276. doi: 10.1038/s41380-020-0645-4.
23. C. Nasca, B. Bigio, F. S. Lee et al. "Acetyl-L-Carnitine Deficiency in Patients with Major Depressive Disorder". *Proc Natl Acad Sci USA* 115(34) (2018): 8627–8632. doi: 10.1073/pnas.1801609115.
24. Ait Tayeb, Abd El Kader, Romain Colle, Khalil El-Asmar, Kenneth Chappell, Cécile Acquaviva-Bourdain, Denis J. David, Severine Trabado et al. "Plasma Acetyl-L-Carnitine and L-Carnitine in Major Depressive Episodes: A Case–Control Study Before and After Treatment". *Psychol Med* (2021): 1–10. doi: 10.1017/S003329172100413X.
25. E. Gebara, O. Zanoletti, S. Ghosal, J. Grosse, B. L. Schneider, G. Knott, S. Astori e C. Sandi. "Mitofusin-2 in the Nucleus Accumbens Regulates Anxiety and Depression-like Behaviors Through Mitochondrial and Neuronal Actions". *Biol Psychiatry* 89(11) (2021): 1033–1044. doi: 10.1016/j.biopsych.2020.12.003.
26. M. D. Altschule, D. H. Henneman, P. Holliday e R. M. Goncz. "Carbohydrate Metabolism in Brain Disease. VI. Lactate Metabolism After Infusion of Sodium d-Lactate in Manic-Depressive and Schizophrenic Psychoses". *AMA Arch Intern Med* 98 (1956): 35–38. doi: 10.1001/archinte.1956.00250250041006.
27. Gerwyn Morris, Ken Walder, Sean L. McGee, Olivia M. Dean, Susannah J. Tye, Michael Maes e Michael Berk. "A Model of the Mitochondrial Basis of Bipolar Disorder". *Neurosci Biobehav Rev* 74 (2017): 1–20. doi: 10.1016/j.neubiorev.2017.01.014.
28. Anna Giménez-Palomo, Seetal Dodd, Gerard Anmella, Andre F. Carvalho, Giselli Scaini, Joao Quevedo, Isabella Pacchiarotti, Eduard Vieta e Michael Berk. "The Role of Mitochondria in Mood Disorders: From Physiology to Pathophysiology and to Treatment". *Front Psychiatry* 12 (2021): 977. doi: 10.3389/fpsyt.2021.546801.
29. D. Wang, Z. Li, W. Liu et al. "Differential Mitochondrial DNA Copy Number in Three Mood States of Bipolar Disorder". *BMC Psychiatry* 18 (2018): 149. doi: 10.1186/s12888-018-1717-8.
30. G. Preston, F. Kirdar e T. Kozicz. "The Role of Suboptimal Mitochondrial Function in Vulnerability to Post-traumatic Stress Disorder". *J Inherit Metab Dis* 41(4) (2018): 585–596. doi: 10.1007/s10545-018-0168-1.
31. S. Ali, M. Patel, S. Jabeen, R. K. Bailey, T. Patel, M. Shahid, W. J. Riley e A. Arain. "Insight into Delirium". *Innov Clin Neurosci* 8(10) (2011): 25–34. PMID: 22132368.
32. A. J. Slooter, D. Van, R. R. Leur e I. J. Zaal. "Delirium in Critically Ill Patients". *Handb Clin Neurol* 141 (2017): 449–466. doi: 10.1016/B978-0-444-63599-0.00025-9.

33. G. L. Engel e J. Romano. "Delirium, a Syndrome of Cerebral Insufficiency". *J Chronic Dis.* 9(3) (1959): 260–277. doi: 10.1016/0021-9681(59)90165-1.
34. J. E. Wilson, M. F. Mart, C. Cunningham et al. "Delirium". *Nat Rev Dis Primers* 6 (2020): 90. doi: 10.1038/s41572-020-00223-4.
35. L. R. Haggstrom, J. A. Nelson, E. A. Wegner e G. A. Caplan. "2-(18)F-fluoro-2-deoxyglucose Positron Emission Tomography in Delirium". *J. Cereb. Blood Flow Metab* 37(11) (2017): 3556–3567. doi: 10.1177/0271678X17701764.
36. A. J. Slooter, D. Van, R. R. Leur e I. J. Zaal. "Delirium in Critically Ill Patients". *Handb Clin Neurol* 141 (2017): 449–466. doi: 10.1016/B978-0-444-63599-0.00025-9; T. E. Goldberg, C. Chen, Y. Wang et al. "Association of Delirium with Long-Term Cognitive Decline: A Meta-analysis". *JAMA Neurol.* Publicado online em 13 de julho de 2020. doi: 10.1001/jamaneurol.2020.2273.
37. G. Naeije, I. Bachir, N. Gaspard, B. Legros e T. Pepersack. "Epileptic Activities and Older People Delirium". *Geriatr Gerontol Int* 14(2) (2014): 447–451. doi: 10.1111/ggi.12128.
38. Jorge I. F. Salluh, Han Wang, Eric B. Schneider, Neeraja Nagaraja, Gayane Yenokyan, Abdulla Damluji, Rodrigo B. Serafim e Robert D. Stevens. "Outcome of Delirium in Critically Ill Patients: Systematic Review and Meta-Analysis". *BMJ* 350 (2015). doi: 10.1136/bmj.h2538.
39. Sharon K. Inouye. "Delirium in Older Persons". *N Engl J Med* 354(11) (2006): 1157–65. doi: 10.1056/NEJMra052321.
40. Robert Hatch, Duncan Young, Vicki Barber, John Griffiths, David A. Harrison e Peter Watkinson. "Anxiety, Depression and Post Traumatic Stress Disorder after Critical Illness: A UK-Wide Prospective Cohort Study". *Crit Care* 22(1) (2018): 310. doi: 10.1186/s13054-018-2223-6.
41. O. Plana-Ripoll, C. B. Pedersen, Y. Holtz et al. "Exploring Comorbidity Within Mental Disorders Among a Danish National Population". *JAMA Psychiatry* (publicado online em 16 de janeiro de 2019). doi: 10.1001/jamapsychiatry.2018.3658ArticleGoogle Scholar.

Capítulo 10

1. S. Umesh e S. H. Nizamie. "Genetics in Psychiatry". *Indian J Hum Genet* 20(2) (2014): 120–128. doi: 10.4103/0971-6866.142845.
2. Richard Border, Emma C. Johnson, Luke M. Evans, Andrew Smolen, Noah Berley, Patrick F. Sullivan e Matthew C. Keller. "No Support for Historical Candidate Gene or Candidate Gene-by-Interaction Hypotheses for Major Depression Across Multiple Large Samples". *Am J Psychiatry* 176(5) (2019): 376–387. doi: 10.1176/appi.ajp.2018.18070881.
3. G. Scaini, G. T. Rezin, A. F. Carvalho, E. L. Streck, M. Berk e J. Quevedo. "Mitochondrial Dysfunction in Bipolar Disorder: Evidence, Pathophysiology and Translational Implications". *Neurosci Biobehav* 68 (Rev. setembro de 2016): 694–713. doi: 10.1016/j.neubiorev.2016.06.040.
4. S. Michels, G. K. Ganjam, H. Martins et al. "Downregulation of the Psychiatric Susceptibility Gene *Cacna1c* Promotes Mitochondrial Resilience to Oxidative Stress in Neuronal Cells". *Cell Death Dis* 4(54) (2018): 54. doi: 10.1038/s41420-018-0061-6.
5. Lixia Qin, Zhu Xiongwei, and Robert P. Friedland. "ApoE and Mitochondrial Dysfunction". *Neurology* 94(23) (2020): 1009. doi: 10.1212/WNL.0000000000009569.
6. Y. Yamazaki, N. Zhao, T. R. Caulfield, C. C. Liu e G. Bu. "Apolipoprotein E and Alzheimer Disease: Pathobiology and Targeting Strategies". *Nat Rev Neurol* 15(9) (2019): 501–518. doi: 10.1038/s41582-019-0228-7.
7. J. Yin, E. M. Reiman, T. G. Beach et al. "Effect of ApoE Isoforms on Mitochondria in Alzheimer Disease". *Neurology* 94(23) (2020): e2404–e2411. doi: 10.1212/WNL.0000000000009582.
8. E. Schmukler, S. Solomon, S. Simonovitch et al. "Altered Mitochondrial Dynamics and Function in *APOE4*-Expressing Astrocytes". *Cell Death Dis* 11(7) (2020): 578. doi: 10.1038/s41419-020-02776-4.

9. A. L. Lumsden, A. Mulugeta, A. Zhou e E. Hyppönen. "Apolipoprotein E (APOE) Genotype-Associated Disease Risks: A Phenome-Wide, Registry-Based, Case-Control Study Utilising the UK Biobank". *EBioMedicine* 59 (2020):102954. doi: 10.1016/j.ebiom.2020.102954.
10. M. S. Sharpley, C. Marciniak, K. Eckel-Mahan, M. McManus, M. Crimi, K. Waymire, C. S. Lin, S. Masubuchi, N. Friend, M. Koike, D. Chalkia, G. MacGregor, P. Sassone-Corsi e D. C. Wallace. "Heteroplasmy of Mouse mtDNA Is Genetically Unstable and Results in Altered Behavior and Cognition". *Cell* 151(2) (2012): 333–343. doi: 10.1016/j.cell.2012.09.004. PMID: 23063123; PMCID: PMC4175720.
11. Centros de Controle e Prevenção de Doenças. "What Is Epigenetics?" CDC, Departamento de Saúde e Serviços Humanos dos EUA. https://www.cdc.gov/genomics/disease/epigenetics.htm. Obtido em 30/10/2021.
12. T. J. Roseboom. "Epidemiological Evidence for the Developmental Origins of Health and Disease: Effects of Prenatal Undernutrition in Humans". *J Endocrinol* 242(1) (1º de julho de 2019): T135–T144. doi: 10.1530/JOE-18-0683.
13. J. P. Etchegaray e R. Mostoslavsky. "Interplay Between Metabolism and Epigenetics: A Nuclear Adaptation to Environmental Changes". *Mol Cell* 62(5) (2016): 695–711. doi: 10.1016/j.molcel.2016.05.029.
14. P. H. Ear, A. Chadda, S. B. Gumusoglu, M. S. Schmidt, S. Vogeler, J. Malicoat, J. Kadel, M. M. Moore, M. E. Migaud, H. E. Stevens e C. Brenner. "Maternal Nicotinamide Riboside Enhances Postpartum Weight Loss, Juvenile Offspring Development, and Neurogenesis of Adult Offspring". *Cell Rep* 26(4) (2019): 969–983.e4. doi: 10.1016/j.celrep.2019.01.007.
15. R. Yehuda e A. Lehrner. "Intergenerational Transmission of Trauma Effects: Putative Role of Epigenetic Mechanisms". *World Psychiatry* 17(3) (2018): 243–257. doi: 10.1002/wps.20568.
16. D. A. Dickson, J. K. Paulus, V. Mensah et al. "Reduced Levels of miRNAs 449 and 34 in Sperm of Mice and Men Exposed to Early Life Stress". *Transl Psychiatry* 8 (2018): 101. doi: 10.1038/s41398-018-0146-2.
17. S. Lupien, B. McEwen, M. Gunnar et al. "Effects of Stress Throughout the Lifespan on the Brain, Behaviour, and Cognition". *Nat Rev Neurosci* 10 (2009): 434–445. doi: 10.1038/nrn2639.

Capítulo 11

1. Julian M. Yabut, Justin D. Crane, Alexander E. Green, Damien J. Keating, Waliul I. Khan e Gregory R. Steinberg. "Emerging Roles for Serotonin in Regulating Metabolism: New Implications for an Ancient Molecule". *Endocr Rev* 40(4) (2019): 1092–1107. doi: 10.1210/er.2018-00283.
2. Sashaina E. Fanibunda, Deb Sukrita, Babukrishna Maniyadath, Praachi Tiwari, Utkarsha Ghai, Samir Gupta, Dwight Figueiredo et al. "Serotonin Regulates Mitochondrial Biogenesis and Function in Rodent Cortical Neurons via the 5-HT2A Receptor and SIRT1–PGC-1α Axis". *Proc Natl Acad Sci USA* 116(22) (2019): 11028. doi: 10.1073/pnas.1821332116.
3. M. Accardi, B. Daniels, P. Brown et al. "Mitochondrial Reactive Oxygen Species Regulate the Strength of Inhibitory GABA-Mediated Synaptic Transmission". *Nat Commun* 5 (2014): 3168. doi: 10.1038/ncomms4168.
4. A. K. Kanellopoulos, V. Mariano, M. Spinazzi, Y. J. Woo, C. McLean, U. Pech, K. W. Li, J. D. Armstrong, A. Giangrande, P. Callaerts, A. B. Smit, B. S. Abrahams, A. Fiala, T. Achsel e C. Bagni. "Aralar Sequesters GABA into Hyperactive Mitochondria, Causing Social Behavior Deficits". *Cell* 180(6) (19 de março de 2020): 1178–1197.e20. doi: 10.1016/j.cell.2020.02.044.
5. Ryutaro Ikegami, Ippei Shimizu, Takeshi Sato, Yohko Yoshida, Yuka Hayashi, Masayoshi Suda, Goro Katsuumi et al. "Gamma-Aminobutyric Acid Signaling in Brown Adipose Tissue Promotes Systemic Metabolic Derangement in Obesity". *Cell Rep* 24(11) (2018): 2827–2837.e5. doi: 10.1016/j.celrep.2018.08.024.

6. S. M. Graves, Z. Xie, K. A. Stout et al. "Dopamine Metabolism by a Monoamine Oxidase Mitochondrial Shuttle Activates the Electron Transport Chain". *Nat Neurosci* 23 (2020): 15–20.
7. D. Aslanoglou, S. Bertera, M. Sánchez-Soto et al. "Dopamine Regulates Pancreatic Glucagon and Insulin Secretion via Adrenergic and Dopaminergic Receptors". *Transl Psychiatry* 11(1) (2021): 59. doi: 10.1038/s41398-020-01171-z.
8. M. van der Kooij, F. Hollis, L. Lozano et al. "Diazepam Actions in the VTA Enhance Social Dominance and Mitochondrial Function in the Nucleus Accumbens by Activation of Dopamine D1 Receptors". *Mol Psychiatry* 23(3) (2018): 569–578. doi: 10.1038/mp.2017.135.
9. M. van der Kooij et al. "Diazepam Actions in the VTA Enhance Social Dominance and Mitochondrial Function in the Nucleus Accumbens by Activation of Dopamine D1 Receptors".
10. T. L. Emmerzaal, G. Nijkamp, M. Veldic, S. Rahman, A. C. Andreazza, E. Morava, R. J. Rodenburg e T. Kozicz. "Effect of Neuropsychiatric Medications on Mitochondrial Function: For Better or for Worse". *Neurosci Biobehav* 127 (Rev. agosto de 2021): 555–571. doi: 10.1016/j.neubiorev.2021.05.001.
11. Martin Lundberg, Vincent Millischer, Lena Backlund, Lina Martinsson, Peter Stenvinkel, Carl M. Sellgren, Catharina Lavebratt e Martin Schalling. "Lithium and the Interplay Between Telomeres and Mitochondria in Bipolar Disorder". *Front Psychiatry* 11 (2020): 997. doi: 10.3389/fpsyt.2020.586083.
12. M. Hu, R. Wang, X. Chen, M. Zheng, P. Zheng, Z. Boz, R. Tang, K. Zheng, Y. Yu e X. F. Huang. "Resveratrol Prevents Haloperidol-Induced Mitochondria Dysfunction Through the Induction of Autophagy in SH-SY5Y Cells". *Neurotoxicology* 87 (2021): 231–242. doi: 10.1016/j.neuro.2021.10.007.
13. D. C. Goff, G. Tsai, M. F. Beal e J. T. Coyle. "Tardive Dyskinesia and Substrates of Energy Metabolism in CSF". *Am J Psychiatry* 152(12) (1995): 1730–6. doi: 10.1176/ajp.152.12.1730. PMID: 8526238.
14. M. Salsaa, B.Pereira, J. Liu et al. "Valproate Inhibits Mitochondrial Bioenergetics and Increases Glycolysis in *Saccharomyces cerevisiae*". *Sci Rep* 10(1) (2020): 11785. doi: 10.1038/s41598-020-68725-5.
15. J. F. Hayes, A. Lundin, S. Wicks, G. Lewis, I. C. K. Wong, D. P. J. Osborn e C. Dalman. "Association of Hydroxylmethyl Glutaryl Coenzyme A Reductase Inhibitors, L-Type Calcium Channel Antagonists, and Biguanides with Rates of Psychiatric Hospitalization and Self-Harm in Individuals with Serious Mental Illness". *JAMA Psychiatry* 76(4) (2019): 382–390. doi: 10.1001/jamapsychiatry.2018.3907.
16. S. Martín-Rodriguez, P. de Pablos-Velasco e J. A. L. Calbet. "Mitochondrial Complex I Inhibition by Metformin: Drug-Exercise Interactions". *Trends Endocrinol Metab* 31(4) (abril de 2020): 269–271. doi: 10.1016/j.tem.2020.02.003.

Capítulo 12

1. P. Maechler. "Mitochondrial Function and Insulin Secretion". *Mol Cell Endocrinol* 379(1–2) (2013): 12–18. doi: 10.1016/j.mce.2013.06.019.
2. W. I. Sivitz e M. A. Yorek. "Mitochondrial Dysfunction in Diabetes: From Molecular Mechanisms to Functional Significance and Therapeutic Opportunities". *Antioxid Redox Signal* 12(4) (2010): 537–577. doi: 10.1089/ars.2009.2531.
3. C. S. Stump, K. R. Short, M. L. Bigelow, J. M. Schimke e K. S. Nair. "Effect of Insulin on Human Skeletal Muscle Mitochondrial ATP Production, Protein Synthesis, and mRNA Transcripts". *Proc Natl Acad Sci USA* 100(13) (2003): 7996–8001. doi: 10.1073/pnas.1332551100.
4. A. Kleinridders, H. A. Ferris, W. Cai e C. R. Kahn. "Insulin Action in Brain Regulates Systemic Metabolism and Brain Function". *Diabetes* 63(7) (2014): 2232–2243. doi: 10.2337/db14-0568.
5. E. Blázquez, E. Velázquez, V. Hurtado-Carneiro e J. M. Ruiz-Albusac. "Insulin in the Brain: Its Pathophysiological Implications for States Related with Central Insulin Resistance, Type 2 Diabetes and Alzheimer's Disease". *Front Endocrinol* (Lausanne) 5 (2014): 161. doi: 10.3389/fendo.2014.00161.
6. Z. Jin, Y. Jin, S. Kumar-Mendu, E. Degerman, L. Groop e B. Birnir. "Insulin Reduces Neuronal Excitability by Turning on GABA(A) Channels That Generate Tonic Current". *PLoS One* 6(1) (2011): e16188. doi: 10.1371/journal.pone.0016188.

7. Ismael González-Garcia, Tim Gruber e Cristina García-Cáceres. "Insulin Action on Astrocytes: From Energy Homeostasis to Behaviour". *J Neuroendocrinol* 33(4) (2021): e12953. doi: 10.1111/jne.12953.
8. A. Kleinridders, W. Cai, L. Cappellucci, A. Ghazarian, W. R. Collins, S. G. Vienberg, E. N. Pothos e C. R. Kahn. "Insulin Resistance in Brain Alters Dopamine Turnover and Causes Behavioral Disorders". *Proc Natl Acad Sci USA* 112(11) (2015): 3463-3468. doi: 10.1073/pnas.1500877112.
9. Virginie-Anne Chouinard, David C. Henderson, Chiara Dalla Man, Linda Valeri, Brianna E. Gray, Kyle P. Ryan, Aaron M. Cypess, Claudio Cobelli, Bruce M. Cohen e Dost Öngür. "Impaired Insulin Signaling in Unaffected Siblings and Patients with First-Episode Psychosis". *Mol Psychiatry* 24 (2018). doi: 10.1038/s41380-018-0045-1.
10. B. I. Perry, J. Stochl, R. Upthegrove et al. "Longitudinal Trends in Childhood Insulin Levels and Body Mass Index and Associations with Risks of Psychosis and Depression in Young Adults". *JAMA Psychiatry* 78(4) (2021): 416-425. doi: 10.1001/jamapsychiatry.2020.4180.
11. B. J. Neth e S. Craft. "Insulin Resistance and Alzheimer's Disease: Bioenergetic Linkages. *Front Aging Neurosci* 9 (2017): 345. doi: 10.3389/fnagi.2017.00345; Y. An, V. R. Varma, S. Varma, R. Casanova, E. Dammer, O. Pletnikova, C. W. Chia, J. M. Egan, L. Ferrucci, J. Troncoso, A. I. Levey, J. Lah, N. T. Seyfried, C. Legido-Quigley, R. O'Brien e M. Thambisetty. "Evidence for Brain Glucose Dysregulation in Alzheimer's Disease". *Alzheimers Dement* 14(3) (2018): 318-329. doi: 10.1016/j.jalz.2017.09.011.
12. S. Craft, L. D. Baker, T. J. Montine et al. "Intranasal Insulin Therapy for Alzheimer Disease and Amnestic Mild Cognitive Impairment: A Pilot Clinical Trial". *Arch Neurol* 69(1) (2012): 29-38. doi: 10.1001/archneurol.2011.233.
13. S. Craft, R. Raman, T. W. Chow et al. "Safety, Efficacy, and Feasibility of Intranasal Insulin for the Treatment of Mild Cognitive Impairment and Alzheimer Disease Dementia: A Randomized Clinical Trial". *JAMA Neurol* 77(9) (2020): 1099-1109. doi: 10.1001/jamaneurol.2020.1840.
14. R. S. McIntyre, J. K. Soczynska, H. O. Woldeyohannes, A. Miranda, A. Vaccarino, G. Macqueen, G. F. Lewis e S. H. Kennedy. "A Randomized, Double-Blind, Controlled Trial Evaluating the Effect of Intranasal Insulin on Neurocognitive Function in Euthymic Patients with Bipolar Disorder". *Bipolar Disord* 14(7) (2012): 697-706. doi: 10.1111/bdi.12006.
15. Jamaica R. Rettberg, Jia Yao e Roberta Diaz Brinton. "Estrogen: A Master Regulator of Bioenergetic Systems in the Brain and Body". *Front Neuroendocrinol* 35(1) (2014): 8-30. doi: 10.1016/j.yfrne.2013.08.001.
16. L. Mosconi, V. Berti, C. Quinn, P. McHugh, G. Petrongolo, R. S. Osorio, C. Connaughty, A. Pupi, S. Vallabhajosula, R. S. Isaacson, M. J. de Leon, R. H. Swerdlow e R. D. Brinton. "Perimenopause and Emergence of an Alzheimer's Bioenergetic Phenotype in Brain and Periphery". *PLoS One* 12(10) (2017): e0185926. doi: 10.1371/journal.pone.0185926
17. Y. Hara, F. Yuk, R. Puri, W. G. Janssen, P. R. Rapp e J. H. Morrison. "Presynaptic Mitochondrial Morphology in Monkey Prefrontal Cortex Correlates with Working Memory and Is Improved with Estrogen Treatment". *Proc Natl Acad Sci USA* 111(1) (2014): 486-491. doi: 10.1073/pnas.1311310110.
18. Charlotte Wessel Skovlund, Lina Steinrud Mørch, Lars Vedel Kessing e Øjvind Lidegaard. "Association of Hormonal Contraception with Depression". *JAMA Psychiatry* 73(11) (2016): 1154-1162. doi: 10.1001/jamapsychiatry.2016.2387.
19. C. W. Skovlund, L. S. Mørch, L. V. Kessing, T. Lange, and Ø. Lidegaard. "Association of Hormonal Contraception with Suicide Attempts and Suicides". *Am J Psychiatry* 175(4) (2018): 336-342. doi: 10.1176/appi.ajp.2017.17060616.
20. Federica Cioffi, Rosalba Senese, Antonia Lanni e Fernando Goglia. "Thyroid Hormones and Mitochondria: With a Brief Look at Derivatives and Analogues". *Mol Cell Endocrinol* 379(1) (2013): 51-61. doi: 10.1016/j.mce.2013.06.006.
21. Rohit A. Sinha, Brijesh K. Singh, Jin Zhou, Yajun Wu, Benjamin L. Farah, Kenji Ohba, Ronny Lesmana, Jessica Gooding, Boon-Huat Bay e Paul M. Yen. "Thyroid Hormone Induction of Mitochondrial

Activity Is Coupled to Mitophagy via ROS-AMPK-ULK1 Signaling". *Autophagy* 11(8) (2015): 1341-1357. doi: 10.1080/15548627.2015.1061849.
22. S. Chakrabarti. "Thyroid Functions and Bipolar Affective Disorder". *J Thyroid Res* 2011 (2011): 306367. doi: 10.4061/2011/306367; N. C. Santos, P. Costa, D. Ruano et al. "Revisiting Thyroid Hormones in Schizophrenia". *J Thyroid Res* 2012 (2012): 569147. doi: 10.1155/2012/569147.

Capítulo 13

1. Steven W. Cole, John P. Capitanio, Katie Chun, Jesusa M. G. Arevalo, Jeffrey Ma e John T. Cacioppo. "Myeloid Differentiation Architecture of Leukocyte Transcriptome Dynamics in Perceived Social Isolation". *Proc Natl Acad Sci USA* 112(49) (2015): 15142-15147. doi: 10.1073/pnas.1514249112.
2. Y. Luo, L. C. Hawkley, L. J. Waite e J. T. Cacioppo. "Loneliness, Health, and Mortality in Old Age: A National Longitudinal Study". *Soc Sci Med* 74(6) (2012): 907-914. doi: 10.1016/j.socscimed.2011.11.028.
3. J. Wang, D. Xiao, H. Chen et al. "Cumulative Evidence for Association of Rhinitis and Depression." *Allergy Asthma Clin Immunol* 17(1) (2021): 111. doi: 10.1186/s13223-021-00615-5.
4. O. Köhler-Forsberg, L. Petersen, C. Gasse et al. "A Nationwide Study in Denmark of the Association Between Treated Infections and the Subsequent Risk of Treated Mental Disorders in Children and Adolescents". *JAMA Psychiatry* 76(3) (2019): 271-279. doi: 10.1001/jamapsychiatry.2018.3428.
5. A. West, G. Shadel e Ghosh. "Mitochondria in Innate Immune Responses". *Nat Rev Immunol* 11 (2011): 389-402. doi: 10.1038/nri2975
6. Z. Liu e T. S. Xiao. "Partners with a Killer: Metabolic Signaling Promotes Inflammatory Cell Death". *Cell* 184(17) (2021): 4374-4376. doi: 10.1016/j.cell.2021.07.036.
7. D. N. Doll, S. L. Rellick, T. L. Barr, X. Ren e J. W. Simpkins. "Rapid Mitochondrial Dysfunction Mediates TNF-Alpha-Induced Neurotoxicity". *J Neurochem* 132(4) (2015): 443-451. doi: 10.1111/jnc.13008.
8. B. Shan, E. Vazquez e J. A. Lewis. "Interferon Selectively Inhibits the Expression of Mitochondrial Genes: A Novel Pathway for Interferon-Mediated Responses". *EMBO J* 9(13) (1990): 4307-4314. doi: 10.1002/j.1460-2075.1990.tb07879.x.
9. S. B. Minchenberg e P. T. Massa. "The Control of Oligodendrocyte Bioenergetics by Interferon-Gamma (IFN-γ) and Src Homology Region 2 Domain-Containing Phosphatase-1 (SHP-1)". *J Neuroimmunol* 331 (2019): 46-57. doi: 10.1016/j.jneuroim.2017.10.015.
10. H. G. Coman, D. C. Herța e B. Nemeș. "Psychiatric Adverse Effects Of Interferon Therapy". *Clujul Med* 86(4) (2013): 318-320.
11. B. J. S. Al-Haddad, B. Jacobsson, S. Chabra, D. Modzelewska, E. M. Olson, R. Bernier, D. A. Enquobahrie, H. Hagberg, S. Östling, L. Rajagopal, K. M. Adams Waldorf e V. Sengpiel. "Long-Term Risk of Neuropsychiatric Disease After Exposure to Infection In Utero". *JAMA Psychiatry* 76(6) (2019): 594-602. doi: 10.1001/jamapsychiatry.2019.0029. PMID: 30840048; PMCID: PMC6551852.
12. A. H. Miller e C. L. Raison. "Are Anti-inflammatory Therapies Viable Treatments for Psychiatric Disorders? Where the Rubber Meets the Road." *JAMA Psychiatry* 72(6) (2015): 527-528. doi:10.1001/jamapsychiatry.2015.22.

Capítulo 14

1. Jaqueline B. Schuch, Julia P. Genro, Clarissa R. Bastos, Gabriele Ghisleni, and Luciana Tovo-Rodrigues. "The Role of CLOCK Gene in Psychiatric Disorders: Evidence from Human and Animal Research". *Am J Med Genet Part B* 177(2) (2018): 181-198. doi: 10.1002/ajmg.b.32599.
2. Karen Schmitt, Amandine Grimm, Robert Dallmann, Bjoern Oettinghaus, Lisa Michelle Restelli, Melissa Witzig, Naotada Ishihara et al. "Circadian Control of DRP1 Activity Regulates Mitochondrial Dynamics and Bioenergetics". *Cell Metab* 27(3) (2018): 657-666.e5. doi: 10.1016/j.cmet.2018.01.011.

3. Ana C. Andreazza, Monica L. Andersen, Tathiana A. Alvarenga, Marcos R. de-Oliveira, Fernanda Armani, Francieli S. Ruiz, Larriany Giglio, José C. F. Moreira, Flávio Kapczinski e Sergio Tufik. "Impairment of the Mitochondrial Electron Transport Chain Due to Sleep Deprivation in Mice". *J Psychiatr Res* 44(12) (2010): 775–780. doi: 10.1016/j.jpsychires.2010.01.015.
4. Martin Picard, Bruce S. McEwen, Elissa S. Epel e Carmen Sandi. "An Energetic View of Stress: Focus on Mitochondria". *Front Neuroendocrinol* 49 (2018): 72–85. doi: 10.1016/j.yfrne.2018.01.001.
5. Chongyang Chen, Chao Yang, Jing Wang, Xi Huang, Haitao Yu, Shangming Li, Shupeng Li et al. "Melatonin Ameliorates Cognitive Deficits Through Improving Mitophagy in a Mouse Model of Alzheimer's Disease". *J Pineal Res* 71(4) (2021): e12774. doi: 10.1111/jpi.12774.
6. H. Zhao, H. Wu, J. He et al. "Frontal Cortical Mitochondrial Dysfunction and Mitochondria-Related β-Amyloid Accumulation by Chronic Sleep Restriction in Mice". *Neuroreport* 27(12) (2016): 916–922. doi: 10.1097/WNR.0000000000000631.
7. C. B. Peek, A. H. Affinati, K. M. Ramsey, H. Y. Kuo, W. Yu, L. A. Sena, O. Ilkayeva, B. Marcheva, Y. Kobayashi, C. Omura, D. C. Levine, D. J. Bacsik, D. Gius, C. B. Newgard, E. Goetzman, N. S. Chandel, J. M. Denu, M. Mrksich e J. Bass. "Circadian Clock NAD+ Cycle Drives Mitochondrial Oxidative Metabolism in Mice". *Science* 342(6158) (2013): 1243417. doi: 10.1126/science.1243417.
8. A. Kempf, S. M. Song, C. B. Talbot et al. "A Potassium Channel β-subunit Couples Mitochondrial Electron Transport to Sleep". *Nature* 568(7751) (2019): 230–234. doi: 10.1038/s41586-019-1034-5.
9. Keri J. Fogle, Catherina L. Mobini, Abygail S. Paseos e Michael J. Palladino. "Sleep and Circadian Defects in a Drosophila Model of Mitochondrial Encephalomyopathy". *Neurobiol Sleep Circadian Rhythm* 6 (2019): 44–52. doi: 10.1016/j.nbscr.2019.01.003.
10. Guido Primiano, Valerio Brunetti, Catello Vollono, Anna Losurdo, Rossana Moroni, Giacomo Della Marca e Serenella Servidei. "Sleep-Disordered Breathing in Adult Patients with Mitochondrial Diseases". *Neurology* 96(2) (2021): e241. doi: 10.1212/WNL.0000000000011005.
11. N. N. Osborne, C. Núñez-Álvarez, S. Del Olmo-Aguado e J. Merrayo-Lloves. "Visual Light Effects on Mitochondria: The Potential Implications in Relation to Glaucoma". *Mitochondrion* 36 (2017): 29–35. doi: 10.1016/j.mito.2016.11.009. Epub 2016 Nov 24. PMID: 27890822.
12. A. Sreedhar, L. Aguilera-Aguirre e K. K. Singh. "Mitochondria in Skin Health, Aging, and Disease". *Cell Death Dis* 11(6) (2020): 444. doi: 10.1038/s41419-020-2649-z.
13. H. Zhu, N. Wang, L. Yao, Q. Chen, R. Zhang, J. Qian, Y. Hou, W. Guo, S. Fan, S. Liu, Q. Zhao, F. Du, X. Zuo, Y. Guo, Y. Xu, J. Li, T. Xue, K. Zhong, X. Song, G. Huang e W. Xiong. "Moderate UV Exposure Enhances Learning and Memory by Promoting a Novel Glutamate Biosynthetic Pathway in the Brain". *Cell* 173(7) (2018): 1716–1727.e17. doi: 10.1016/j.cell.2018.04.014.
14. F. Salehpour, J. Mahmoudi, F. Kamari, S. Sadigh-Eteghad, S. H. Rasta e M. R. Hamblin. "Brain Photobiomodulation Therapy: A Narrative Review". *Mol Neurobiol* 55(8) (2018): 6601–6636. doi: 10.1007/s12035-017-0852-4.
15. P. D. Campbell, A. M. Miller e M. E. Woesner. "Bright Light Therapy: Seasonal Affective Disorder and Beyond". *Einstein J Biol Med* 32 (2017): E13–E25. PMID: 31528147; PMCID: PMC6746555.
16. R. Noordam et al. "Bright Sunlight Exposure May Decrease the Risk for Diabetes and CVD". *J Clin Endocrinol Metab* 104(7) (2019): 2903–2910. doi: 10.1210/jc.2018-02532.
17. J. F. Gottlieb, F. Benedetti, P. A. Geoffroy, T. E. G. Henriksen, R. W. Lam, G. Murray, J. Phelps, D. Sit, H. A. Swartz, M. Crowe, B. Etain, E. Frank, N. Goel, B. C. M. Haarman, M. Inder, H. Kallestad, S. Jae Kim, K. Martiny, Y. Meesters, R. Porter, R. F. Riemersma-van der Lek, P. S. Ritter, P. F. J. Schulte, J. Scott, J. C. Wu, X. Yu e S. Chen. "The Chronotherapeutic Treatment of Bipolar Disorders: A Systematic Review and Practice Recommendations from the ISBD Task Force on Chronotherapy and Chronobiology". *Bipolar Disord* 21(8) (2019): 741–773. doi: 10.1111/bdi.12847.

Capítulo 15

1. N. D. Volkow, R. A. Wise e R. Baler. "The Dopamine Motive System: Implications for Drug and Food Addiction". *Nat Rev Neurosci* 18(12) (2017): 741-752. doi: 10.1038/nrn.2017.130.
2. W. Li, Z. Wang, S. Syed et al. "Chronic Social Isolation Signals Starvation and Reduces Sleep in Drosophila". *Nature* 597(7875) (2021): 239-244. doi: 10.1038/s41586-021-03837-0.
3. G. Xia, Y. Han, F. Meng et al. "Reciprocal Control of Obesity and Anxiety-Depressive Disorder via a GABA and Serotonin Neural Circuit". *Mol Psychiatry* 26(7) (2021): 2837-2853. doi: 10.1038/s41380-021-01053-w.
4. E. Ginter e V. Simko. "New Data on Harmful Effects of Trans-Fatty Acids". *Bratisl Lek Listy* 117(5) (2016): 251-253. doi: 10.4149/bll_2016_048.
5. C. S. Pase, V. G. Metz, K. Roversi, K. Roversi, L. T. Vey, V. T. Dias, C. F. Schons, C. T. de David Antoniazzi, T. Duarte, M. Duarte e M. E. Burger. "Trans Fat Intake During Pregnancy or Lactation Increases Anxiety-like Behavior and Alters Proinflammatory Cytokines and Glucocorticoid Receptor Levels in the Hippocampus of Adult Offspring". *Brain Res Bull* 166 (2021): 110-117. doi: 10.1016/j.brainresbull.2020.11.016.
6. Theodora Psaltopoulou, Theodoros N. Sergentanis, Demosthenes B. Panagiotakos, Ioannis N. Sergentanis, Rena Kosti e Nikolaos Scarmeas. "Mediterranean Diet, Stroke, Cognitive Impairment, and Depression: A Meta-analysis". *Ann Neurol* 74(4) (2013): 580-91. doi: 10.1002/ana.23944.
7. M. P. Mollica, G. Mattace Raso, G. Cavaliere et al. "Butyrate Regulates Liver Mitochondrial Function, Efficiency, and Dynamics in Insulin-Resistant Obese Mice". *Diabetes* 66(5) (2017): 1405-1418. doi: 10.2337/db16-0924.
8. É. Szentirmai, N. S. Millican, A. R. Massie et al. "Butyrate, a Metabolite of Intestinal Bacteria, Enhances Sleep". *Sci Rep* 9(1) (2019): 7035. doi: 10.1038/s41598-019-43502-1.
9. S. M. Matt, J. M. Allen, M. A. Lawson, L. J. Mailing, J. A. Woods e R. W. Johnson. "Butyrate and Dietary Soluble Fiber Improve Neuroinflammation Associated with Aging in Mice". *Front Immunol* 9 (2018): 1832. doi: 10.3389/fimmu.2018.01832.
10. R. Mastrocola, F. Restivo, I. Vercellinatto, O. Danni, E. Brignardello, M. Aragno e G. Boccuzzi. "Oxidative and Nitrosative Stress in Brain Mitochondria of Diabetic Rats". *J Endocrinol* 187(1) (2005): 37-44. doi: 10.1677/joe.1.06269.
11. A. Czajka e A. N. Malik. "Hyperglycemia Induced Damage to Mitochondrial Respiration in Renal Mesangial and Tubular Cells: Implications for Diabetic Nephropathy". *Redox Biol* 10 (2016): 100-107. doi: 10.1016/j.redox.2016.09.007.
12. A. J. Sommerfield, I. J. Deary e B. M. Frier. "Acute Hyperglycemia Alters Mood State and Impairs Cognitive Performance in People with Type 2 Diabetes". *Diabetes Care* 27(10) (2004): 2335-2340. doi: 10.2337/diacare.27.10.2335.
13. M. Kirvalidze, A. Hodkinson, D. Storman, T. J. Fairchild, M. M. Bała, G. Beridze, A. Zuriaga, N. I. Brudasca e S. Brini. "The Role of Glucose in Cognition, Risk of Dementia, and Related Biomarkers in Individuals Without Type 2 Diabetes Mellitus or the Metabolic Syndrome: A Systematic Review of Observational Studies". *Neurosci Biobehav* 135 (Rev. abril de 2022): 104551. doi: 10.1016/j.neubiorev.2022.104551.
14. C. Toda, J. D. Kim, D. Impellizzeri, S. Cuzzocrea, Z. W. Liu, S. Diano. "UCP2 Regulates Mitochondrial Fission and Ventromedial Nucleus Control of Glucose Responsiveness". *Cell* 164(5) (2016): 872-883. doi: 10.1016/j.cell.2016.02.010.
15. A. Fagiolini, D. J. Kupfer, P. R. Houck, D. M. Novick e E. Frank. "Obesity as a Correlate of Outcome in Patients with Bipolar I Disorder". *Am J Psychiatry* 160(1) (2003): 112-117. doi: 10.1176/appi.ajp.160.1.112.
16. Noppamas Pipatpiboon, Wasana Pratchayasakul, Nipon Chattipakorn e Siriporn C. Chattipakorn. "PPARγ Agonist Improves Neuronal Insulin Receptor Function in Hippocampus and Brain

Mitochondria Function in Rats with Insulin Resistance Induced by Long Term High-Fat Diets". *Endocrinology* 153(1) (2012): 329–338. doi: 10.1210/en.2011-1502.
17. H. Y. Liu, E. Yehuda-Shnaidman, T. Hong et al. "Prolonged Exposure to Insulin Suppresses Mitochondrial Production in Primary Hepatocytes". *J Biol Chem* 284(21) (2009): 14087–14095. doi: 10.1074/jbc.M807992200.
18. K. Wardelmann, S. Blümel, M. Rath, E. Alfine, C. Chudoba, M. Schell, W. Cai, R. Hauffe, K. Warnke, T. Flore, K. Ritter, J. Weiß, C. R. Kahn e A. Kleinridders. "Insulin Action in the Brain Regulates Mitochondrial Stress Responses and Reduces Diet-Induced Weight Gain". *Mol Metab* 21(2019): 68–81. doi: 10.1016/j.molmet.2019.01.001.
19. J. D. Kim, N. A. Yoon, S. Jin e S. Diano. "Microglial UCP2 Mediates Inflammation and Obesity Induced by High-Fat Feeding". *Cell Metab* 30(5) (2019): 952–962. e5. doi: 10.1016/j.cmet.2019.08.010.
20. M. O. Dietrich, Z. W. Liu e T. L. Horvath. "Mitochondrial Dynamics Controlled by Mitofusins Regulate Agrp Neuronal Activity and Diet-Induced Obesity". *Cell* 155(1) (2013): 188-199. doi: 10.1016/j.cell.2013.09.004; M. Schneeberger, M. O. Dietrich, D. Sebastián et al. "Mitofusin 2 in POMC Neurons Connects ER Stress with Leptin Resistance and Energy Imbalance". *Cell* 155(1) (2013): 172–187. doi: 10.1016/j.cell.2013.09.003.
21. A. S. Rambold, B. Kostelecky, N. Elia e J. Lippincott-Schwartz. "Tubular Network Formation Protects Mitochondria from Autophagosomal Degradation During Nutrient Starvation". *Proc Natl Acad Sci USA* 108(25) (2011): 10190–10195. doi: 10.1073/pnas.1107402108.
22. A. Keys, J. Brozek, A. Henshel, O. Mickelson e H. L. Taylor. *The Biology of Human Starvation*, vols. 1–2 (Minneapolis: University of Minnesota Press, 1950).
23. C. Lindfors, I. A. Nilsson, P. M. Garcia-Roves, A. R. Zuberi, M. Karimi, L. R. Donahue, D. C. Roopenian, J. Mulder, M. Uhlén, T. J. Ekström, M. T. Davisson, T. G. Hökfelt, M. Schalling e J. E. Johansen. "Hypothalamic Mitochondrial Dysfunction Associated with Anorexia in the Anx/Anx Mouse". *Proc Natl Acad Sci USA* 108(44) (2011): 18108–18113. doi: 10.1073/pnas.1114863108.
24. V. M. Victor, S. Rovira-Llopis, V. Saiz-Alarcon et al. "Altered Mitochondrial Function and Oxidative Stress in Leukocytes of Anorexia Nervosa Patients". *PLoS One* 9(9) (2014): e 106463. doi: 10.1371/journal.pone.0106463.
25. P. Turnbaugh, R. Ley, M. Mahowald et al. "An Obesity-Associated Gut Microbiome with Increased Capacity for Energy Harvest". *Nature* 444(7122) (2006): 1027–1031. doi: 10.1038/nature05414.
26. D. N. Jackson e A. L. Theiss. "Gut Bacteria Signaling to Mitochondria in Intestinal Inflammation and Cancer". *Gut Microbes* 11(3) (2020): 285–304. doi: 10.1080/19490976.2019.1592421.
27. C. M. Palmer. "Diets and Disorders: Can Foods or Fasting Be Considered Psychopharmacologic Therapies?" *J Clin Psychiatry* 81(1) (2019): 19ac12727. doi: 10.4088/JCP.19ac12727. PMID: 31294934.
28. C. T. Hoepner, R. S. McIntyre e G. I. Papakostas. "Impact of Supplementation and Nutritional Interventions on Pathogenic Processes of Mood Disorders: A Review of the Evidence". *Nutrients* 13(3) (2021): 767. doi: 10.3390/nu13030767; Institutos Nacionais de Saúde, Escritório de Suplementos Dietéticos. 3 de junho de 2020. "Dietary Supplements for Primary Mitochondrial Disorders". NIH, https://ods.od.nih.gov/factsheets/PrimaryMitochondrialDisorders-HealthProfessional/. Obtido em 24/7/2021.
29. M. Berk, A. Turner, G. S. Malhi et al. "A Randomised Controlled Trial of a Mitochondrial Therapeutic Target for Bipolar Depression: Mitochondrial Agents, N-acetylcysteine, and Placebo". *BMC Med* 17(1) (2019): 18. [A correção publicada aparece em *BMC Med* 17(1) (2019): 35.] doi:10.1186/s12916-019-1257-1.
30. F. N. Jacka, A. O'Neil, R. Opie et al. "A Randomised Controlled Trial of Dietary Improvement for Adults with Major Depression (the 'SMILES' Trial)". *BMC Med* 15(1) (2017): 23. doi: 10.1186/s12916-017-0791-y.
31. K. A. Amick, G. Mahapatra, J. Bergstrom, Z. Gao, S. Craft, T. C. Register, C. A. Shively e A. J. A. Molina. "Brain Region-Specific Disruption of Mitochondrial Bioenergetics in Cynomolgus Macaques

Fed a Western Versus a Mediterranean Diet". *Am J Physiol Endocrinol Metab* 321(5) (2021): E652–E664. doi: 10.1152/ajpendo.00165.2021.
32. Y. Liu, A. Cheng, Y. J. Li, Y. Yang, Y. Kishimoto, S. Zhang, Y. Wang, R. Wan, S. M. Raefsky, D. Lu, T. Saito, T. Saido, J. Zhu, L. J. Wu e M. P. Mattson. "SIRT3 Mediates Hippocampal Synaptic Adaptations to Intermittent Fasting and Ameliorates Deficits in APP Mutant Mice". *Nat Commun* 10(1) (2019): 1886. doi: 10.1038/s41467-019-09897-1.
33. M. Mattson, K. Moehl, N. Ghena et al. "Intermittent Metabolic Switching, Neuroplasticity and Brain Health". *Nat Rev Neurosci* 19(2) (2018): 81–94. doi: 10.1038/nrn.2017.156.
34. K. J. Martin-McGill, R. Bresnahan, R. G. Levy e P. N. Cooper. "Ketogenic Diets for Drug-Resistant Epilepsy". *Cochrane Database Syst Rev* 6(5) (2020): CD001903. doi: 10.1002/14651858.CD001903.pub5.
35. K. J. Bough, J. Wetherington, B. Hassel, J. F. Pare, J. W. Gawryluk, J. G. Greene, R. Shaw, Y. Smith, J. D. Geiger e R. J. Dingledine. "Mitochondrial Biogenesis in the Anticonvulsant Mechanism of the Ketogenic Diet". *Ann Neurol* 60(2) (2006): 223–235. doi: 10.1002/ana.20899; J. M. Rho. "How Does the Ketogenic Diet Induce Anti-Seizure Effects?" *Neurosci Lett* 637 (2017): 4–10. doi: 10.1016/j.neulet.2015.07.034.
36. C. M. Palmer, J. Gilbert-Jaramillo e E. C. Westman. "The Ketogenic Diet and Remission of Psychotic Symptoms in Schizophrenia: Two Case Studies". *Schizophr Res* 208 (2019): 439–440. doi: 10.1016/j.schres.2019.03.019. Epub April 6, 2019. PMID: 30962118.
37. M. C. L. Phillips, L. M. Deprez, G. M. N. Mortimer et al. "Randomized Crossover Trial of a Modified Ketogenic Diet in Alzheimer's Disease". *Alzheimer's Res Ther* 13(1) (2021): 51. doi: 10.1186/s13195-021-00783-x.

Capítulo 16

1. H. K. Seitz, R. Bataller, H. Cortez-Pinto, B. Gao, A. Gual, C. Lackner, P. Mathurin, S. Mueller, G. Szabo e H. Tsukamoto. "Alcoholic Liver Disease". *Nat Rev Dis Primers* 4(1) (2018): 16. doi: 10.1038/s41572-018-0014-7. Erratum in: *Nat Rev Dis Primers* 4(1) (2018): 18. PMID: 30115921.
2. C. Tapia-Rojas, A. K. Torres e R. A. Quintanilla. "Adolescence Binge Alcohol Consumption Induces Hippocampal Mitochondrial Impairment That Persists During the Adulthood". *Neuroscience* 406 (2019): 356–368. doi: 10.1016/j.neuroscience.2019.03.018.
3. Nora D. Volkow, Sung Won Kim, Gene-Jack Wang, David Alexoff, Jean Logan, Lisa Muench, Colleen Shea et al. "Acute Alcohol Intoxication Decreases Glucose Metabolism but Increases Acetate Uptake in the Human Brain". *NeuroImage* 64 (2013): 277–283. doi: 10.1016/j.neuroimage.2012.08.057.
4. N. D. Volkow, G. J. Wang, E. Shokri Kojori, J. S. Fowler, H. Benveniste e D. Tomasi. "Alcohol Decreases Baseline Brain Glucose Metabolism More in Heavy Drinkers Than Controls but Has No Effect on Stimulation-Induced Metabolic Increases". *J Neurosci* 35(7) (2015): 3248–3255. doi:10.1523/JNEUROSCI.4877-14.2015.
5. C. E. Wiers, L. F. Vendruscolo, J. W. van der Veen et al. "Ketogenic Diet Reduces Alcohol Withdrawal Symptoms in Humans and Alcohol Intake in Rodents". *Sci Adv* 7(15) (2021): eabf6780. doi: 10.1126/sciadv.abf6780.
6. N. D. Volkow, J. M. Swanson, A. E. Evins, L. E. DeLisi, M. H. Meier, R. Gonzalez, M. A. Bloomfield, H. V. Curran e R. Baler. "Effects of Cannabis Use on Human Behavior, Including Cognition, Motivation, and Psychosis: A Review". *JAMA Psychiatry* 73(3) (2016): 292–297. doi: 10.1001/jamapsychiatry.2015.3278.
7. T. Harkany e T. L. Horvath. "(S)Pot on Mitochondria: Cannabinoids Disrupt Cellular Respiration to Limit Neuronal Activity". *Cell Metab* 25(1) (2017): 8–10. doi: 10.1016/j.cmet.2016.12.020.
8. M. D. Albaugh, J. Ottino-Gonzalez, A. Sidwell et al. "Association of Cannabis Use During Adolescence with Neurodevelopment". *JAMA Psychiatry* 78(9) (2021): 1031–1040. doi: 10.1001/jamapsychiatry.2021.1258.

9. D. Jimenez-Blasco, A. Busquets-Garcia et al. "Glucose Metabolism Links Astroglial Mitochondria to Cannabinoid Effects". *Nature* 583(7817) (2020): 603–608. doi: 10.1038/s41586-020-2470-y.
10. E. Hebert-Chatelain, T. Desprez, R. Serrat et al. "A Cannabinoid Link Between Mitochondria and Memory". *Nature* 539(7630) (November 24, 2016): 555–559. doi: 10.1038/nature20127.

Capítulo 17

1. S. R. Chekroud, R. Gueorguieva, A. B. Zheutlin, M. Paulus, H. M. Krumholz, J. H. Krystal e A. M. Chekroud. "Association Between Physical Exercise and Mental Health in 1.2 Million Individuals in the USA Between 2011 and 2015: A Cross-Sectional Study". *Lancet Psychiatry* 5(9) (2018): 739–746. doi: 10.1016/S2215-0366(18)30227-X.
2. G. A. Greendale, W. Han, M. Huang et al. "Longitudinal Assessment of Physical Activity and Cognitive Outcomes Among Women at Midlife". *JAMA Netw Open* 4(3) (2021): e213227. doi: 10.1001/jamanetworkopen.2021.3227.
3. J. Krogh, C. Hjorthøj, H. Speyer, C. Gluud, and M. Nordentoft. "Exercise for Patients with Major Depression: A Systematic Review with Meta-Analysis and Trial Sequential Analysis". *BMJ Open* 7(9) (2017): e014820. doi: 10.1136/bmjopen-2016-014820.
4. Organização Mundial da Saúde. *Motion for Your Mind: Physical Activity for Mental Health Promotion, Protection, and Care*. Copenhague: Escritório Regional da OMS para a Europa, 2019. https://www.euro.who.int/en/health-topics/disease-prevention/physical-activity/publications/2019/motion-for-your-mind-physical-activity-for-mental-health-promotion,-protection-and-care-2019.
5. K. Contrepois, S. Wu, K. J. Moneghetti, D. Hornburg et al. "Molecular Choreography of Acute Exercise". *Cell* 181(5) (2020): 1112–1130.e16. doi: 10.1016/j.cell.2020.04.043.
6. A. R. Konopka, J. L. Laurin, H. M. Schoenberg, J. J. Reid, W. M. Castor, C. A. Wolff, R. V. Musci, O. D. Safairad, M. A. Linden, L. M. Biela, S. M. Bailey, K. L. Hamilton e B. F. Miller. "Metformin Inhibits Mitochondrial Adaptations to Aerobic Exercise Training in Older Adults". *Aging Cell* 18(1) (2019): e12880. doi: 10.1111/acel.12880.
7. Kathrin Steib, Iris Schäffner, Ravi Jagasia, Birgit Ebert e D. Chichung Lie. "Mitochondria Modify Exercise-Induced Development of Stem Cell-Derived Neurons in the Adult Brain". *J Neurosci* 34(19) (2014): 6624. doi: 10.1523/JNEUROSCI.4972-13.2014.

Capítulo 18

1. H. T. Chugani, M. E. Behen, O. Muzik, C. Juhász, F. Nagy e D. C. Chugani. "Local Brain Functional Activity Following Early Deprivation: A Study of Postinstitutionalized Romanian Orphans". *Neuroimage* 14(6) (2001): 1290–1301. doi: 10.1006/nimg.2001.0917.
2. M. Picard, A. A. Prather, E. Puterman, A. Cuillerier, M. Coccia, K. Aschbacher, Y. Burelle, and E. S. Epel. "A Mitochondrial Health Index Sensitive to Mood and Caregiving Stress". *Biol Psychiatry* 84(1) (2018): 9–17. doi: 10.1016/j.biopsych.2018.01.012.
3. Frankl, V. E. *Man's Search for Meaning: An Introduction to Logotherapy* (Nova York: Simon & Schuster, 1984).
4. A. Alimujiang, A. Wiensch, J. Boss et al. "Association Between Life Purpose and Mortality Among US Adults Older Than 50 Years". *JAMA Netw Open* 2(5) (2019): e194270. doi: 10.1001/jamanetworkopen.2019.4270.
5. R. Cohen, C. Bavishi e A. Rozanski. "Purpose in Life and Its Relationship to All-Cause Mortality and Cardiovascular Events: A Meta-Analysis". *Psychosom Med* 78(2) (2016): 122–133. doi: 10.1097/PSY.0000000000000274.
6. L. Miller, R. Bansal, P. Wickramaratne et al. "Neuroanatomical Correlates of Religiosity and Spirituality: A Study in Adults at High and Low Familial Risk for Depression". *JAMA Psychiatry* 71(2) (2014): 128–135. doi: 10.1001/jamapsychiatry.2013.3067.

7. T. J. VanderWeele, S. Li, A. C. Tsai e I. Kawachi. "Association Between Religious Service Attendance and Lower Suicide Rates Among US Women". *JAMA Psychiatry* 73(8) (2016): 845–851. doi: 10.1001/jamapsychiatry.2016.1243.
8. H. G. Koenig. "Religion, Spirituality, and Health: The Research and Clinical Implications." *ISRN Psychiatry* 2012 (2012): 278730. doi: 10.5402/2012/278730.
9. C. Timmermann, H. Kettner, C. Letheby et al. "Psychedelics Alter Metaphysical Beliefs." *Sci Rep* 11(1) (2021): 22166. doi: 10.1038/s41598-021-01209-2.
10. J. A. Dusek, H. H. Otu, A. L. Wohlhueter, M. Bhasin, L. F. Zerbini, M. G. Joseph, H. Benson e T. A. Libermann. "Genomic Counter-Stress Changes Induced by the Relaxation Response". *PLoS One* 3(7) (2008): e2576. doi: 10.1371/journal.pone.0002576.
11. M. K. Bhasin, J. A. Dusek, B. H. Chang, M. G. Joseph, J. W. Denninger, G. L. Fricchione, H. Benson e T. A. Libermann. "Relaxation Response Induces Temporal Transcriptome Changes in Energy Metabolism, Insulin Secretion and Inflammatory Pathways". *PLoS One* 8(5) (2013): e62817. doi: 10.1371/journal.pone.0062817.

Capítulo 19

1. M. Búrigo, C. A. Roza, C. Bassani, D. A. Fagundes, G. T. Rezin, G. Feier, F. Dal-Pizzol, J. Quevedo e E. L. Streck. "Effect of Electroconvulsive Shock on Mitochondrial Respiratory Chain in Rat Brain". *Neurochem Res* 31(11) (2006): 1375–1379. doi: 10.1007/s11064-006-9185-9.
2. F. Chen, J. Danladi, G. Wegener, T. M. Madsen e J. R. Nyengaard. "Sustained Ultrastructural Changes in Rat Hippocampal Formation After Repeated Electroconvulsive Seizures". *Int J Neuropsychopharmacol* 23(7) (2020): 446–458. doi: 10.1093/ijnp/pyaa021.
3. F. J. Medina e I. Túnez. "Mechanisms and Pathways Underlying the Therapeutic Effect of Transcranial Magnetic Stimulation". *Rev Neurosci* 24(5) (2013): 507–525. doi: 10.1515/revneuro-2013-0024.
4. H. L. Feng, L. Yan e L. Y. Cui. "Effects of Repetitive Transcranial Magnetic Stimulation on Adenosine Triphosphate Content and Microtubule Associated Protein-2 Expression After Cerebral Ischemia-Reperfusion Injury in Rat Brain". *Chin Med J* (Engl) 121(14) (2008): 1307–1312. PMID: 18713553.
5. X. Zong, Y. Dong, Y. Li, L. Yang, Y. Li, B. Yang, L. Tucker, N. Zhao, D. W. Brann, X. Yan, S. Hu e Q. Zhang. "Beneficial Effects of Theta-Burst Transcranial Magnetic Stimulation on Stroke Injury via Improving Neuronal Microenvironment and Mitochondrial Integrity". *Transl Stroke Res* 11(3) (2020): 450–467. doi: 10.1007/s12975-019-00731-w.
6. C. L. Cimpianu, W. Strube, P. Falkai, U. Palm e A. Hasan. "Vagus Nerve Stimulation in Psychiatry: A Systematic Review of the Available Evidence". *J Neural Transm* (Vienna) 124(1) (2017): 145–158. doi: 10.1007/s00702-016-1642-2.

Índice

A

abordagem multifacetada 276
ácidos graxos trans (AGTs) 221–222
ácido urocânico (AUC) 212
adaptações cerebrais multifacetadas 102–103
aliança terapêutica 264
alucinações hipnagógicas 100
amor 71, 256
anorexia 229
  nervosa 127
antipsicóticos 24
apatia 64
apneia obstrutiva do sono 210, 214
Apolipoproteína E 166–167
apoptose, processo 115
área tegmental ventral (ATV) 179
ataque isquêmico transitório 59
autismo 127, 165
autofagia 87, 121, 136
  aumento da 174

B

baixa autoestima 83, 269
biogênese mitocondrial 119, 163, 176, 182, 226
bulimia 229
bullying 21, 45
burnout 5, 64

C

capacidade de atenção 4
catatonia 143
causas contribuintes 157
célula eucarionte 108
cetonas 230, 234–235
ciclo de retroalimentação 133
  positiva 134
citoesqueleto 110
cloroplastos 108
comorbidade 43–45
comportamento de conservação-retração 201
comprimidos anticoncepcionais 196
conectividade funcional do cérebro 126
corticosteroide 72–73
cortisol 73
Covid 200
crianças epilépticas 257
Critérios do Domínio de Pesquisas (RDoC) 89

D

deficiência intelectual 165
delírio, definição 146
delírios incapacitantes 41
delirium tremens 147
depressão 5, 41
  maior 21–22, 43, 127
  pós-parto 195

desequilíbrio
　energético 75-76
　hormonal 19
　químico 22-23
desregulagem
　de energia 135
　mitocondrial 131
determinantes sociais da saúde 85
dieta
　cetogênica XII, 235-236
　hiperlipídica (HFD) 226-227
discinesia tardia (DT) 180
disfunção mitocondrial 127, 130-131, 220
distúrbios
　do sono 21
　metabólicos e neurológicos 55
doença
　de Alzheimer XIII, 22, 60, 127
　de Parkinson 22, 127, 216

E

eclâmpsia 195
eixo
　hipotálamo pituitário adrenal (HPA) 84
　simpático adrenal medular (SAM) 84
elementos de resposta ao glicocorticoide (ERGs) 189
eletroconvulsoterapia (ECT) 14, 271
epigenética 118, 189
epilepsia 127, 165
esclerose múltipla 136
espécies reativas de oxigênio (EROs) 117
espectroscopia no infravermelho próximo (NIRSI) 126
esquizofrenia 6, 42, 47, 127, 171
　sintomas negativos 48
estabilizadores de humor 24
estigma 4, 16
estimulação
　do nervo vago (ENV) 273
　magnética transcraniana (EMT) 14, 271

estresse XI
　celular 203
　oxidativo 117, 132, 146
　　crônico 243
　resposta ao 258
estressores 45, 82-83
estudo epidemiológico 32
estudos de associação genômica ampla (GWAS) 165
exceção do luto 41
exorcismo 18
Experiência de Fome de Minnesota 229
experiências adversas da infância (EAI) 85
expressão genética 169

F

falta de motivação 65
fator
　de necrose tumoral (TNF) 203
　de risco 157
fobia social 41
fome do inverno holandês 170
fotobiomodulação cerebral 213, 216
função mitocondrial subótima 129

G

genética XI, 53
gestão de elétrons 177
glicólise 110

H

habilidades sociais 256
　deficiência nas 51
　falta de 91
heterogeneidade 43-44, 126
higiene do sono 214
hiperexcitabilidade 94, 99
　dilema da 181
Hipócrates 18, 28
hipoglicemia 62
　grave 77
hipomania 102, 216, 228
hipotálamo 31-32, 58, 210

hipótese
  da automedicação 104
  do fenótipo poupador 170
hipotiroidismo 197, 198
histonas, proteínas 169
homofobia 262
hormônios XI
humanina, peptídeo 113

I

imunorreceptores 115
índice
  da teoria viva 128
  glicêmico 77, 85
inibidores seletivos da recaptação de serotonina (ISRS) 22
insulina 178
  intranasal 193
intestino permeável 200
isolamento social 11
  crônico 219

J

janelas de desenvolvimento 139

L

Lista de Estresse Holmes-Rahe 259
lítio 138, 179
logoterapia 260

M

Manual Diagnóstico e Estatístico de Transtornos Mentais (DSM) 41
marcadores de oxidorredução 125
medicina
  personalizada 275
  psicossomática 85
menopausa 195-196
mentalidade desesperançosa 24
metabolismo 80
  definição 73-74
microbioma intestinal 27, 232
microRNAs 274

mindfulness 266
misoginia 262
mitofagia 121, 163, 167, 211
modelo
  biopsicossocial 19-20, 27, 83, 148
  de diátese-estresse 19
monoamina oxidase, enzima 176
morte celular programada 121

N

navalha de Occam 28, 37
neuroinflamação 200
neuroplasticidade 87
neurotransmissores XI, 75-76, 113-114
nicotinamida adenina dinucleotídeo (NAD) 171-172
núcleo
  accumbens (NAc) 143, 179
  supraquiasmático (NSQ) 208
  ventromedial do hipotálamo (VMH) 224

O

obesidade 178, 225
Organização Mundial da Saúde (OMS) 5, 249

P

padrões moleculares associados a danos (DAMPs) 204
paralisia de chumbo 143
paranoia 47
pensamentos suicidas 21, 41
peptídeos derivados da mitocôndria 113
percepção da realidade 76
perda significativa 40
pesquisa correlacional 33
plano de tratamento integrado 70
possessão demoníaca 18
preguiça 64-65
Projeto Genoma Humano (PGH) 164
psicose 36, 159

psicoterapia 24, 31, 42, 216, 262
psiquiatria nutricional 220

R

racismo 262
recaptação, processo 114
receptor de glicocorticoides (RG) 189
rede de modo padrão 101
relacionamento bidirecional 55, 63
resposta
    ao estresse 84
    ao trauma 102-103
    a proteínas desdobradas (UPR) 136
    integrada ao estresse 115
    retrógrada 118
ressonância magnética funcional (fMRI) 126
retículo endoplasmático (RE) 136, 143, 243
revolução genética e epigenética 172
ribossomos 110

S

salada de palavras 185
senescência 115
serotonina 22, 176
Sigmund Freud 19
sinalização de cálcio nas células 180
síndrome
    da imunodeficiência adquirida (AIDS) 29
    das pernas inquietas 210, 214
    de Asperger 45-46
    de Capgras 100
    de Down 60
    definição 29
    de Tourette 177
    do entardecer 214
    metabólica 56, 180
situações desafiadoras 40
solidão 202
    circuitos neurais da 219
subatividade 94
suicídio 5-6, 59

superatividade 94

T

telômeros 59-60
teoria
    da energia cerebral XIII, 70, 89, 126, 220
    do desamparo aprendido 23
    do desequilíbrio químico 165, 175
    dos radicais livres do envelhecimento 128
    mitocondrial do envelhecimento 128
terapia
    cognitivo-comportamental para insônia (TCC-I) 214
    cognitivo-comportamental (TCC) 23
    comportamental dialética (TCD) 281
    conversacional 41, 83
    de luz brilhante 215-216
    de reposição
        estrogênica 196
        hormonal 196
    por coma insulínico 193
teste
    controlado e aleatório 38
    SMILES 234
testosterona 188
timidez 40-41
tomografia
    computadorizada por emissão de fóton único (SPECT) 126
    por emissão de pósitrons (PET) 126
transmissão intergeracional do trauma 172
transtorno
    afetivo sazonal 214
    bipolar 6, 45, 127
    da personalidade antissocial 171
    de ansiedade 19, 127
        social 45
    de compulsão alimentar periódica 52
    de conduta 202
    de estresse pós-traumático (TEPT) 11, 127

de personalidade borderline 128
de tiques 202
disfórico pré-menstrual (TDPM) 195
do deficit de atenção com hiperatividade (TDAH) 4-5, 127
do espectro autista 44
do uso
  de álcool (ou alcoolismo) 127
  de maconha 128
  de opioides 45, 128
esquizoafetivo XI, 45-46, 127
mental
  definição 40

orgânico 61
neurodegenerativo 26
obsessivo-compulsivo (TOC) 51, 127
opositivo desafiador 202
tratamento modificador da doença 30
traumas infantis 53

V

vulnerabilidade preexistente 167

Sobre o Autor

O Dr. Christopher M. Palmer é um psiquiatra e pesquisador de Harvard que está trabalhando na interface do metabolismo e da saúde mental. Ele é diretor do Departamento de Pós-Graduação e Educação Continuada do Hospital McLean e professor assistente de psiquiatria na Harvard Medical School. Durante mais de duas décadas, ele exerceu papéis de liderança na educação psiquiátrica em Harvard, no Hospital McLean e em todos os EUA. Passou mais de quinze anos conduzindo pesquisas neurocientíficas nas áreas de uso de substâncias e transtornos do sono. Além desses empenhos acadêmicos, ele continuou a praticar a psiquiatria, trabalhando com pessoas que têm transtornos mentais resistentes a tratamento usando vários tratamentos padrão. Foi um pioneiro no uso da dieta cetogênica no tratamento de transtornos psiquiátricos — realizando pesquisas nessa área, tratando pacientes, publicando artigos acadêmicos e realizando palestras no mundo todo sobre esse tópico. Mais recentemente, ele desenvolveu a primeira teoria abrangente do que causa os transtornos mentais, integrando a pesquisa biológica, psicológica e social em uma teoria unificada — a teoria da energia cerebral das doenças mentais.

Impressão e Acabamento | Gráfica Viena
www.graficaviena.com.br